医万个为什么——全民大健康医学科普丛书

三分治疗七分护

——高频护理问题应对策略

胡三元 总主编

季 红 主 编

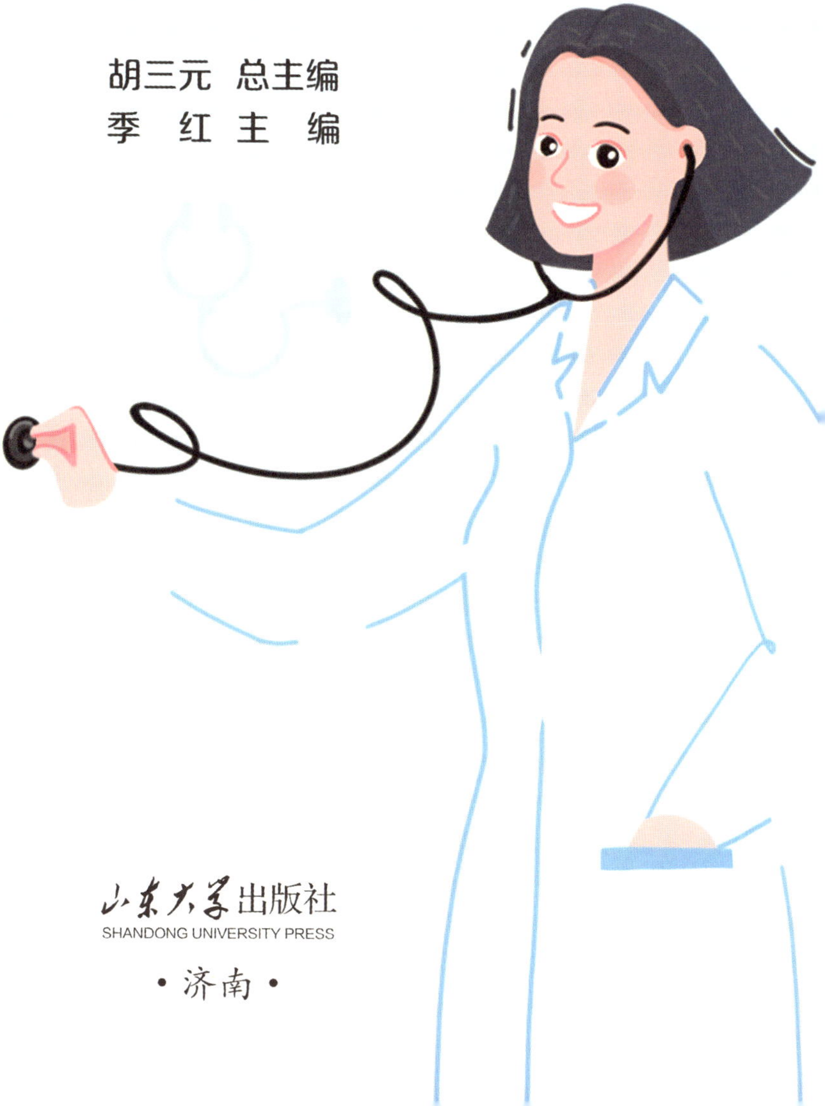

山东大学出版社

SHANDONG UNIVERSITY PRESS

·济南·

图书在版编目(CIP)数据

三分治疗七分护 ：高频护理问题应对策略 / 季红主编. --济南 ：山东大学出版社，2025.5. --(医万个为什么 ：全民大健康医学科普丛书 / 胡三元主编).
ISBN 978-7-5607-8815-9

Ⅰ. R47

中国国家版本馆 CIP 数据核字第 2025QF5726 号

策划编辑　徐　翔　蔡梦阳
责任编辑　朱雪蕊
封面设计　王秋忆

三分治疗七分护
SANFEN ZHILIAO QIFEN HU
——高频护理问题应对策略

出版发行　山东大学出版社
社　　址　山东省济南市山大南路 20 号
邮政编码　250100
发行热线　(0531)88363008
经　　销　新华书店
印　　刷　山东蓝海文化科技有限公司
规　　格　720 毫米×1000 毫米　1/16
　　　　　16.75 印张　290 千字
版　　次　2025 年 5 月第 1 版
印　　次　2025 年 5 月第 1 次印刷
定　　价　78.00 元

《三分治疗七分护——高频护理问题应对策略》
编委会

主　　编　季　红　山东第一医科大学第一附属医院

副 主 编（按姓氏笔画排序）

包　月　山东中医药大学附属医院(山东省中医院)

杜红霞　济南市中心医院

李　伟　济宁医学院附属医院

杨　莎　山东第一医科大学第一附属医院

杨朝霞　山东第一医科大学第二附属医院

宋红霞　山东第一医科大学第一附属医院

赵　峰　胜利油田中心医院

徐曰东　山东第一医科大学第一附属医院

黄梅英　山东第一医科大学第一附属医院

董玲玲　威海市立医院

编　　委（按姓氏笔画排序）

王　娜　聊城市人民医院

王仁秀　山东第一医科大学第一附属医院

王兆秀　康复大学青岛医院[青岛市市立医院(集团)]

田庆秀　山东第一医科大学第一附属医院

庄　静　山东第一医科大学第一附属医院

刘　姝　山东第一医科大学第一附属医院

刘　盎　山东第一医科大学第一附属医院

刘　敏　山东第一医科大学第一附属医院

刘翠红　山东中医药大学附属眼科医院

衣凤艳　山东第二医科大学附属医院

阮　真　山东第一医科大学第一附属医院
肖　红　山东第一医科大学第一附属医院
宋海燕　山东中医药大学第二附属医院(山东省中西医结合医院)
宋菲菲　山东第一医科大学附属省立医院
张　欣　山东第一医科大学第一附属医院
张　金　山东第一医科大学第一附属医院
张　炎　山东第一医科大学第一附属医院
张　莉　山东第一医科大学第一附属医院
张文婷　山东第一医科大学第一附属医院
张双双　山东第一医科大学第一附属医院
张立瑶　淄博市中心医院
武翠萍　山东第一医科大学第一附属医院
周凤娟　山东第一医科大学第一附属医院
赵林林　山东第一医科大学第一附属医院
赵金颜　山东第一医科大学第一附属医院
胡春颖　山东第一医科大学第一附属医院
祝燕杰　山东第一医科大学第一附属医院
秦　蕾　山东第一医科大学第一附属医院
袁　越　山东第一医科大学第一附属医院
陶俊荣　山东第一医科大学第一附属医院
曹丹凤　山东第一医科大学第一附属医院
崔丹丹　山东第一医科大学第一附属医院
寇玉珠　山东第一医科大学第一附属医院
程雪梅　山东第一医科大学第二附属医院
路洪珍　山东第一医科大学第一附属医院

绘　图　(按姓氏笔画排序)

李欣蔚　菏泽家政学院(学生)
李海强　山东医学高等专科学校(学生)
郭娜娜　济南护理职业学院(学生)

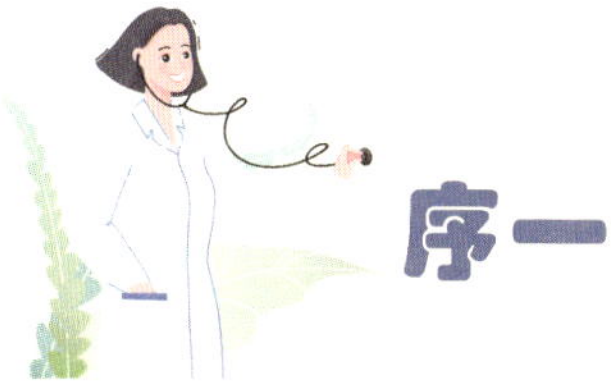

新时代医者的使命担当

——为百姓打造有温度的医学科普

党的二十大报告指出，人民健康是民族昌盛和国家富强的重要标志，要把保障人民健康放在优先发展的战略位置，完善人民健康促进政策。

“科技创新、科学普及是实现创新发展的两翼，要把科学普及放在与科技创新同等重要的位置。”习近平总书记这一重要论述，为新时代医者做好医学知识普及工作指明了前进方向、提供了根本遵循，那就是传播健康理念，力求让主动健康意识深入人心。

“科普，从病人中来，到百姓中去。”山东省研究型医院协会响应国家“全民大健康”“科普创新”等一系列战略规划，借助实力雄厚的专家团队，在山东大学出版社的牵头下编纂的“医万个为什么——全民大健康医学科普丛书”问世了。丛书以向人民群众普及医学科学知识，提高全民科学素养和健康水平为根本宗旨，不仅可以在人们心中种下健康素养的种子，还能将健康管理落到实际行动上，让科普成为个人的“定心丸”，成为医生的“长效处方”，进而成为全民大健康的“防护网”。

传递医学科普，是一种社会责任。医道是“至精至微之事”，习医之人必须“博极医源，精勤不倦”，此为专业之“精”；有高尚的品德修养，以“见彼苦恼，若己有之”感同身受的心，策发“大慈恻隐之心”，进而发愿立誓“普救含灵之苦”，这是从医情怀。有情怀，才有品位；有情怀，才有坚持。国际上，很多医学大家也是科普作家。例如哈佛医学院教授、外科医生阿图·葛文德所写的《最好的告别》，传递出姑息治疗的新思路。世界著名的顶级学术期刊《自然》(*Nature*)、《科学》(*Science*)创立之初,就秉持科普色彩,直至今日,很多非专业读者仍醉心其趣味性和准确性。在我国,越来越多的医学专家和同仁也开始重视科普宣教,经常撰写科普作品,参加科普访谈,助力科普公益活动,引领大家的健康生活理念,加强疾病预防。

杏林春暖,有百姓健康相托,“医万个为什么——全民大健康医学科普丛书”创作团队带着一份责任和义务,集结100多个医学专业委员会,由百余位医学名家牵头把关,近千名医学一线人员编写,秉持公益科普的初心和使命,以心血成此科普丛书。每一本书里看似信手拈来的从容,都是医者从医多年厚积薄发的沉淀。参与创作的医者们带着情怀和担当参与到这项科普工程中,他们躬身实践、博采众长、匠心独运,力求以精要医论增辉杏林。

创作医学科普,是一种专业素养。生命健康,是民生大事。医学科普,推崇通俗,但绝不能低俗。相比于自媒体时代各种信息、谣言漫天飞的现象,这套丛书从一开始的定位就是准确性和科学性,绝不可有似是而非的内容。在内容准确性和科学性的基础上,还力求语言通俗易懂。为此,本系列丛书借鉴“十万个为什么”科普丛书,采取问答形式,就百姓关心的健康问题答惑释疑,指导人们如何科学防治疾病。上到耄耋老者,下至认字孩童,皆能读得懂、听得进,还能用得上,力倡“每个人是自己健康第一责任人”。

推广医学科普,是一种创新传播。科普,不是孤芳自赏,一定要能够打动人心、广泛传播。这就要求有创新、有温度的内容表达方式和新颖的传播形式。内容上,本套丛书从群众普遍关心的问题出发,突出疾病预防,讲述一些常见疾病的致病因素,让读者了解和掌握疾病的预防知识,尽量做到不得病、少得病,防患于未然。一旦得了病,也能做到早发现、早确诊,不贻误病情和错失救治良机。在传播方式上,为了方便读者高效利用碎片化时间,也为了让读者有更多获取健康知识的途径,本套丛书在制作时把每部分内容都录制成音频,扫码即可听书。为保证科普的系统性,丛书以病种划分为册,比如《心血管疾病科普问答》《内分泌与代谢疾病科普问答》《小儿外科疾病科普问答》等,从而能最大限度地方便读者直截了当地获取自己关心的科普内容。最终形成的这套医学科普丛书既方便读者查阅,又有收藏价值,还具有工具书的作用。

坚守医学科普，还需要有执着的精神。医学科普的推广、普及并非一日之功，必将是一项长期性、系统性的工程，我们将保持团队的活力和活跃性，顺应时代发展，不断更新知识，更好地护佑百姓健康。

这样一群有责任、有情怀、有坚守、有创新的杰出医者为天下苍生之安康所做的这件事，看似平凡，实则伟大。笔者坚信，他们在繁忙的临床、科研、教学工作以外耗费大量心血创作的这套大型医学科普丛书，必将成为医学史上明珠般的存在。不求光耀医史长河，但求为百姓答疑解惑，给每一位读者带来实实在在的健康收益。

中国工程院院士 张运

2023 年 4 月

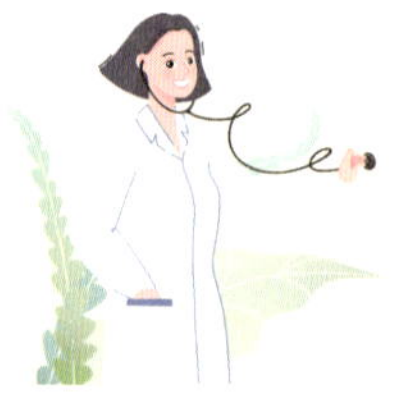

序二

让医学回归大众

欣闻“医万个为什么——全民大健康医学科普丛书”，这套由近千名医学领域专家和临床一线中青年医务人员撰写完成的丛书即将付梓，邀我作序，幸何如之。作为丛书总策划、总主编胡三元教授的同窗挚友，能先一睹著作，了解丛书撰述缘由，详读精心编写的医学科普内容，不禁感叹齐鲁医者之“善爱之心”及医学科普见解之独到。

庞大的丛书作者背后是民生温度。从医三十多年，我始终认为大众健康素质和健康意识的提高，是健康中国建设的重要内容。作为医生，应该多写科普类文章，给老百姓普及健康和医学知识，拉近与人民群众的距离，让科普成果切切实实为百姓带去健康福祉。

执好一支笔，写好小科普

医疗是一个专门的领域，由于人体的复杂性，注定了疾病本身往往是非常复杂的。虽然自 19 世纪以来，医学随着科学技术的现代化而飞速发展，人类攻克了很多疾病，但仍有许多疾病严重威胁着人类健康及生活质量。

医防融合是一个老话题，但不应只定格在诊室，还要延伸到诊室外，让医学科普知识融入百姓的日常生活，成为百姓的家居“口袋书”，对防病更能起到重要作用。

普通民众的医学知识毕竟有限，在生活水平日益提高的当下，健康无疑是最热门的话题之一，可很多民众的防病及治病方式存在诸多误区，有些方法甚至还有害无益。

得益于互联网传播和智慧医疗的日益发达，许多执业医师走上了科普道路，为民众普及健康常识，提高全民的健康素养。创作医学科普对大众健康有利，而对医者而言，也能丰富自己的知识，精细化自己的思维，在医学求知路上不断前进。“医万个为什么——全民大健康医学科普丛书”作为科普知识的大集锦，依托山东省研究型医院协会雄厚的专家团队，凝聚起了近千名专家和中青年医学骨干力量，掀起“执好一支笔，写好小科普”热潮，在新世纪的今天，可谓功不可没，意义深远。

编好一套书，护佑数代人

科普不仅能够预防疾病的发生，很多已经发生的疾病也能够通过科普获得更好的预后。从这个意义上说，医生做科普的意义绝不亚于治病。从落实健康中国战略，到向世界发出大健康领域的“中国之声”，在疾病防治上，我国医者贡献了不少中国智慧和中国方案。

“医万个为什么”脱胎于我们小时候耳熟能详的“十万个为什么”科普丛书，初读就觉得接地气、有人气。丛书聚焦的问题，也全部是与百姓息息相关的疾病疑难解答，全面、权威、可信、可靠。

尤让我耳目一新的是这套丛书创新性地采取了漫画插图以及音频植入的方式，相比单纯的文字阅读，用画图和语音的方式向读者介绍，会更直观。很多文字不易表达清楚的地方，看图、听音频会一目了然、一听而知，能切实助推健康科普知识较快为读者所掌握，不断提升大众对健康科普的认同感，相信丛书出版后，也会快速传播，成为百姓口口相传的“健康锦囊”。

凝聚一信念，擘画大健康

一头连着科普，一头连着百姓；一头连着健康，一头连着民生。

毫无疑问，“医万个为什么——全民大健康医学科普丛书”的编者们举山东之力，聚大医之智，以“善爱之心”成此巨著，已经走在了医学科普传播的最前沿，该丛书在当代医学科普领域堪称独树一帜之作。

我也殷切希望，医者同仁能怀赤子之心，笔耕不怠，医防融合，不断践行“让医学回归大众”的使命，向广大人民群众普及医学知识。期待本丛书成为护佑百姓健康的“金字招牌”，为助力健康中国建设做出应有贡献。

最后，向山东省研究型医院协会及各位同仁取得的成绩表示钦佩，并致以热烈的祝贺。

中国工程院院士

2023年5月

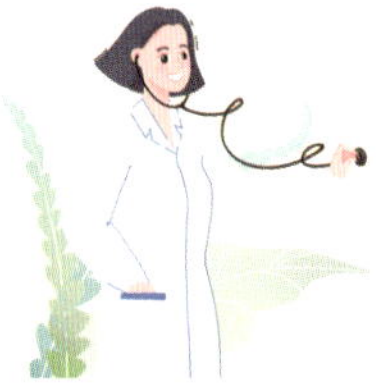

前言

生命是一场与健康同行的漫长征途，疾病则是这条路上我们不得不面对的考验。或许此刻的您，正独自承受着病痛的煎熬；或许您守在亲人的病榻前，握着他们日渐消瘦的手，感到前所未有的无助；又或许，您是健康道路上虔诚的行者，守护着自己和所爱之人的安康。无论您身处何种境遇，希望这本书能成为您最温暖的陪伴。

“为什么在医疗技术如此发达的今天，护理依然如此重要？为什么同样的治疗方案，不同的护理方式会带来截然不同的康复效果？为什么……”答案就在这本书的字里行间。护理先驱弗洛伦斯·南丁格尔曾经说过，医学的终极目标是治愈，而护理的使命是让治愈成为可能。当您翻开这本书时，那些困扰您的护理难题，那些让您夜不能寐的健康困惑，都将在这里找到专业解答。我们用最平实的语言，讲述最专业的护理知识，用最真挚的情感，传递最实用的护理技巧。每一个需要护理的人，都值得被温柔以待；每一个守护健康的人，都值得获得最好的支持。

说起“三分治疗七分护”，早在《黄帝内经》中，“治未病”的预防理念便与“七分养”的护理思想相辅相成。中医强调“天人合一”，认为疾病康复需内外兼修，治疗仅占三成，剩余七成则依赖自我调理与适应，这种智慧跨越千年，与现代医学的“生物—心理—社会”模式不谋而合。正如特鲁多医生所言：“有时治愈，常常缓解，总是安慰。”这不仅是医学的箴言，更是护理的灵魂。我们的护理人员不仅是医嘱的执行者、技术的实践者，更是患者的心理疏导者、健康教育者、康复引导者……我们用专业与爱心成就保障民众健康的核心力量。

当下，随着工业化、城镇化进程加快和人口老龄化程度加深，加之生态环境与生活方式的变化，我国疾病谱正发生着显著改变。心脑血管疾病、恶性肿瘤、慢性呼吸系统疾病和糖尿病等慢性病发病率持续上升，肝炎、结核病、艾滋病等重大传染病防控压力依然存在，精神健康、职业卫生、地方病防治等问题仍需得到重视，各类意外伤害事件时有发生。2024 年，国家卫健委等 16 个部门联合启动为期三年的“体重管理年”。有研究预测，2030 年我国成人超重肥胖率将达到 70.5%，儿童超重肥胖率将达到 31.8%，类似这样的健康问题大多需要长期照护、支持与管理，促使护理服务需求从医疗机构向社区和家庭延伸。2025 年全国“两会”为医疗卫生事业发展指明了方向，政府工作报告中明确提出“推进社区支持的居家养老”，“扩大普惠养老服务”，“加强护理、儿科、病理全科、老年医学专业队伍建设”，“深化以公益性为导向的公立医院改革”，并将“居民医保和基本公共卫生服务经费人均财政补助标准分别再提高 30 元和 50 元”。这些政策背后，既体现了国家对全民健康的高度重视，也反映出护理服务在新时代医疗卫生体系中的重要地位。

实现全民健康不仅是医护人员的责任，更需要社会每一个人的积极参与，人人争做自己健康的第一责任人。本书的编写初衷，正是希望将专业的护理知识转化为大众易于理解和应用的实用指南。为此，我们邀请了省内多名权威的护理专家，针对各类常见疾病的识别、治疗和康复过程中患者经常遇到的护理问题，进行了系统性的梳理和解答，旨在为读者提供科学、实用的健康指导。我们在本书的编写过程中，始终秉持精益求精的态度，从宏观主题的确定到微观细节的打磨，从文字表述的推敲到插图设计的斟酌，从初稿的构思到终稿的完善，每个环节都凝聚着全体参与者的智慧与心血。特别值得说明的是，本书主创团队均来自三甲医院，并有着几十年资深经验，是临床一线护理专家，他们在繁重的护理工作之余，反复斟酌每一处专业表述，严谨校对每一个医学数据，仔细核查每一张图文规范。由于专业所限，我们很难做到尽善尽美，但字里行间流淌的是护者仁心的温度，章节段落承载的是学术匠心的厚度，这既是我们献给读者的健康礼物，也是全体编者践行护理初心的真诚答卷。

俗话说，实践出真知。我们这本科普书籍凝聚了众多医护工作者的实践智慧，也得益于当前医疗卫生政策的支持，谨在此向参与本书内容编写的各位专家、各位同事，还有为本书提供精美插图的护生们表达诚挚的敬意与衷心的感谢！在人口老龄化与慢性病负担加重的背景下，“三分治疗七分护”不再是一句口号，而是健康中国的基石，愿这本书能成为您与家人健康的指南针，在疾病与康复的征途上，陪伴您走得更稳、更远、更好。

春意正浓的三月，书稿落笔之时，窗外已是草长莺飞，花满枝头。又是一年三月三，花正好春在线，正是踏青好时节，愿我们笑对每一天，不负流年不负己，让笑容伴随健康绽放！

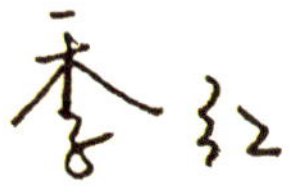

2025 年 4 月 8 日

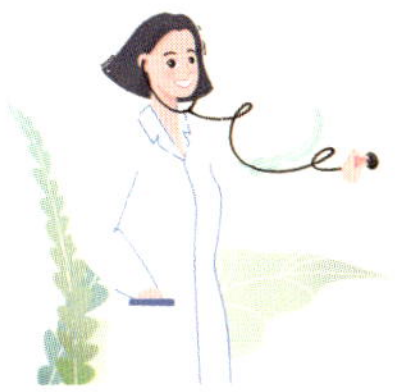

目录

基础护理操作科普问答

减重代谢篇

肥胖篇

减重手术篇

减重常见问题篇

普通外科护理篇

血管也会“堵车”——警惕下肢深静脉血栓

“走走停停”也是病——警惕下肢动脉硬化闭塞症

下肢静脉曲张篇

癌症护理篇

肝癌篇

胃癌篇

大肠癌篇

肠造口篇

肿瘤化疗篇

免疫治疗篇

肿瘤放疗篇

肺结节微波消融手术

骨科护理科普

膝关节置换篇

髋关节置换篇

神经外科篇

有关妇科的高频护理问题

有关急诊的高频问题

有关血液透析的高频问题

透析初期篇

规律透析篇

透析间期(居家)篇

伤口护理篇

护士疗“伤”有妙招

手术切口巧护理

皮肤“压伤”早期防

关爱“糖友”，始于“足”下

有关淋巴水肿的高频问题

淋巴水肿篇

有关静脉治疗的高频问题

留置针篇

迷你中线导管篇

中线导管篇

PICC 篇

输液港篇

有关乳腺外科的高频问题

乳腺外科篇

有关营养的高频问题

营养风险筛查篇

肠外营养篇

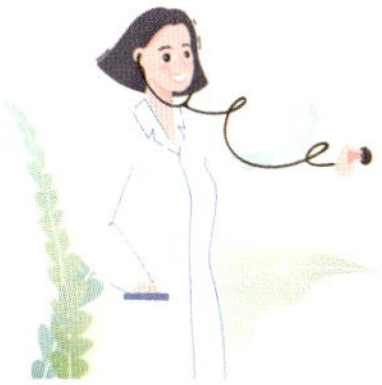

基础护理操作科普问答

入院综合篇

患者小敏，26 岁，因胃癌在全麻下行根治性胃大部切除术，术后安全返回病房，麻醉尚未完全清醒。这时，护士没有让小敏垫枕头，而是让其头偏向一侧。然而，在小敏清醒之后，护士让其家属摇高床头，家里人对此疑惑不已。

1.为什么每次治疗之前护士都要核对患者名字？

护士在执行操作时必须要做好查对，以确保在准确的时间对准确的患者进行准确的操作。查对需要在操作的前、中、后分别进行一次，其中“反问式提问”就是查对中的一个重要环节，通过患者或陪护者口述患者姓名以增加查对的准确性，避免患者或陪护者因误听造成差错。

2.为什么手术之后不能垫枕头而是要“歪着头”？

患者在休息和适应医疗护理时采取的体位称为“卧位”，临床中医护人员会根据患者情况协助患者选取合适且舒适的卧位。患者手术后首先采取的是“去枕仰卧位”，该卧位常用于全麻手术未清醒或昏迷的患者，可以避免呕吐物误入气管而引起窒息或肺部并发症。

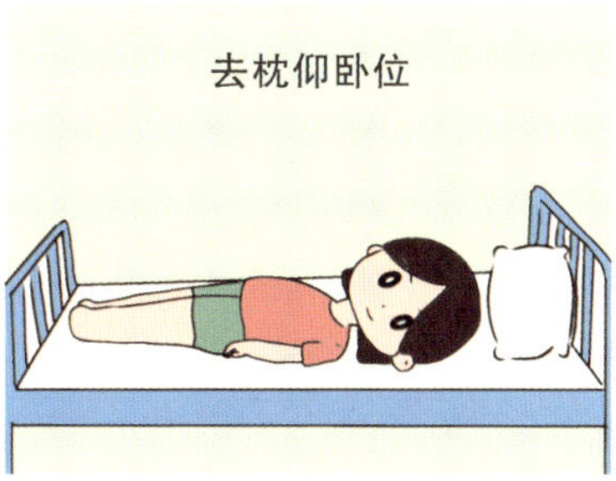

3.患者清醒之后就摇高床头，刀口能受得了吗？

摇高床头的体位临床中称为“半坐卧位”。对于面、颈、胸、腹部手术的患者，该卧位可以减少局部出血，有利于患者呼吸，便于引流，缓解疼痛，让患者感觉更舒适。

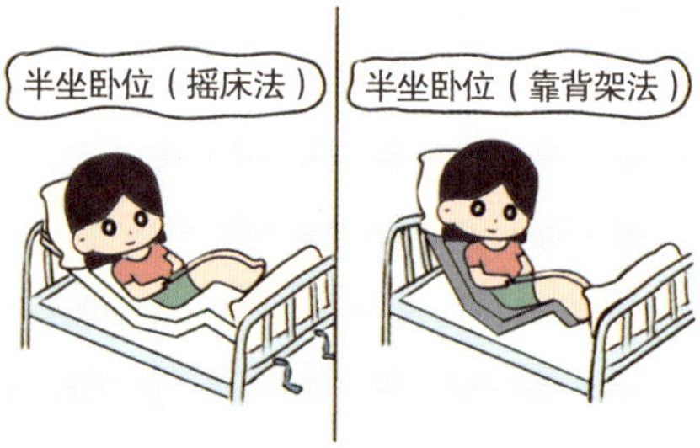

4.手术之后需要外出做检查，能坐轮椅吗？

对于不能行走但能坐起的患者，可以选用轮椅运送，但要注意检查轮椅性能是否良好，可根据季节酌情增加毛毯、软枕等。坐上轮椅后需扣好安全带，确定管路固定良好、患者无不适后放松制动闸；过门槛时应跷起前轮，避免过大震动，下坡时嘱患者抓紧扶手，确保患者安全。

生命体征测量篇

患者马先生，男，36 岁，因发热、咳嗽 3 天就诊，以肺炎收入院。入院后护士为其测量体温、脉搏、呼吸、血压等，完善入院护理评估。

1.所有人住院都要测量生命体征吗？

体温、脉搏、呼吸及血压统称为生命体征。生命体征是机体内在活动的客观反映，是衡量机体身心状况的可靠指标。通过观察生命体征，可以获得患者生理状态的基本资料，了解机体重要脏器的功能活动情况，了解疾病的发生、发展及转归，为预防、诊断、治疗及护理提供依据。因此，准确测量生命体征对住院患者十分重要。

2.体温是 37.1 ℃，是发烧吗？

不同部位的体温，正常范围也略有差异（详见下表）。由于我们的体温受多种因素影响，因此，在测量体温前的 20～30 分钟应保证不要运动、进食冷热饮、洗澡、坐浴、灌肠等；以测量腋温为例，测量前应擦干腋窝汗液，将体温计放在腋窝正中并夹紧，测量10分钟后读取数值，以保证测量数值准确。

部位	平均温度	正常范围
腋温	36.5 ℃	36.0～37.0 ℃
口温	37 ℃	36.3～37.2 ℃
肛温	37.5 ℃	36.5～37.7 ℃

3.我觉得“害冷”，可是体温还不到38 ℃，这是怎么回事？

发热一般分为三个时期：体温上升期、高热持续期和退热期。人们常说的“害冷”即畏寒，一般发生于体温上升期，此时机体的产热大于散热，体温上升，除畏寒外，还可能有疲乏无力、皮肤苍白、干燥无汗，甚至寒战。

4.脉率和心率数值相等吗？

由于心脏的收缩和舒张，动脉内的压力和容积也发生周期性变化，导致动脉管壁产生有节律的搏动，称为动脉脉搏，简称脉搏；每分钟脉搏搏动的次数（频率）称为脉率。心率是指心脏每分钟跳动的次数。因此，正常情况下，脉率和心率是一致的。

5.脉率一分钟小于60次，这正常吗？

正常成年人在安静状态下脉率为60～100次/分，但脉率受诸多因素影响，如年龄、性别、体型、活动等。心率小于60次/分称为心动过缓或缓脉，病理情况常见于颅内压增高、房室传导阻滞、甲状腺功能减退、低温、血钾过高等；但还存在生理性缓脉，多见于运动员。因此，不能仅依靠数字判定脉率是否正常，要进行综合评估。

6.为什么部分患者测脉率时需要2名护士，还要用听诊器？

脉率与心率一致的患者，单人可以测量脉率。部分患者由于心肌收缩力强弱不等，脉率低于心率，临床上称为脉搏短绌。此时就需要2名护士，一人测脉率、一人用听诊器听心率，常见于心房纤颤。

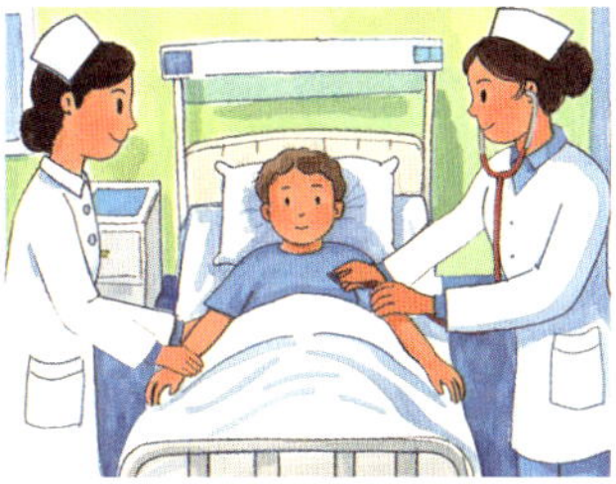

7.怎样自己测量脉率？

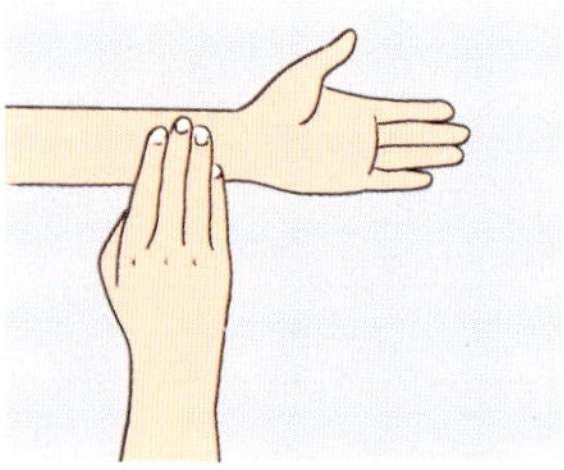

通常在休息 20～30 分钟后，可自行测量脉率。方法如下：以示指、中指、无名指的指端按压在桡动脉处，按压力量适中，以能清楚测得脉搏为宜，测量 30 秒后，将得到的数字乘以 2 即每分钟的脉率，当感觉异常时应测量 1 分钟。

8.为什么要休息一会再测血压？

人体的血压是不断波动的，而交感神经的兴奋可以造成血压明显升高。休息可以使心率和血压稳定在一个基本水平上，降低肌肉紧张度，稳定情绪，排除饮食或其他因素的影响，确保稳定的血流等。因此，为保证测量数值真实、准确，应坐位休息至少 5 分钟后再测量血压。

9.可以自己在家监测血压吗？

患者可以在家中监测血压。由患者本人在相对熟悉的家庭环境中进行血压测量称为家庭血压监测（HBPM），可在一定程度上避免“白大衣效应”（患者见到穿白大衣的医生后精神紧张，血液中出现过多儿茶酚胺，使心跳加快、外周血管收缩，导致血压上升），可用于白大衣高血压或隐蔽性高血压的诊断。

10.为什么需要测量呼吸？

呼吸是维持机体新陈代谢和生命活动所必需的生理过程。通过呼吸测量，可判断呼吸有无异常，了解患者呼吸功能情况，从而协助诊断，为治疗和护理患者提供依据。

11.怎样才算呼吸正常？

正常成人安静状态下呼吸频率为 16～20 次/分，节律规则，呼吸无声且不费力。男性及儿童以腹式呼吸为主，女性以胸式呼吸为主。评估呼吸是否正常，除观察频率外，还应考虑深度、节律、声音等。

过敏试验

小力，男，4岁，因咳嗽、发热5天，门诊以肺炎收入院。入院查体后，医生告知小力父母拟使用青霉素进行抗感染治疗，需要先进行青霉素皮试。皮试结果显示小力对青霉素过敏，小力母亲面对哭闹的宝贝百感交集。

1.用青霉素之前一定要做皮试吗？

青霉素类抗生素可能导致过敏性休克等严重过敏反应。因此，《中华人民共和国药典临床用药须知》规定使用青霉素前必须进行皮肤试验（也就是我们说的“皮试”），皮试结果显示阴性方可使用。因此，无论成人或儿童，无论口服、静滴或肌内注射等不同给药途径，应用青霉素类药物前均应进行皮试。若停药72小时以上，应重新皮试。

2.青霉素皮试中的阳性和阴性分别有什么含义？

青霉素皮试是目前预测速发型过敏反应最为快捷、敏感和经济的方法（预测值可达97%～99%）。

若青霉素皮试为阳性，则提示患者不宜使用青霉素类药物，但青霉素皮试也存在假阳性的可能。

若青霉素皮试为阴性，则表示发生过敏性休克等速发型过敏反应的风险较低，可以接受青霉素类药物治疗，但仍有发生速发型过敏反应的风险，尤其在首次用药时。此外，青霉素皮试不能预测迟发型过敏反应。因此，即使青霉素皮试结果为阴性，用药时仍需密切观察。

3.青霉素过敏会遗传吗？

父母青霉素过敏可能会增加子女过敏的风险，但并不绝对。不论年龄大小，使用青霉素类药物前均需进行青霉素皮试。此外，临床医护人员用药前应严格询问患者的药物过敏史、家族史、酒精过敏史等，以帮助临床不良反应的观察和处理。

4.做皮试一定要打针吗?

皮试除规范的皮内注射法之外,国内亦有少数医疗机构尝试采用快速仪器试验法,以电脉冲将青霉素皮试液导入皮肤,此法具有无痛、便捷的优点,但临床价值有待更多观察。

5.做皮试之前能吃饭吗?

在完成相应空腹检查之后,建议在饭后进行皮试,以避免空腹注射用药时发生眩晕、恶心等低血糖反应,与过敏反应相混淆,影响对皮试结果的判断。

6.皮试的禁忌证有哪些?

青霉素皮试禁用于以下人群:

(1)近 4 周内发生过速发型过敏反应者。

(2)过敏性休克高危人群,如哮喘控制不佳,小剂量过敏原导致严重过敏反应病史等。

(3)有皮肤划痕症、皮肤肥大细胞增多症、急慢性荨麻疹等皮肤疾病。

口腔护理科普

李先生,男,50 岁,因车祸致颅脑外伤后处于昏迷状态。然而,护士却每日为李先生"擦嘴刷牙",这让李先生的家属有些不解。

1.患者不吃东西,还需要每天"擦嘴刷牙"吗?

需要。对于高热、昏迷、危重、禁食、鼻饲、口腔疾病、术后及生活不能自理的患者,护士会遵医嘱给予特殊口腔护理。其目的主要有:①保持口腔清洁、湿润,预防口腔感染等并发症;②去除口腔异味,促进食欲,确保患者舒适;③评估口腔变化,提供患者病情动态变化的信息。

2.口腔护理一天需要做几次?

特殊口腔护理一般每日 2~3 次。对于使用呼吸机的患者,可能会发生口腔菌群失调,机会病原体定植在口腔黏膜内并进行繁殖,可能导致患者发生呼吸机相关性肺炎。因此，对于气管插管的机械通气患者，需每 6～8 小时进行一次口腔护理。

3.应如何护理义齿？

（1）定时清洗：使用义齿者应每次餐后及时取下义齿进行清洁。使用软毛牙刷轻柔地刷洗义齿的各面，以去除食物残渣和细菌。

（2）冷水冲洗：清洁后，用冷水冲洗干净义齿，避免使用热水，以免义齿变形。

（3）睡前浸泡：晚间睡前，将义齿取下并浸泡在冷水中，以保持其湿润，防止变形和老化。不可将义齿泡在热水或酒精内，以免义齿变色、变形。

（4）清洁前洗手：在帮助患者清洁义齿前，护士或家属应洗净双手，以确保卫生。

（5）正确摘戴：摘戴义齿时，应使用正确的方法，避免直接用手触碰义齿，以减少细菌的传播。

吸痰吸氧篇

患者李爷爷，76 岁，因脑梗死入院，神志清楚，口角歪斜、流涎。李爷爷总感觉嗓子里有口痰，但就是咳不出来。心电监护提示血氧饱和度 90%，医生开出氧气吸入和吸痰的医嘱。

1.李爷爷为什么会咳不出痰？

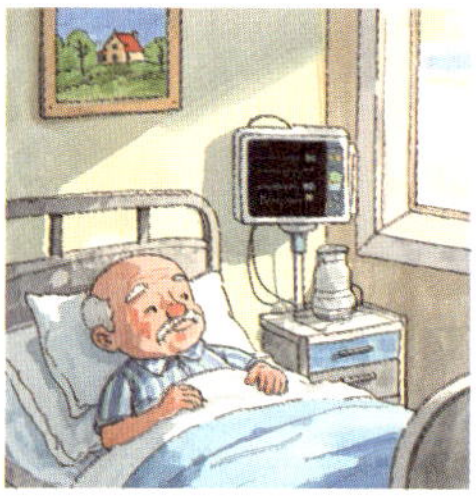

李爷爷发生了脑梗死，脑内的血管发生堵塞，导致脑部缺血、缺氧，引起脑组织坏死与功能障碍，可能累及咳嗽及吞咽中枢，且高龄患者正常的生理反射减退，咳嗽反射能力减弱，吞咽功能下降，所以有痰咳不出来。

2.监护仪上的数字为什么一直在闪？

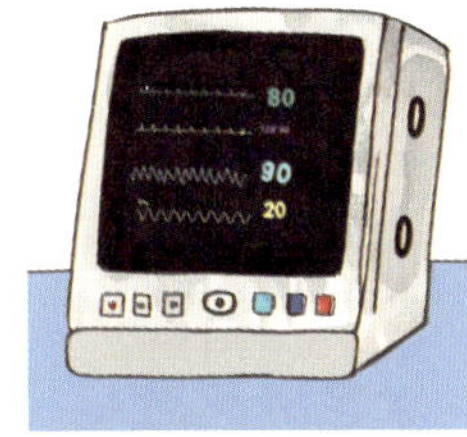

使用心电监护仪监测生命体征时，护士会设置报警范围，若超出以上范围，监护仪上数字会闪烁或发出报警音。若监护仪上数字一直在闪，需要及时查明原因，以进行进一步处理。

3.吸痰时看着患者特别难受，可以不吸吗？

吸痰是利用负压将口腔及气道内的痰液或将误入气道的呕吐物/分泌物吸出，保持呼吸道通畅的方法。吸痰不仅可以直接吸净气道分泌物，还能刺激患者产生咳嗽反应，从而将深部的痰液咳至咽喉部再通过负压一同吸出。

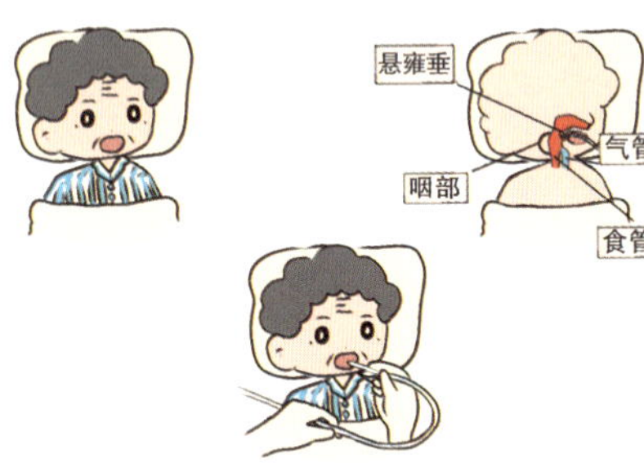

若患者表现为流涎，则提示存在吞咽障碍，应及时将口腔内的口水吸净或引流，防止发生误吸。如果患者可以自行咳出痰液，且吞咽功能好转，便可免予吸痰。

4.咳不出痰，除了吸痰外还有什么方法吗？

可根据病情来选择合适的排痰方式。

(1)体位引流：改变患者体位，使痰液流入大气道而便于咳出。通常在饭前1～2小时或饭后2小时进行。

(2)缩唇呼吸：吸气时用鼻子，呼气时嘴呈缩唇状，慢慢呼气，改善肺功能。

(3)适当活动：在病情许可情况下，增加患者活动量，有利于痰液的松动。

(4)叩背：叩击者手指弯曲并拢，呈空杯状，也可使用排痰杯，以手腕力量，从背部第十肋间隙起，自下而上、由外向内、由轻到重，有节律地叩击。注意避开乳房、心脏和骨突（脊椎、胸骨、肩胛骨），叩背力度以患者不感到疼为宜。反复叩击10～15分钟，每分钟120～180次。叩背宜安排在饭后2小时至饭前30分钟完成。

(5)有效咳嗽：患者取坐位或半卧位，屈膝，上身前倾，缓慢深呼吸数次后，深吸气后屏气数秒，然后进行2～3声短促有力的咳嗽，缩唇将余气尽量呼出，循环做2～3次。休息或正常呼吸几分钟后可重新开始。

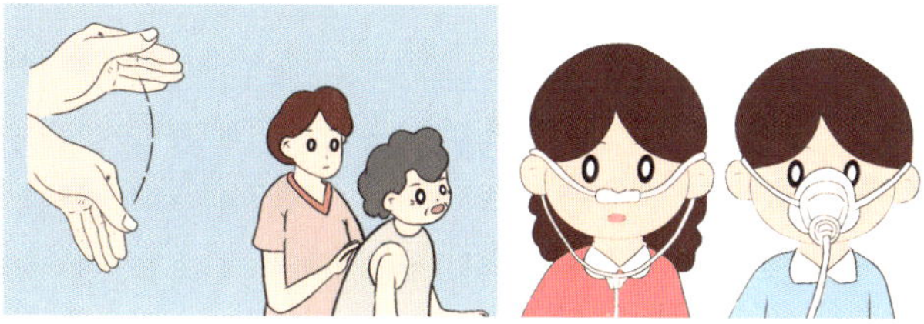

5.为什么吸氧时，有的患者用面罩，有的患者用氧气管？

普通吸氧常见的有面罩吸氧和鼻导管吸氧。两种吸氧方式的选择主要取决于患者缺氧程度和血气分析的结果。面罩吸氧相对于鼻导管吸氧密封性更好，可以提供更高浓度的氧气供应，因此适用于需要较高浓度吸氧的情况，如重症患者、意识障碍患者或手术中吸氧。鼻导管吸氧则适用于轻至中度低氧血症或需长时间吸氧的情况，如慢性阻塞性肺疾病和睡眠-呼吸暂停综合征。

雾化吸入篇

王同学，19 岁，因发热 1 天，咳嗽咳痰 2 天入院，胸部 CT 显示支气管肺炎，入院后医生开出雾化吸入医嘱。

1.雾化吸入有哪些好处？

雾化吸入疗法指应用雾化吸入装置将药液雾化成粒径为 0.01～10 微米的气溶胶微粒，并通过吸入的方式将其吸入气道并沉积于肺部，从而防治疾病的方法。

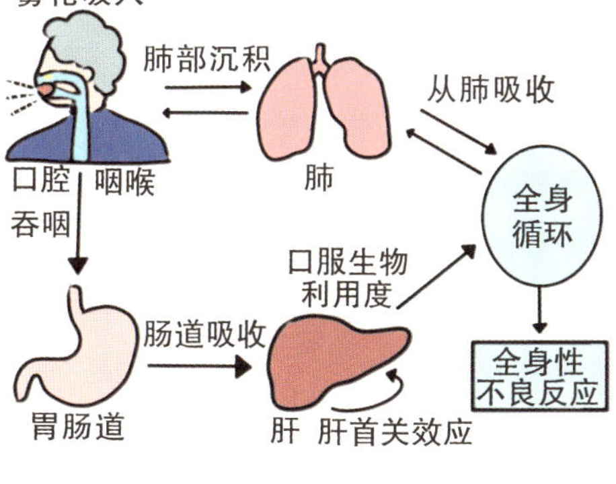

优点：雾化吸入可使药物直达呼吸道黏膜和肺泡，与全身用药相比，可避免被胃肠道破坏及肝首关效应，局部组织药物浓度高，全身性不良反应少。

2.雾化装置多种多样，该如何选择？

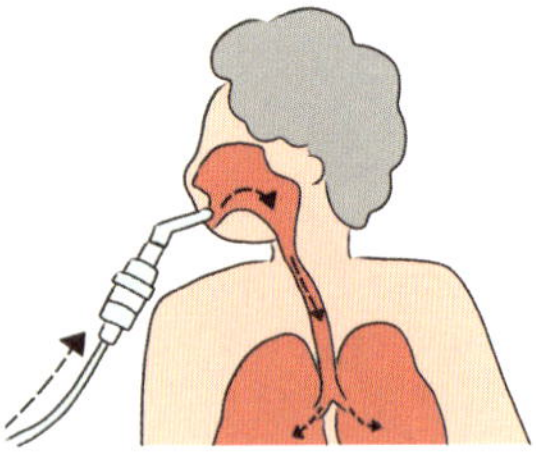

雾化装置是一种将药液转变为气溶胶形态，并经口腔（或鼻腔）吸入的药物递送装置。选择雾化吸入装置时，主要看有效雾粒粒径和单位时间释雾量。有效雾粒粒径以3～5微米为佳，释雾量大能更有效地发挥治疗效果。

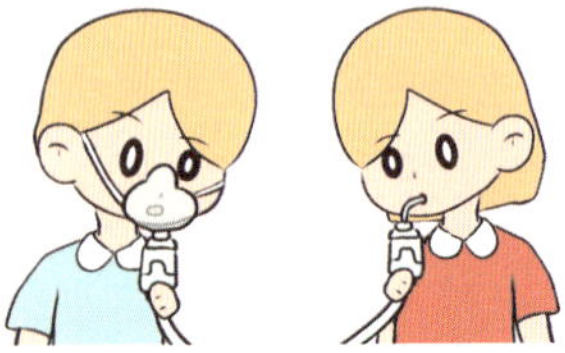

与雾化装置连接的吸入器分为面罩式及口含式。雾化吸入时，应优先选择口含式吸入器。儿童、无法配合口含式雾化者、合并过敏性鼻炎或腺样体肥大的下呼吸道疾病者、明显低氧不合并二氧化碳潴留者，适合选择面罩式吸入器。

目前，雾化器的种类主要有射流雾化器、超声雾化吸入器和振动筛网雾化器。射流雾化器临床应用广泛，多在医疗机构中使用，噪声较大；超声雾化吸入器目前在医疗机构已较少使用，但具有释雾量大、释雾均匀、静音等优点；振动筛网雾化器体积小，便于携带，声音小，但筛网孔易堵，适合家用。

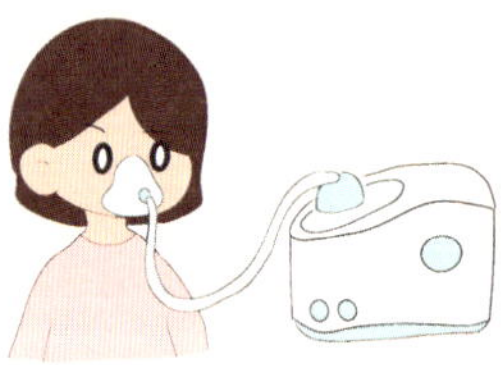

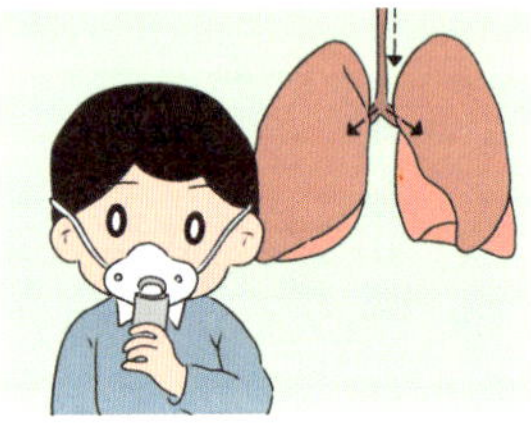

3.雾化机雾化和氧气驱动雾化有什么区别？

两者雾化效果无明显差别。就单位时间释雾量而言，雾化机在出厂时就已经设定好，通常无法调整；而氧气驱动时，单位时间释雾量会随着氧流量的增大而增大。雾化机设定的释雾量完全可以满足治疗需要。但如果患者具有氧气依赖，则应选择氧气驱动雾化吸入。

4.雾化吸入要注意什么?

(1)雾化吸入装置应专人专用,避免交叉污染。

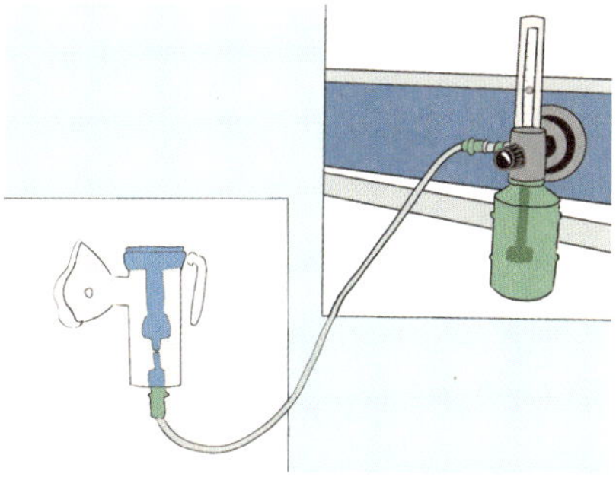

(2)雾化吸入治疗前1小时不应进食,清洁口腔分泌物和食物残渣,以防雾化过程中气流刺激引起呕吐。

(3)将药液配制好放入雾化吸入器内,如采用氧气驱动雾化,应调整好氧流量,不要将药液溅入眼内。

(4)雾化结束后应漱口,防止药物在咽部聚积;使用面罩者嘱其及时洗脸,或用湿毛巾擦干净口鼻部的雾珠,以防残留雾珠刺激口鼻皮肤而引起皮肤过敏或受损。

(5)非雾化吸入制剂不推荐常规用于雾化吸入治疗。

留置胃管篇

患者李爷爷,76岁,因脑梗死入院,神志清楚,口角歪斜、流涎,言语不清。洼田饮水试验4级,吞咽功能异常,医生开出置胃管、鼻饲饮食医嘱。

1.李爷爷为什么要插胃管?什么时候能拔掉胃管呢?

李爷爷存在吞咽障碍,预估3天内不能恢复经口进食,为了保证李爷爷的营养供应,将胃管经鼻腔插入胃内,从胃管内灌注流质食物、水分和药物。待胃肠功能恢复,吞咽功能改善,带管进食良好,不发生误吸时即可拔除胃管。

2.胃管应多长时间更换一次?

胃管更换时间与胃管的类型有很大关系,普通胃管的留置时间较短,一般1周左右就要更换。聚氨酯或硅胶材料的胃管可1个月左右更换一次,或参照产品说明书进行更换。

3.胃管里可以打入什么样的食物?

食物包含医生根据患者的病情开具的营养液或鼻饲饮食。

常用鼻饲饮食包括混合奶和匀浆饮食。制作混合奶的食物包括牛奶、豆浆、熟鸡蛋、浓米汤、肉汤、蔗糖、植物油、食盐等。制作匀浆饮食的食物包括米饭、米粥、面条、馒头、鸡蛋、鱼、虾、瘦肉、猪肝、蔬菜、油、盐等。

4.鼻饲时需要注意什么?

通常鼻饲液温度要维持在 37～40 ℃,如果使用肠内营养泵或重力连续输注营养液,因食道及鼻咽部有自加温作用,所以肠内营养液无需加温,保持室温即可。

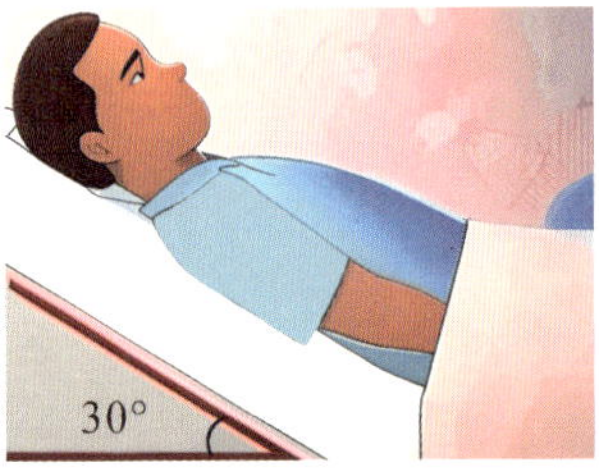

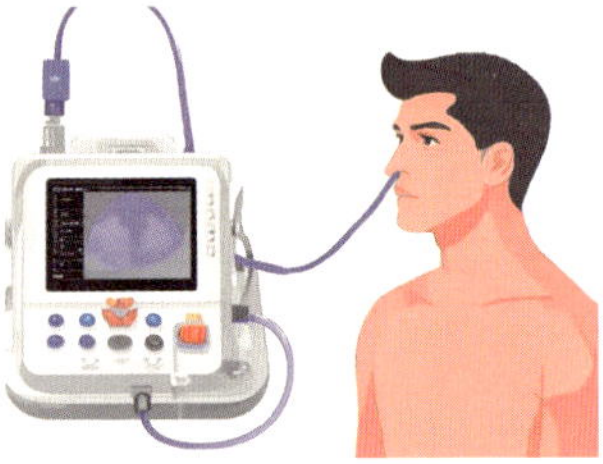

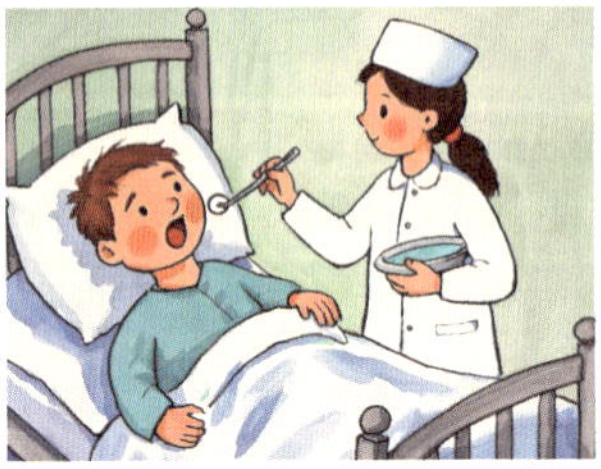

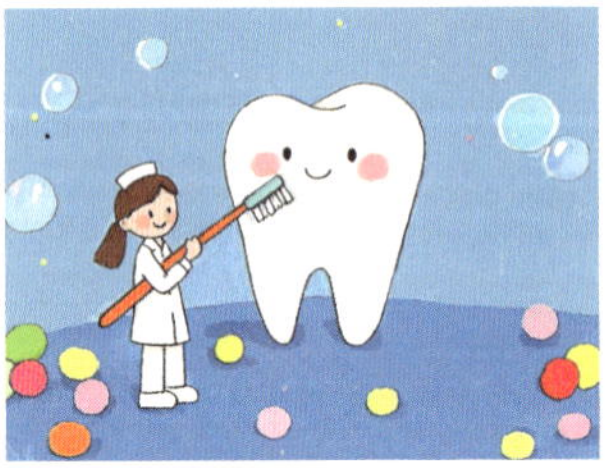

留置尿管篇

情景一:

患者王女士,42 岁,因行全麻下甲状腺大部切除术,术中医生开出留置导尿的医嘱。手术结束,麻醉清醒后带留置尿管返回病房。

1.王女士手术前能自己排尿，为什么还要给她插尿管呢？

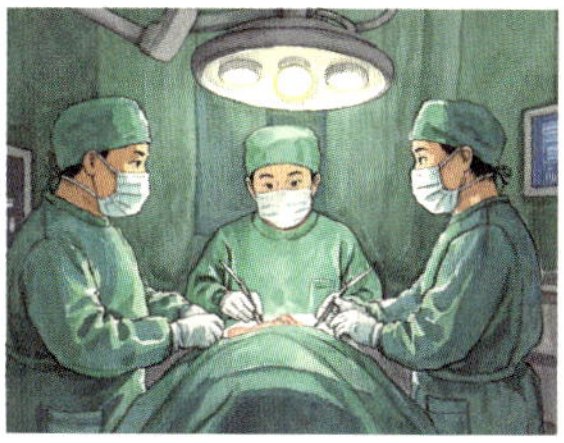

王女士接受的是全麻手术，术中麻醉药的作用使她无法自主控制小便，通过导尿可以将尿液引流出膀胱，保持手术区域清洁干燥。

2.什么时候能拔掉尿管？

如无特殊情况，护士会根据医嘱在手术后24小时内拔出尿管。如果拔出尿管后，王女士不能下床，就需准备尿壶或便盆以便在床上大小便。拔出尿管1～2小时之后，患者可以开始喝水，如果没有呕吐等症状，请少量多次饮水，多产生尿液自然冲洗尿道，以减少尿道感染的概率。

3.留置尿管时，患者为什么还总有尿意？

围手术期留置导尿管常会引起不同程度的尿管刺激症状，一般表现为尿频、尿急、耻骨上区疼痛和尿道口灼烧感等。可以对患者进行适当的心理安慰，采用小腹部温敷减轻膀胱痉挛等措施来减轻不适感，症状严重时可以遵医嘱使用镇静解痉药等。

情景二：

患者李爷爷，76岁，因意识不清4小时入院，既往有房颤病史，入院查体：浅昏迷，左侧肢体不自主活动，右侧肢体刺痛屈曲，下腹部膨隆，叩诊呈浊音。家属告知李爷爷发病以来未解小便。医生初步诊断为脑梗死，同时开出留置导尿和急诊取栓的医嘱，术后返回病房。

4.李爷爷为什么不能自己排出小便？

李爷爷脑梗死造成脑组织损伤，失去自主排尿意识，中枢神经系统损伤，使正常的排尿反射弧被切断，所以无法排出小便。

5.什么时候能拔除尿管？

待李爷爷病情稳定后可酌情拔除尿管，实行间歇导尿。待李爷爷膀胱功能恢复后，便可实现自主排尿。但是，李爷爷目前正在使用抗血小板药物，所以建议留置导尿。

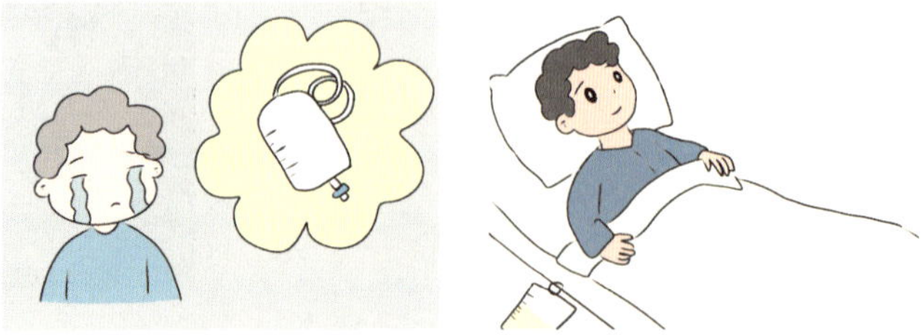

6.为什么留置尿管3天后，尿液中会出现血凝块？

留置尿管期间，尿液中出现血凝块，原因多为尿道机械性损伤，如尿管受到牵拉等。

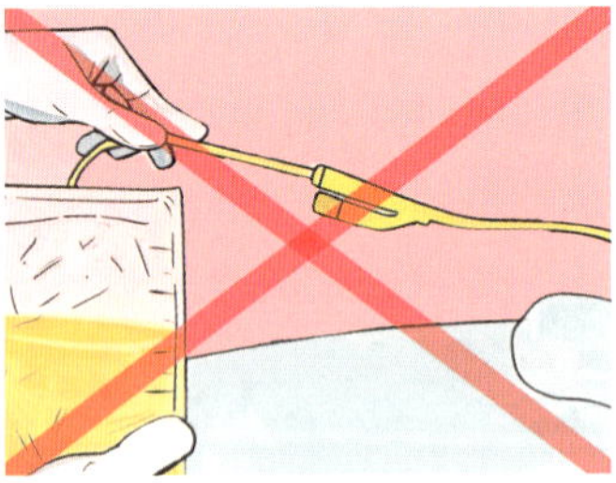

7.膀胱冲洗有什么作用？

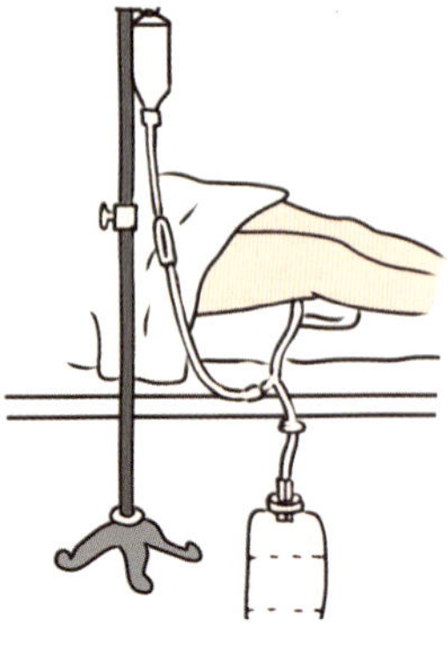

膀胱冲洗是利用导尿管将溶液灌入膀胱内，再借用虹吸原理将灌入的液体引流出来的方法。膀胱冲洗可以保护膀胱，预防感染，防止血块形成，维持尿流出通畅，具有止血和预防导尿管堵塞的作用，有利于膀胱功能恢复。

（刘　姝　周凤娟）

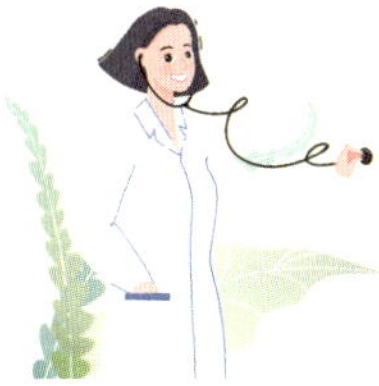

心内科疾病高频问题科普

高血压篇

王女士，35 岁，平时身体非常健康，单位查体发现血压升高，遂到医院就诊。她对自己的血压有很多疑问，希望护士为其解答。

1.为什么年轻人也会得高血压?

在没有使用降压药的情况下，非同日 3 次诊室测量的血压，高压（收缩压）大于等于 140 毫米汞柱或低压（舒张压）大于等于 90 毫米汞柱，即可诊断为高血压，下图为高血压的分级。

分类	收缩压/毫米汞柱	舒张压/毫米汞柱
正常血压	小于 120	和小于 80
正常高值	120～139	和/或 80～89
高血压	大于等于 140	和/或大于等于 90
• 1 级高血压	140～159	和/或 90～99
• 2 级高血压	160～179	和/或 100～109
• 3 级高血压	大于等于 180	和/或大于等于 110
• 单纯收缩期高血压	大于等于 140	和小于 90

注：当收缩压和舒张压分别属于不同级别时，以较高的分级为准；单纯收缩期高血压也应进一步划分为 1 级、2 级、3 级。

我国高血压的患病率持续增高，尤以中青年更明显，受以下这几方面的影响较大：①遗传因素，父母均有高血压的情况下，子女高血压的发生率升高为46%。②高钠、低钾膳食。③超重和肥胖。④精神状态长期过度紧张。⑤吸烟与过量饮酒。⑥心理社会因素，有精神心理问题的高血压患者为非高血压患者的2.69倍。⑦其他因素，如空气污染、肿瘤治疗、处于高海拔、缺乏体力活动等。

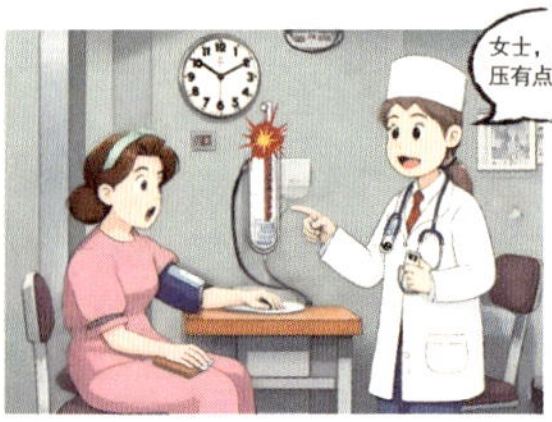

2.血压应控制在什么程度才算达标？

一般高血压患者控制的目标应小于140/90毫米汞柱，如无不适，可降至130/80毫米汞柱。

对于老年(65～79岁)高血压患者，血压应降至小于140/90毫米汞柱，如无不适，可进一步降至小于130/80毫米汞柱；老年(大于等于80岁)高血压患者，血压应降至小于150/90毫米汞柱，如无不适，可进一步降至小于140/90毫米汞柱。

3.有哪些控制血压的方法？

坚持生活方式干预和服用降压药物是治疗高血压的主要方法，二者缺一不可。

★ 生活方式干预

(1)减少钠盐摄入，增加钾摄入：建议每天钠的摄入量小于2克(换算为氯化钠为每天5克)，尽可能使用定量盐勺，以精确测量用量；减少烹调用盐及含钠高的调味品(包括味精、酱油)，避免或减少食用含钠盐量较高的加工食品，如咸菜、火腿、各类炒货和腌制品；建议增加富钾食物(新鲜蔬菜、水果和豆类)的摄入量。

(2)合理膳食：多吃新鲜蔬菜水果、低脂(或脱脂)乳制品、禽肉、鱼肉、大豆和坚果，少食含糖饮料和红肉。

(3)控制体重：将BMI尽可能控制在<24千克/米^2。BMI为体重指数，计算方法：体重(公斤)除以身高(米)^2。体重降低对于改善胰岛素抵抗、糖尿病、血脂异常等均有益。所有超重和肥胖患者的减重计划应长期坚持，速度因人而异，不可急于求成。

(4)戒烟限酒：确需饮酒者应限制酒精摄入量，男性不超过25克，女性不超过15克。

（5）运动干预：血压控制良好者，推荐以有氧运动（如散步、快走、慢跑、骑行、游泳等中等强度，每次 30 分钟，每周 5～7 次）为主，以抗阻运动（每周 2～3 次）为辅的混合训练。血压没有得到控制者（收缩压大于 160 毫米汞柱）则不推荐进行高强度运动。

（6）减轻精神压力：可以考虑通过认知行为治疗、正念和冥想、瑜伽、深呼吸练习等多种方法来减轻精神压力，保持健康睡眠。

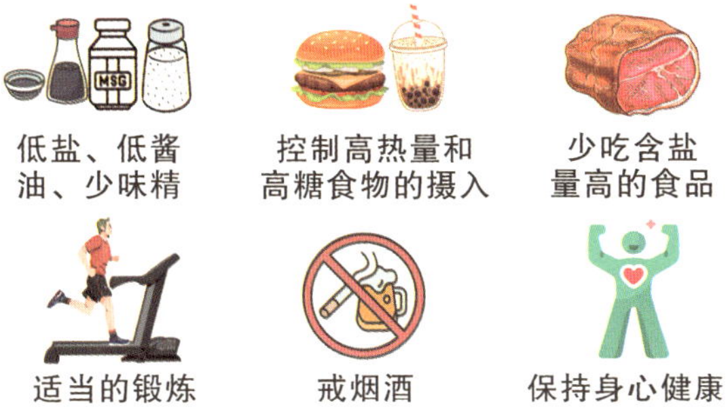

★ 服用降压药物

临床常用的降压药物有五大类，包括钙通道阻滞药（CCB，如硝苯地平）、血管紧张素转化酶抑制剂（ACEI，如卡托普利）、血管紧张素Ⅱ受体阻滞剂（ARB，如缬沙坦）、利尿剂（如呋塞米）、β 受体阻滞剂（美托洛尔）等。患者应根据医嘱按时按量服用降压药物，不可擅自减量或停药，若有特殊情况，及时咨询医生。

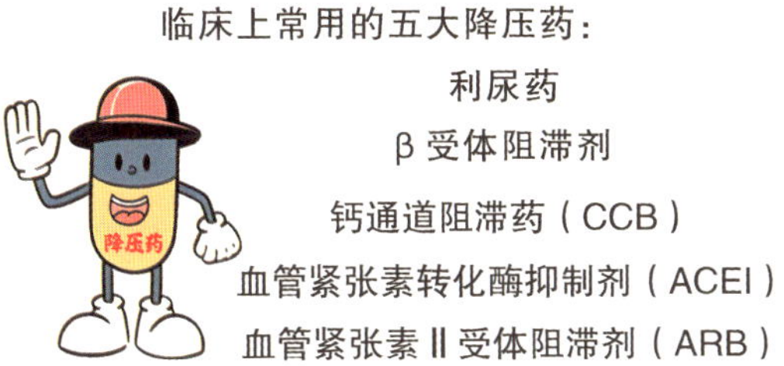

4.降压药需要吃多久？

高血压是一种可以控制而不可治愈的疾病，目前无根治方法，需终生服药。随意停药可能会导致血压再次飙升，增加心脑血管事件的发生风险，仅有少数人可通过改变生活方式使血压降至正常范围，可规律监测血压，暂不服药，但需医生根据实际情况判断。服药的同时结合良好的生活方式，若经过调整后出现了头痛、头晕或视力问题，应及时就医。

冠心病篇

吴爷爷，62岁，在公园跑步时突然觉得胸痛，像有一块大石头压在胸口，同伴见状立即扶他在路旁的长椅上坐下，休息3分钟后他就感觉好多了。这已经不是吴爷爷第一次出现这种情况了，他平时劳累了或生气了也会出现胸痛，但休息几分钟就好了，所以一直没在意。不过，这次在家人的劝说下，吴爷爷来到医院就诊，经过检查诊断为冠心病。

1.为什么会得冠心病？

研究表明，冠心病是多种因素作用于不同环节所致的冠状动脉粥样硬化，这些因素亦称为危险因素，主要包括：年龄（40岁以上）、性别（女性发病率较低，绝经期后发病率增高）、血脂异常、高血压、吸烟、糖尿病和糖耐量异常。当然，还有其他危险因素，如肥胖、有家族史、不良饮食习惯等。

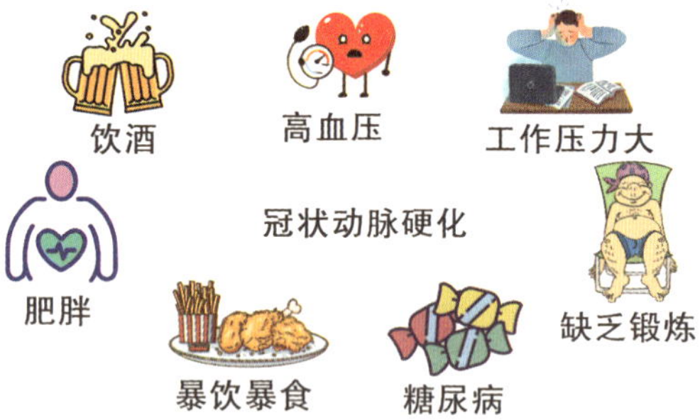

2.胸痛就是心绞痛吗？

辨别心绞痛，记住这4个关键。

（1）“压石头”的感觉：胸口像压了块大石头（闷痛、压迫感），而不是像针扎、刀割样刺痛。

（2）一活动就犯病：走路快、爬楼梯时容易发作，安静休息几分钟就能缓解。

（3）痛会“乱窜”：胸口痛可能蔓延到左肩、胳膊、喉咙或下巴（胃痛通常不会这样扩散）。

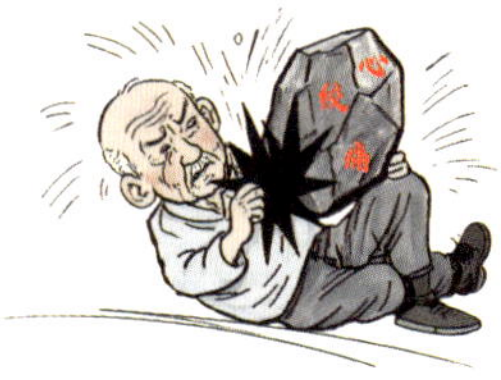

（4）时间短：时间不超15分钟，一般疼3～5分钟。紧急时可舌下含服硝酸甘油等硝酸酯类药物缓解。如果超过15分钟还不缓解，可能是更严重的心梗，应尽快拨打急救电话。

3.出现心绞痛时，应如何进行紧急处理？

首先，患者应立即停止所有活动（如走路、爬楼等），原地坐下或靠墙蹲下，保持冷静别慌张。舌下含服 1 片硝酸甘油（5 分钟内见效），若 5 分钟未缓解可再含 1 片，最多含 3 片。若胸痛持续超过 15 分钟，出现出冷汗、呼吸困难、恶心呕吐等症状，则可能是心梗，应立即拨打“120”，等待救护车时保持半卧位（后背垫枕头）。另外，硝酸甘油存放于遮光、密封、阴凉处，开封 6 个月后务必更换。

4.冠心病应该如何进行系统治疗？

★良好的生活方式

（1）运动：根据活动能力制订合理的活动计划，鼓励患者参加适当的体力劳动和体育锻炼，最大活动量以不发生心绞痛症状为度，避免剧烈活动和屏气用力动作，避免精神过度紧张的工作和长时间工作。对于规律性发作的劳力性心绞痛，可进行预防用药，如在就餐、排便等活动前含服硝酸甘油。还要注意监测活动过程中有无胸痛、呼吸困难、脉搏增快等反应，若出现异常情况，应立即停止活动，及时就医。

（2）饮食：记住“吃肉选瘦不选肥，油炸甜品要远离，牛奶豆浆选低脂，蒸煮凉拌最合适”的小口诀！肉类的优先选择如下：鸡胸肉、鱼虾（去皮）＞瘦牛肉＞五花肉、肥牛；牛奶的优先选择如下：脱脂牛奶、低脂酸奶＞全脂牛奶；主食的优先选择如下：杂粮饭、全麦面包＞油条、手抓饼。患者应保证低脂饮食，炒菜时用喷油壶，优先选橄榄油、茶油、亚麻籽油，少吃猪油、椰子油。

（3）戒烟限酒，调整心态：减轻精神压力，逐渐改变急躁易怒的性格，保持心理平衡。

★避免诱发因素

过劳、情绪激动、饱餐、用力排便、寒冷刺激等都是心绞痛发作的诱因，应注意尽量避免。

★做好病情监测

胸痛发作时应立即停止活动或舌下含服硝酸甘油。如服用硝酸甘油不缓解，或心绞痛发作比以往频繁、程度加重、疼痛时间延长，应立即到医院就诊，警惕心肌梗死的发生。不典型心绞痛发作时可能表现为牙痛、上腹痛等，为防止误诊，可先按心绞痛发作处理并及时就医。定期复查心电图、血压、血糖、血脂、肝功能等。

★用药指南

患者出院后应遵医嘱服药，不要擅自增减药量，自我监测药物的不良反应，外出时随身携带硝酸甘油以备急用。

合理膳食

戒烟限酒

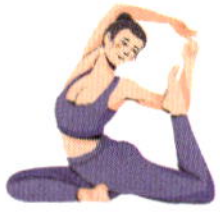
适量运动

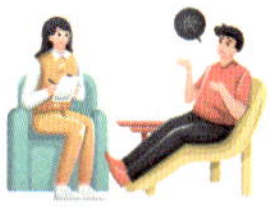
保持心理健康

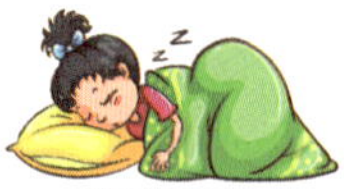
讲究起居

心梗篇

> 闫先生，55 岁，应酬后感到身体乏力、出汗、上腹部不适，回家后开始恶心呕吐。太太见他面色苍白，赶紧带他到医院的消化科就诊，经过一系列检查后紧急转到心内科就诊，而且安排了护士用轮椅转运。心内科的医生认真看了检查结果，简单询问了患病经过，非常严肃地告诉他，他可能是心梗了，需要立刻住院治疗，必要时进行手术。

1.应酬后腹部不适、恶心呕吐，怎么会是心梗呢？

急性心梗的典型表现是胸部正中或胸部中间偏左部位疼痛，范围至少一个巴掌大小，好像胸口放了块大石头或用胶带多缠了几圈，还伴有莫名的恐惧和濒死感，比心绞痛的程度更剧烈，持续时间可达数小时或数天，休息和服用硝酸甘油不缓解。除了胸痛还有一些易被忽视的非典型症状，如咽喉部烧灼感、嗓子疼、下颌疼、肩膀疼、后背疼、牙疼，以及持续加重的胃痛、饱胀、恶心呕吐等消化道症状，这些症状都可能引发心律失常、心力衰竭、心源性休克，甚至猝死。因此，辨清心梗的典型或非典型症状是得到救治的关键！

2.在医院外发生急性心梗时应该如何处理？

患者应立即停止活动，平卧休息；舌下含服硝酸甘油片，条件允许时应给予吸氧，同时拨打“120”，或送往附近设有胸痛中心的医院救治，切勿拖延。如患者发生休克(面色苍白、手脚冰凉、意识恍惚、血压下降),应把患者头放低,足稍抬高,以增加头部血流,并保暖。如患者突然意识丧失、脉搏消失,应立即进行人工呼吸和胸外按压。

3.心梗患者需要做什么手术?

心梗患者需要行冠脉造影。简单来说就是给心脏的冠状动脉“照个相”,看看血管有没有狭窄,狭窄了多少。通过评估造影结果,医生可以判断是否需要进行冠脉介入治疗(PCI),俗称“放支架”。医生会采用局部麻醉的方式,从患者的手腕处(桡/尺动脉)或大腿根部(股动脉)插入一根细细的导管,导管通过导丝的指引到达冠状动脉开口处,在X线下注射造影剂就可以观察到冠状动脉的血流情况。造影后医生会根据血管情况提供最佳治疗方案,对于需要介入治疗的病变血管,医生会经得患者和家属同意后,通过导丝将球囊送入病变部位,并进行适当的压力扩张,然后将支架植入病变部位,支架将永远留在病变血管内,以保持血管通畅。

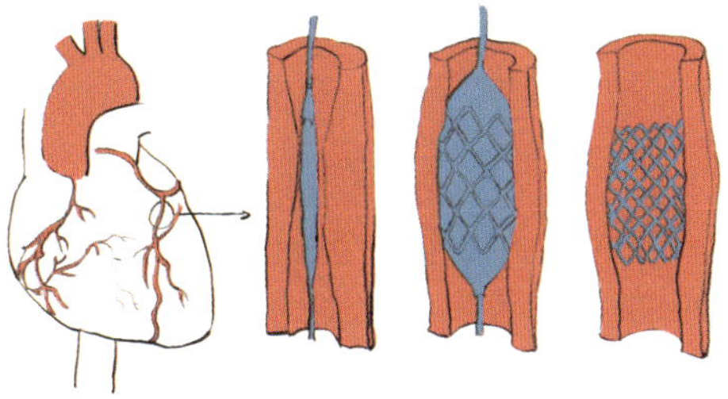

4.如何选择心脏支架?

在选择心脏支架时,无论是国产还是进口,其质量和效果都经过了严格的医疗验证,可以确保治疗的安全性和有效性。国家集采后,支架的价格大幅度下调,但不会由于价格下降而降低支架的质量。比起考虑价格因素或者产地因素,最重要的是选择适合病变解剖特点的支架型号。

5.放心脏支架会影响做 MRI 检查吗?

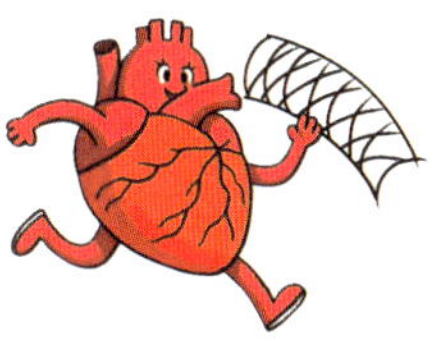

目前,支架大多是由钴铬合金、镍钛合金、生物可降解材料等制成,支架里只存在极少量可能出现产热反应

的金属铁，足以被流动的血液带走，几乎可以忽略不计。因此，患者在支架植入后是可以做 MRI 检查的。

6.放入支架后就代表心梗被治好了吗？

心脏虽然做了支架，仍然需要精心维护，才能发挥出最强、最持久的效果。因此，术后管理需要双管齐下——不仅要管药物，还要管生活。

(1)合理用药：遵医嘱服药，定时复查，及时调整药物用量。

(2)服用抗血小板药物时，应注意自己是否有出血倾向，如牙龈出血、皮肤出血点、鼻出血。如少量出血，可自行停止，暂时观察。如有胃痛、呕血、黑便、血便，应及时就诊。此外，要注意避免引起出血的行为，如不擅自服用活血的药物，平时注意避免磕碰，不使用尖锐物品挖耳抠鼻，避免摄入过多粗硬食物，积极预防便秘等。

(3)坚持健康的生活方式：保持合理膳食，多吃新鲜蔬菜水果、低脂(或脱脂)乳制品，少食含糖饮料和红肉，减少钠盐摄入，增加钾摄入。控制体重，体重指数应保持在 23.9 千克/米^2 以下。保持良好的排便习惯，必要时服用缓泻剂(乳果糖口服液等)，避免大便用力。戒烟限酒，进行适量的运动，保证作息。

房颤篇

公元 1611 年，当时 47 岁的戏剧大师莎士比亚这样描述身体出现的不适：“我的身体在颤抖，心在疯狂舞动，但这并没有让我感到快乐。”5 年后，他与世长辞。现代医学专家认为他的症状属于典型的“心房颤动”，因长期没有得到控制，导致他最终突发脑卒中而死亡。这启发我们应关注房颤，下面将为您解答房颤相关的问题。

1.什么是房颤？

正常的心跳是由心脏的最高主管窦房结“指挥”。窦房结以每分钟 60～100 次的频率规律地发出指令，整个心脏规律协调地收缩与舒张，保质保量地完成心脏泵血功能，这种正常的心脏节律称为“窦性心律”。发生房颤时，往往是心房夺走了窦房结的“指挥权”，导致心房各部位的心肌“各自为政”，毫无规律地自行收缩舒张，心房激动的频率甚至能达到 300～600 次/分，这种杂乱无章的收缩还会使心室收缩加快且不规则，达到 100～160 次/分，患者会感觉心跳得非常乱，时快时慢，完全没有规律，这就是房颤。

房颤的症状通常表现为心慌、气短、胸部不适、头晕、乏力等。也有患者仅在查体时发现房颤。脉搏会表现为一会儿快、一会儿慢，没有规律可循。

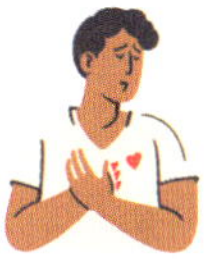

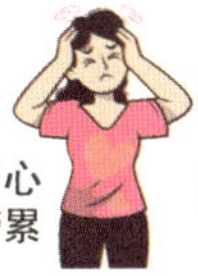

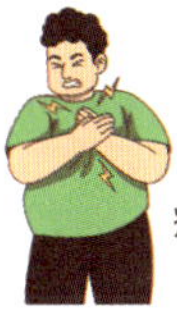

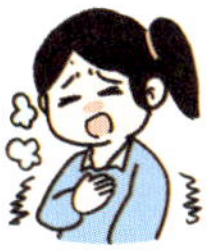

2.为什么会得房颤?

引起房颤的原因很多，如年龄、遗传、冠心病、高血压、糖尿病、心肌病、甲亢、吸烟、饮酒、过度劳累等。

3.如何明确是不是房颤?

脉搏触诊是最简单、最直接的监测方法：将右手示指和中指轻放在左手腕外侧的桡动脉处，感受动脉搏动并计数脉搏次数，至少测量 1 分钟。正常情况下，脉搏跳动次数应与心跳次数相同。然而，房颤患者的心率和脉率可能不一致。

心电图是诊断房颤的重要工具。需长时间监测的患者，可以考虑使用 24 小时动态心电图监测，就是把电极粘贴在胸前，24 小时不间断记录心电图。这样就会捕捉到房颤发作时的异常信号，而且能够监测到房颤的发作时间和频率，为诊断和治疗提供依据。此外，一些便携式心电监护仪也可以供患者在家中使用，通过记录心电图数据来监测心律情况。

4.房颤该如何治疗?

房颤的治疗主要有三招：

(1)抗凝治疗，防止血栓形成，预防脑卒中，常用药物有华法林、利伐沙班、艾多沙班、达比加群酯等。

(2)控制心室率，让心室泵血频率趋向平稳，常用药物如倍他乐克、地尔硫䓬等。

(3)控制心律：常用复律药物有胺碘酮、伊布利特、普罗帕酮等；非药物治疗如电复律、射频消融术、左心耳封堵等。

5.得了房颤应该如何自我管理？

如果已经确诊为房颤，建议在配合医生治疗的同时，加强生活方式干预，并将血压、血脂、血糖控制在合理范围内。

(1)规律运动：规律的体育锻炼和良好的心肺健康有助于减少房颤的发生。以中低强度运动为主，每次锻炼 30 分钟，每周 3～4 次。

(2)健康饮食：鼓励摄入多种新鲜蔬菜、水果、鱼类、豆制品、谷物、脱脂奶及其他富含钾、钙、膳食纤维、多不饱和脂肪酸的食物。

(3)戒酒戒烟。

(4)维持理想体重(体重指数保持在 23.9 千克/米^{2}以下)，纠正腹型肥胖，但老年患者仍应注意营养均衡，避免过快、过度减重。

(5)预防跌倒：跌倒除了会引起机体损伤外，还会增加出血风险，可加强力量和平衡训练，避免跌倒的发生。

(6)定期复查。

心脏起搏器篇

56 岁的李女士去菜市场买菜的时候晕倒在了菜摊上，把周围的人都吓坏了，急忙把她送到医院。接诊医生说：“李女士，您心率太慢了，我先给您用药物治疗，如果药物治疗效果不好，恐怕就得安装起搏器了。”李女士一下子紧张起来，问：“什么是起搏器？为什么要装起搏器？安装起搏器需要手术吗？装了起搏器我还能正常生活吗？”这些问题，下文将为大家进行一一解答。

1.什么是心脏起搏器?

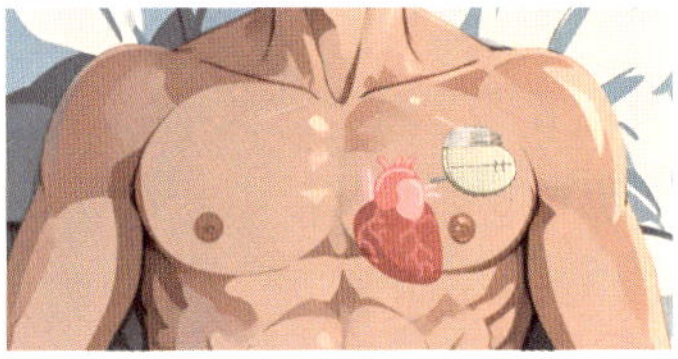

心脏起搏器又叫心脏的“小发动机”,是目前治疗严重缓慢性心律失常的重要手段。通过手术将起搏器埋植于皮肤之下,模拟正常心脏的冲动形成和传导,保障心脏的规律跳动。

2.什么情况时需要使用起搏器治疗?

并不是心跳慢就需要安置起搏器,通常来讲,正常的心率范围是60～100次/分,但不是所有低于60次/分的患者都需要安置起搏器。安置起搏器的指征是非常详细且谨慎的,需要由专业医生作出判断。

如果常年发现自己的心跳缓慢,频发停跳,尤其是反复出现眼前发黑、突然晕倒且意识丧失等症状,应立即就医,让医生明确是否需要进行起搏器治疗。

3.安置了起搏器还需要吃药吗?

通常来说,心脏起搏器只能解决心动过缓或恶性心律失常的问题。如果合并其他疾病,如冠心病、高血压、糖尿病等,仍需要继续规律服用药物。

4.装了起搏器还能使用电子设备或做CT和MRI吗?

新一代的起搏器抗干扰力很强,患者仍可以正常使用家用电器,但要远离高磁场、高压电视塔和高压线;做针灸、按摩、电疗时尽量距离起搏器远一点。手机与起搏器保持至少15厘米的距离,使用手机时将手机置于对侧耳朵可减少风险。

安置起搏器后是可以做CT检查的。然而安全起见,进行MRI检查前需要与医生确认产品型号,详细阅读产品说明书,以确定MRI检查的安全性,未明确前不能贸然进行MRI检查。

5.出院后应如何居家护理?

(1)活动:在术后7天至1个月,患者逐渐可进行摸后脑勺、对侧耳朵等动作,术侧上肢可扶墙壁,慢慢向上移动。3个月后患者可恢复正常活动,但需避免引体向上运动及反复用力旋转肩关节,术侧肢体仍应避免快速上抬、外展、剧烈甩手、肢体急剧转身、过度弯腰、高处跳落、重力撞击等剧烈运动,避免打网球、排球、篮球、羽毛球等球类活动。以上这些是为了避免发生电极脱位和囊袋内出血，一旦电极脱位，起搏器就失去了功能。

（2）皮肤护理：穿着宽松衣服，避免压迫伤口或起搏器，保持囊袋处皮肤的清洁和完整，以预防囊袋感染。若囊袋周围皮肤出现红肿、感染、破损或创伤，应及时就医，进行规范的消毒和抗炎处理。

（3）不要随意抚弄起搏器植入部位，这可能导致起搏器发生旋转和扭转，导致起搏器导线被拉紧或断裂，使起搏器不能正常工作，造成“起搏器综合征”。

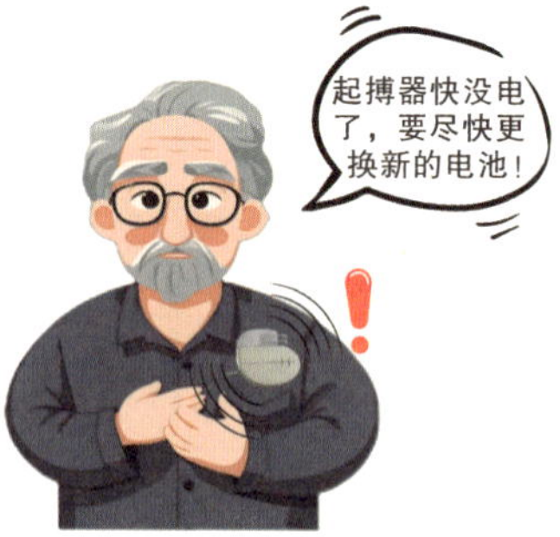

（4）坚持监测脉搏：尤其是在植入起搏器初期及电池寿命将尽时，应在每日静息状态下，定时测量心率并进行记录，若发现心率比设定的频率低 5 次/分以下时，应及时就医。牢记起搏器的设置频率及使用年限。妥善保管好起搏器卡（卡上写有起搏器型号、有关参数、安装日期、品牌等），外出时随身携带，便于出现意外时为诊治提供信息。

病毒性心肌炎篇

李同学，16 岁，1 周前淋雨感冒，出现了发热、咳嗽、乏力、肌肉酸痛等症状，起初并未在意，只是简单吃了几片感冒药，可是症状一直未缓解，甚至有时还出现胸痛、心慌。之后，李同学来到医院就诊，经过医生一系列的检查和评估后，以病毒性心肌炎收入院治疗。听到“病毒性心肌炎”这几个字，李同学心里充满了困惑，下文将对其进行一一解答。

1.感冒为何变成了病毒性心肌炎？

对于大部分人来说，感冒后都能依靠自身免疫系统战胜病毒而自愈。但对

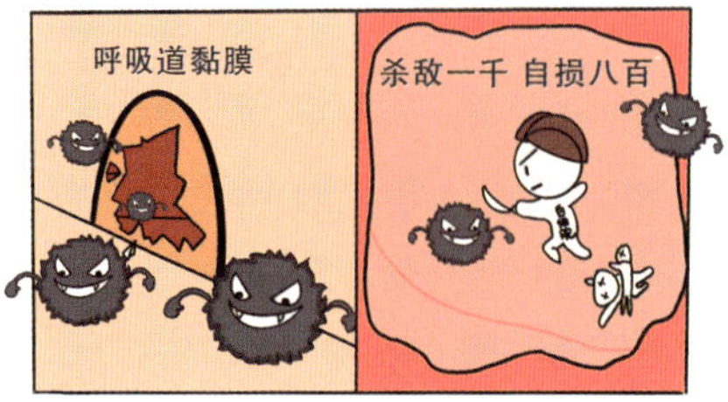

于一些抵抗力低的人群，如幼儿、有慢性病的老人，或者是部分因压力导致短期免疫力下降的年轻人，病毒就可能突破呼吸道黏膜屏障，通过血液“暗藏”在心肌，导致心肌损伤和坏死，影响心脏的正

常功能并造成心律失常等。这就是我们常说的“病毒性心肌炎”，也是心肌炎中最常见的一种。

2.得了心肌炎都有什么表现？

病毒性心肌炎患者的临床表现取决于病变的广泛程度与部位。轻者可完全没有症状，重者甚至出现心源性休克及猝死。本病好发于年轻人，但任何年龄均可发病。多数患者在发病前1～3周有病毒感染的前驱症状，如发热、全身倦怠感和肌肉酸痛，或恶心、呕吐、腹泻等消化道症状。随后出现胸痛、心悸、胸闷、呼吸困难、水肿，甚至晕厥、猝死。

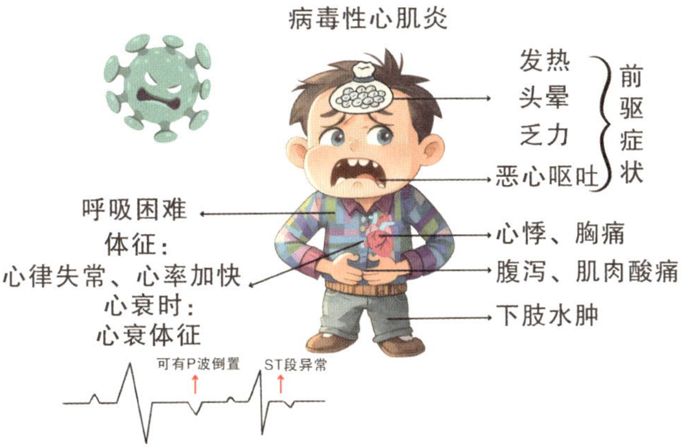

3.如何治疗病毒性心肌炎？

病毒性心肌炎尚无特异性治疗措施，最核心的治疗原则是处理好心律失常和心衰，主要有以下几点。

(1)避免运动：心肌炎急性期应限制体力活动直至完全恢复，一般为起病后6个月。

(2)对症治疗：有休克症状的患者应尽快入住重症监护病房，对于伴有心源性休克或严重心室功能障碍的急性/暴发性心肌炎病例，可能需要心室辅助装置或体外膜氧合器(ECMO)来作为心脏移植或疾病恢复的过渡。

(3)免疫调节治疗：如糖皮质激素等。

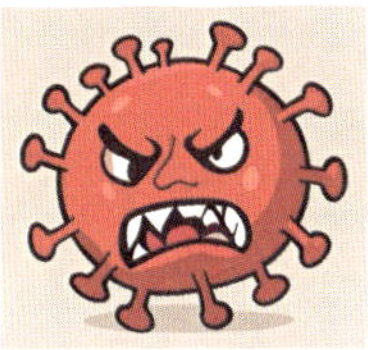

(4)抗病毒治疗：甲、乙型流感病毒感染者可使用奥司他韦和帕拉米韦，疱疹病毒感染者可使用阿昔洛韦、更昔洛韦等，干扰素治疗可清除左心室功能障碍者的肠道病毒和腺病毒染色体。

(5)其他治疗：应用促进心肌代谢的药物如三磷酸腺苷、辅酶A、曲美他嗪等。

4.得了心肌炎,需要注意什么?

(1)卧床休息:病毒性心肌炎急性期应以卧床休息为主,限制体力活动直至完全恢复,一般为起病后 6 个月,无并发症者可考虑恢复学习或轻体力工作;6 个月至 1 年内避免剧烈运动或重体力劳动等。

(2)饮食:戒烟酒及刺激性食物,应进食高蛋白质、高维生素、清淡易消化食物,尤其是富含维生素 C 的食物如新鲜蔬菜、水果,以促进心肌代谢与修复。

5.日常生活中该如何预防心肌炎?

(1)避免病毒传染:避免呼吸道及肠道病毒感染。秋冬季节,感冒人群比例明显增高,应尽量减少到密集公共场所,出门时佩戴口罩,接种流感疫苗、肺炎疫苗等预防感染。

(2)合理膳食,营养均衡:应适当补充蛋白质、微量元素等。可多食用肉泥、鱼肉、蒸蛋、牛奶、豆浆等含有较多易消化的优质蛋白质,亦可食用新鲜蔬菜、水果,以提高机体免疫力和肠道免疫力。

(3)适度运动:青中年人可以选择慢跑、骑自行车、游泳、打球、跳绳、跳健美操等运动,老年人可选择快走、跳广场舞、打太极、练八段锦等活动。

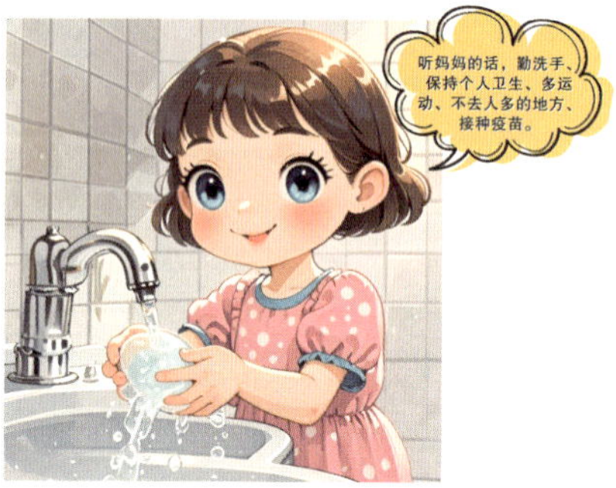

(4)避免接触烟草:吸烟(包括接触二手烟)会导致呼吸道的免疫力和抵御疾病的能力下降,难以阻挡病毒的入侵。

(5)疏导不良情绪:适当放松压力,有助于预防病毒性心肌炎。

心力衰竭篇

近几个月来,72 岁的王爷爷发现自己越来越容易感到疲倦,最初只是在爬楼梯、走路多了时觉得胸闷、憋气,觉得可能就是年纪大了,休息后就可以缓解,并没有放在心上。可是,这两天王爷爷的症状变得越来越严重,稍微走几步路就觉得憋气,夜里睡觉都会憋醒,脚和小腿也肿了,家人赶紧带王爷爷来到医院。经过检查和评估,医生告诉他,他患上了心力衰竭(简称"心衰")。

1.什么是心力衰竭?

心脏像是一个"抽水泵",周而复始地泵出血液来满足身体器官组织的需要。心力衰竭就好比"泵"的功能出现了故障,抽水泵无法把水抽上来,或者没法把水泵出去,则身体就会缺血缺氧,感到不舒服,从而导致一系列症状。其主要表现为呼吸困难、体力活动受限(疲倦、乏力)和体液潴留(水肿),这就是心力衰竭。

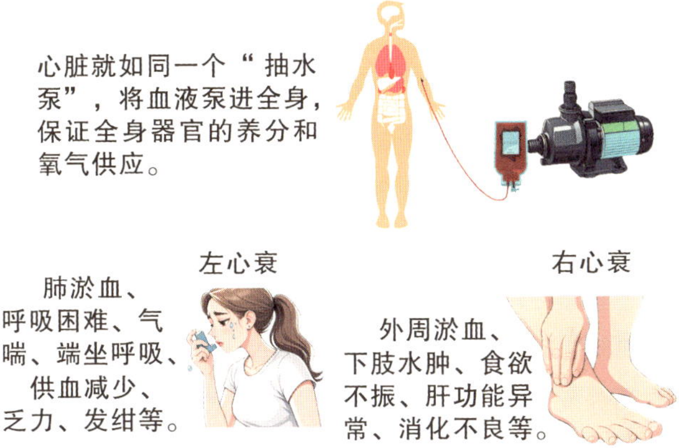

根据对日常体力活动的耐受程度,可将心功能分为四个等级,等级越高,说明心力衰竭的病情越严重。

Ⅰ级(能随便活动):有心脏病,但体力活动不受限制,日常体力活动不引起明显的疲劳、心悸、气喘或心绞痛。

Ⅱ级(大动就犯病):有心脏病,导致体力活动轻度受限,休息时没有症状,一般体力活动引起过度疲劳、心悸、气喘或心绞痛。

Ⅲ级(小动也犯病):有心脏病,体力活动明显受限,休息时无症状,但小于一般体力活动即可引起过度疲劳、心悸、气喘或心绞痛。

Ⅳ级(不动都犯病):有心脏病,休息时也有症状,任何体力活动都会引起气促、疲乏、心悸等不适。

2.有哪些方法可以治疗心衰?

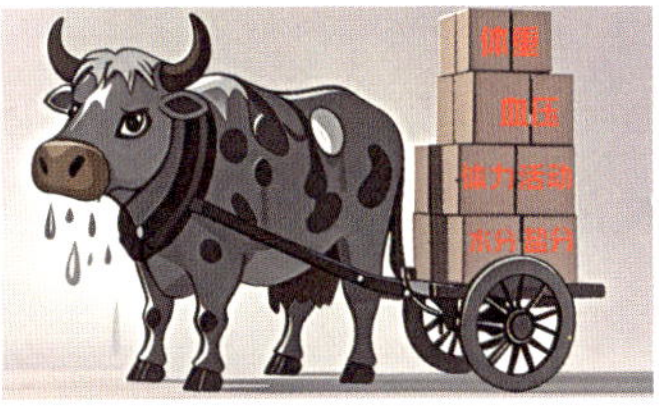

用一张经典的"老牛拉车图"来向大家介绍各类药物的作用及特点。图中的"牛"就是指心

脏，使用药物就是为了更好地让牛能帮助拉车。

★减轻心脏负担——减轻“老牛”拉的“货物”重量

这类治疗方法的主要作用是帮助“老牛”清除掉一部分“货物”，从而减轻“牛”的负担。一类是药物，主要包括ACEI/ARB类（培哚普利片、缬沙坦等）、ARNI（沙库巴曲缬沙坦钠片）、利尿剂（速尿）、SGLT2抑制剂（达格列净等）、硝酸酯类（硝酸甘油）药物；另一类是超滤治疗，超滤治疗是通过一种特殊的机器，帮助排出体内多余的水分，从而减轻心脏负担。

★降低心率——限制“老牛”奔跑的速度

这类药物主要是让“老牛”跑得慢一些，这样它可以节省体力，拉“货”的时间能够延长。这类药物主要指β受体阻滞剂（美托洛尔、比索洛尔）及 I_f 电流阻滞剂（伊伐布雷定）。

★强心——加快“老牛”拉“车”速度

这类药物主要是为了让“牛”更快地把货物输送到身体需要的地方，可以快速改善症状，但是也因此加重了“牛”的负担，长期使用会导致“牛”不堪重负，因此最好不要长时间使用。这类药物主要包括各种类型的强心药物，包括洋地黄类药物、磷酸二酯酶抑制剂等。

★器械治疗——给“牛”穿上“溜冰鞋”

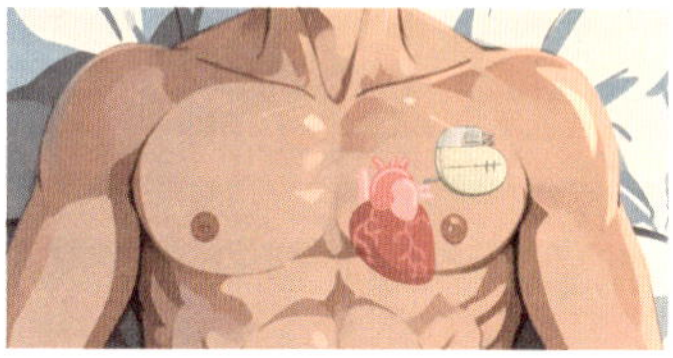

这里所说的“溜冰鞋”指的是能帮助心脏协调运动或者提高射血功能的装置，包括心脏再同步治疗、希氏束起搏、心脏收缩力调节器、左室辅助装置等。并不是所有人都适合器械治疗，需要医生全面评估后谨慎选择。

3.心衰症状减轻时可以停药吗？

不可以。心衰治疗药物通常需要长期服用，以维持心脏功能的稳定，擅自停药可能会导致症状再次恶化，甚至引发生命危险。因此，应遵医嘱按时按量服药，不擅自停药、减量。

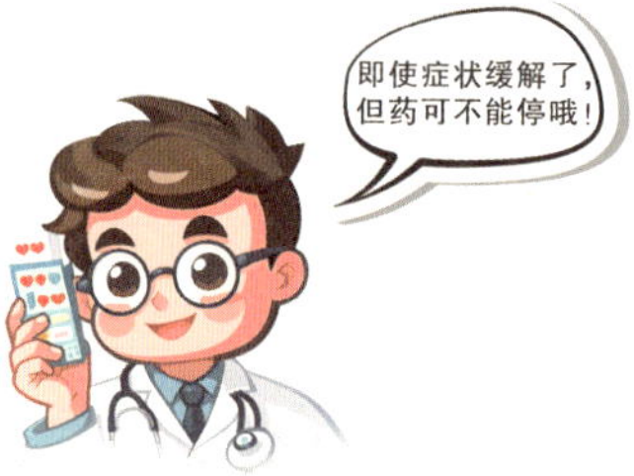

4.心衰应该注意什么?

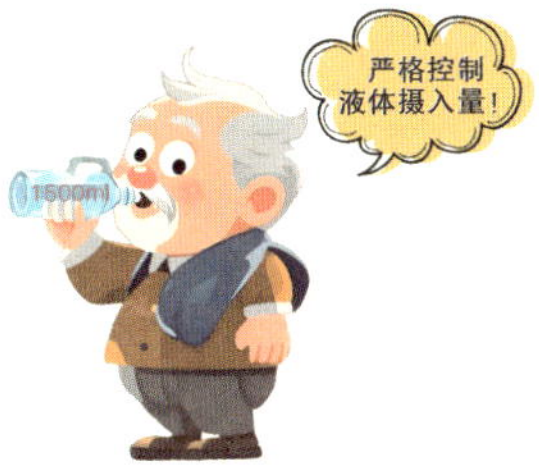

(1)少喝水:若心衰患者发生水肿或者不能平卧,说明体内有液体潴留,除用药外,还要少喝水,每天经口摄入量应控制在1500毫升以内,不要超过2000毫升。需要注意的是,经口摄入量不仅包含喝下去的水、饮料、茶、汤、米粥,还要将水果、饭菜等所含的水分计算在内。

(2)关注相关指标:心衰患者易发生电解质紊乱并引起不良预后,电解质紊乱对心衰的发展有直接或间接影响,可引起心衰恶化,增高死亡率。建议使用利尿剂的患者每1~2个月监测一次。

(3)关注出入量:记录出入量对于病情的管理、治疗方案的调整、预防并发症及提高生活质量都具有重要意义。可以每天在同一时间、穿同样的衣服、用同一体重计测量体重,时间安排在晨起排尿后、早餐前最适宜。如出现尿量减少、呼吸困难、疲乏加重、水肿再出现或加重等症状,请及时就诊。

(4)预防感冒:呼吸道感染是心衰最常见、最重要的诱发因素,尤其是在秋冬季节。

(5)适当运动:慢性心力衰竭的患者在病情比较稳定时可以进行适当的体育锻炼,但是要注意休息,避免劳累,避免高强度的体育锻炼。若活动中有任何不适,应停止活动,及时就医。

心内科药物宝典——教您如何正确用药

王奶奶今年75岁了,这几年相继查出了高血压、糖尿病和冠心病。随着年纪的增长,化验单上画"箭头"的指标越来越多,血脂、血糖、甘油三酯、胆固醇等指标一直控制不好,药也越吃越多……最近,王奶奶在女儿的"软磨硬泡"下,被女儿带到医院进行系统查体。医生告诉王奶奶,一定要按时按量服药。可王奶奶却说:"人老了,脑子不中用了,每天要吃那么多药,谁能记得住啊,而且平时也没什么不舒服的,吃那么多药不是浪费吗?"对此,护士对王奶奶的问题一一作出解答。

1.抗血小板药物应怎么吃？

（1）肠溶阿司匹林：阿司匹林的抗血小板作用可持续7～10天（即血小板的整个生命周期），且不可逆。从理论上讲，每天任何时间都可以服用阿司匹林，效果没有区别，选择有利于坚持服药的时间即可。但由于阿司匹林肠溶片在酸性胃液中不被溶解，最好保证每天在晨起空腹口服，使其尽快排空进入肠道，以减轻胃黏膜的刺激。有胃溃疡者不建议使用阿司匹林，如发现异常牙龈出血、皮肤黏膜瘀斑、大便带血等现象，及时停药就医。

（2）硫酸氢氯吡格雷片：它是较为常见的抗血小板聚集药物，吸收迅速，大约在给药后45分钟血浆浓度达到高峰，最好保证每天在同一时间段口服。若有脑梗死，可在晚餐后口服。

冠状动脉支架术后，需终生服用抗血小板药物，若随意停用抗血小板药物，可能导致支架内血栓形成，再发心肌梗死等。口服抗血小板聚集药物后若有出血倾向、反酸烧心、黑便、皮肤黏膜瘀点或瘀斑、血压升高、痛风发作、哮喘等，应及时停药就诊。

2.降压药应怎么吃？

降压药物服药时间与饮食的关系不大，餐前餐后服用均可。降压药物可分为长效降压药物、中长效降压药物、短效降压药物，亦可分为钙通道阻滞剂类药物（地平类）、血管紧张素转换酶抑制剂类（普利类）、血管紧张素Ⅱ受体阻滞剂类（沙坦类）、β受体阻滞剂类（洛尔类）及利尿药物。

（1）对于氨氯地平、贝那普利和沙坦类等，每日服用1次长效降压药，建议早晨睡醒后服用，服用完休息一会儿再起床活动。

（2）依那普利、非洛地平、美托洛尔等中效降压药，药效可维持10～12小时，通常建议一天服用1～2次（具体遵医嘱）。除了晨起后服药1次，16:00左右可服用第二次，使药物作用达峰时间正好与血压自然波动的两个高峰期吻合。

（3）硝苯地平、卡托普利、维拉帕米等短效降压药，药效能维持5～6小时，若无联合用药，每天建议服用3次（具体遵医嘱），以保证全天血压平稳。服药时间应该是清晨醒来、13:00、16:00左右。注意最晚不要超过21:00，以免夜间低血压。

（4）当每日服用1次时，宜早晨服用；如果每日需要服用2次或3次，也最好在晚餐后就服完最后一次药物，以免夜间多次起夜影响睡眠和休息。

当然，每个人的情况是不同的，可以在服药前先进行 24 小时血压监测，找出自己的血压高峰，在 24 小时血压监测结果的指导下，于高峰前 1～2 小时服药。

3.降脂药应怎么吃？

降脂药中最重要的是他汀类药物，主要包括阿托伐他汀、瑞舒伐他汀、氟伐他汀、辛伐他汀等，而且一般的他汀类药物半衰期短，所以一般需要睡前服用。另一种常见的降脂药物是贝特类药物。通常用于降低甘油三酯，建议随餐服用。

少数患者服用他汀类药物会导致转氨酶升高，所以在服用前及服用 3 个月时应监测肝功能，如果转氨酶升高超过正常值上限的 3 倍以上，应减量或停药。他汀类药物也可能会使骨骼肌受累，在服药后出现原因不明的肌肉疼痛、无力或痉挛时应立即查肌酸激酶，如果升高超过 5 倍以上，应停用或减量。

4.抗心绞痛药应怎么吃？

由于晨起时交感神经兴奋，心绞痛发作率最高，因此抗心绞痛药物如钙通道阻滞剂、硝酸酯类（硝酸甘油、单硝酸异山梨酯）、β 受体阻滞剂（美托洛尔）一般建议上午服用，其扩张冠状动脉与改善心肌缺血的效果较下午明显提高。也有常在下午或傍晚发作者，可按个人发作时间安排。在使用硝酸酯类药物时，首次使用或增加剂量可能导致血压下降。因此，应避免突然改变体位，以减少晕厥的风险。

5.抗凝药应怎么吃？

华法林通常每天仅服用 1 次，饭前饭后均可，最好在每天的同一时间服药，不能随意停药或调整剂量；利伐沙班片根据病情及医嘱每日服用 1～2 次，也建议整片药物与食物同服，以实现药物最佳吸收效果。

口服抗凝药物的时候，若有出血倾向如皮肤淤青、牙龈出血、鼻衄、咯血、黑便，要及时就诊，由医生来评估是否减量或停用。服用华法林的患者应定期监测凝血指标，控制国际标准化比值达到 2～3 方能达到良好的抗凝效果。

6.降糖药应怎么吃?

磺脲类药物在餐前 30 分钟服用,如格列齐特;格列奈类在餐前 15 分钟内服用,如瑞格列奈;阿卡波糖等 α-糖苷酶抑制剂需与第一口饭一起嚼服;二甲双胍,普通片剂餐中或餐后服用。血糖控制平稳是药物治疗的结果,一旦自行停药或换药会引起血糖的波动,血糖过高、血糖过低或忽高忽低均可对身体造成伤害;另外,有些降糖药物在服用一段时间后才会发挥作用,服用药物后也可能出现不良反应。因此,糖尿病患者应在医师和药师的指导下正确服用药物。

(胡春颖)

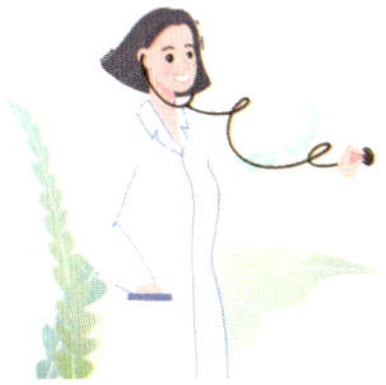

有关呼吸系统疾病的高频问题

基础篇

72 岁的王爷爷是呼吸科的老患者了，每次住院医生都让他留痰标本、做雾化吸入，可有时候痰很难咳出来，雾化做得也不知道对不对，下文将一一解答他的问题。

1.患者很难咳痰时，应该怎么办?

家属可帮助患者叩背。叩背一般在饭前半小时或饭后两小时以后进行。具体方法是：让患者坐着或者侧躺着，家属手指并拢成杯状，手腕放松，迅速而有规律地叩击患者的背部，同时让患者深呼吸和咳嗽。叩击的方向为从背部两侧向中间，从背部肋骨最下面向上叩。每次叩击的时间一般是 10～15 分钟。其间，如果患者感到不舒服，则应停止叩背。

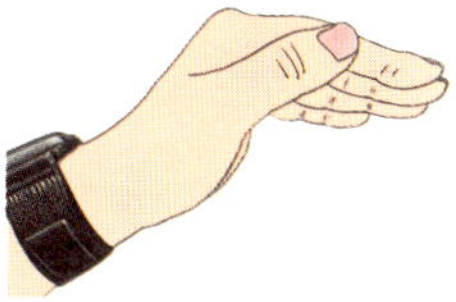

另外，患者可进行有效咳嗽五步法：

第一步：做几次深呼吸，然后用鼻子深吸一口气。

第二步：憋住气 3～5 秒并张开嘴缩唇(像噘嘴那样)，缓缓地将气呼出来。

第三步：再深吸一口气。

第四步：憋住气 3～5 秒。

第五步：身子往前探，进行 2～3 次短且有力气的咳嗽，将痰咳出来。

总结六字真言就是：吸——憋——呼——吸——憋——咳。

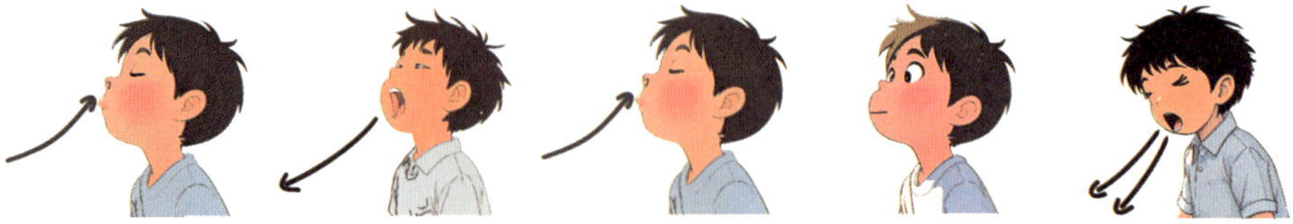

2.如何正确留取痰标本?

如果痰标本留取不合格，就容易出现假阴性或假阳性结果，反复送检能避免不合格标本造成的假阴性或假阳性。而且，痰液标本的获取容易受到污染菌、定植菌等因素的影响，通过反复送检可以排除定植菌或污染菌的干扰，帮助找到真正的致病菌。另外，有些病原菌（如结核分枝杆菌）通过反复送检才更容易找到。最后，有些病原菌对抗生素的敏感性会发生变化，反复送检可帮助临床医生有针对性地进行抗生素选择。

因此，留痰标本一定要“取其精华，去其糟粕”。

(1)起床漱口，多重复几次。

(2)深吸气后咳嗽，留第二次以后的痰，咳出的痰量达到 3～5 毫升，约是一个矿泉水瓶盖的大小。

(3)将咳出的痰液放入指定容器内，勿污染，立即盖上盖子。

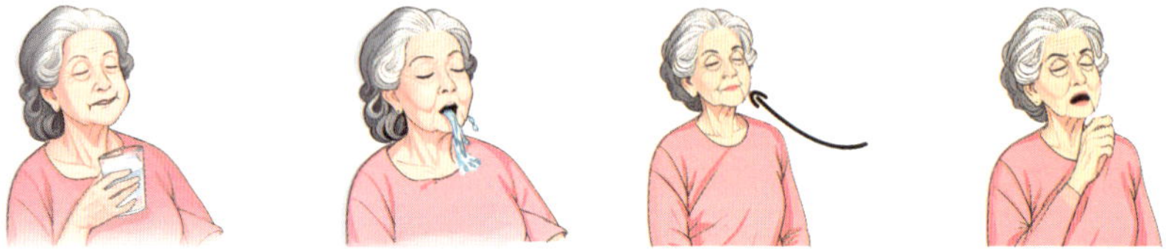

3.如何正确进行雾化治疗?

(1)摆好体位：患者可坐着或半坐着；如果意识模糊、呼吸没有力气，可以将床头抬高 30°。

(2)不进食：雾化前 1 小时尽量不要进食，避免雾化过程中因气流刺激引起呕吐。

(3)口吸鼻呼、拍背排痰：将含嘴放入口中，或将面罩置于口鼻部戴好，之后缓缓用口吸气鼻呼气，尽可能地将药液吸入咽喉部深处，一般雾化时间为 10～20 分钟。治疗后，让家里人帮忙拍背排痰，保持呼吸道通畅。

(4)漱口、洗脸:每次雾化后要及时漱口、洗脸或用湿毛巾擦干净脸上的雾珠,这样可以防止残留雾珠刺激口鼻皮肤,以免引起皮肤过敏或受损。雾化吸入器或面罩使用后要用清水冲洗,晾干后备用,但连接管不要用水冲洗。

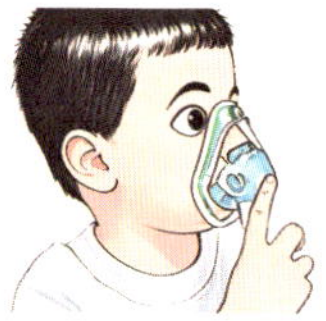

可以用一段顺口溜来帮助记忆雾化器的用法:“雾化吸入好处多,吸入体位要掌握;口吸鼻呼效果好,鼻部疾病反操作;用药莫要自作主,排痰叩背来配合。”

4.流感与普通感冒有什么区别?

当出现咳嗽、流鼻涕等症状时,很多人会说自己得了流感,其实并不然,流感的全称是“流行性感冒”,虽然和普通感冒听起来很像,但它们是完全不同的两种疾病。

首先,两者的致病微生物不同。引起感冒的病原体包括鼻病毒、冠状病毒、副流感病毒在内的上百种病毒,而流感则是由流感病毒引起的。流感病毒是单一的一种病毒。但是这种病毒也不简单,同样会“千变万化”。流感病毒分为甲、乙、丙三型,是引起季节性流感的罪魁祸首。

其次,两者的流行特征不同。普通感冒可在任何时间发病,但秋冬季节由于寒冷、干燥等因素,发病率会明显升高。健康人群可携带病毒,患者的飞沫等亦可传播,因此会使部分人群反复发病,偶尔会造成小范围流行。而流感是一种急性呼吸道传染病,通过气溶胶传播,患者和携带者均可作为传染源,是我国法定传染病之一。历史上曾有数次全球大流行的流感,流行期间数十万人患病,死亡人数也令人震撼。

最后,两者的临床表现不同。普通感冒,患者以上呼吸道局部症状为主,如鼻塞、流涕、打喷嚏等,全身症状相对较轻。而流感则不同,患者以全身症状为主,如急起高热、头痛、肌肉痛、全身不适,体温可达 39～40 ℃,常伴有咽喉痛、干咳、鼻塞、流涕、胸骨后不适、颜面潮红、眼结膜充血等。因此,大家一定要注意区分这两种疾病,并对症用药!

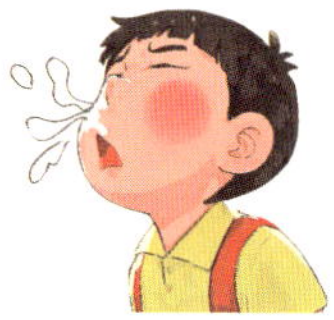

5.血常规化验单上的项目都有什么意义?

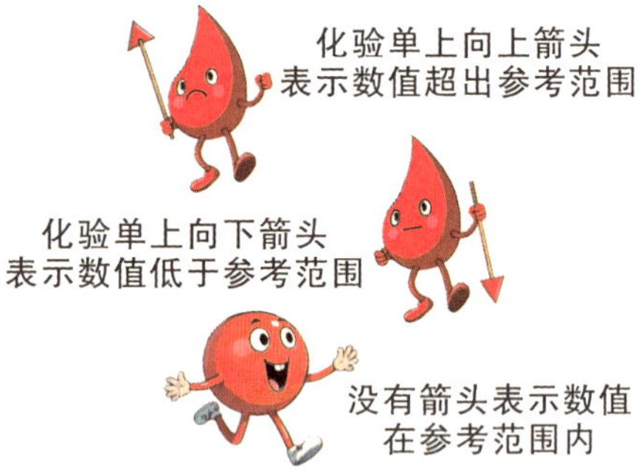

血常规化验单上密密麻麻有20多个项目,还有各种箭头,但是归纳以后其实分为3大类,分别是白区、红区和血小板区。呼吸系统疾病主要看白区。

白区就是白细胞家族,也叫免疫细胞,是我们的“安全战士”,哪里有入侵者哪里就有它们的身影,永远冲在最前线。白细胞家族由五个队伍组成,分别是中性粒细胞、嗜酸性粒细胞、嗜碱性粒细胞、淋巴细胞、单核细胞,它们各司其职。

发热时,通过白细胞总数、中性粒细胞比例和淋巴细胞比例初步判断是细菌感染还是病毒感染。若白细胞总数升高,中性粒细胞比例升高,淋巴细胞比例降低,则提示细菌感染;若白细胞总数降低或正常,中性粒细胞比例降低,淋巴细胞比例升高,则提示病毒感染。

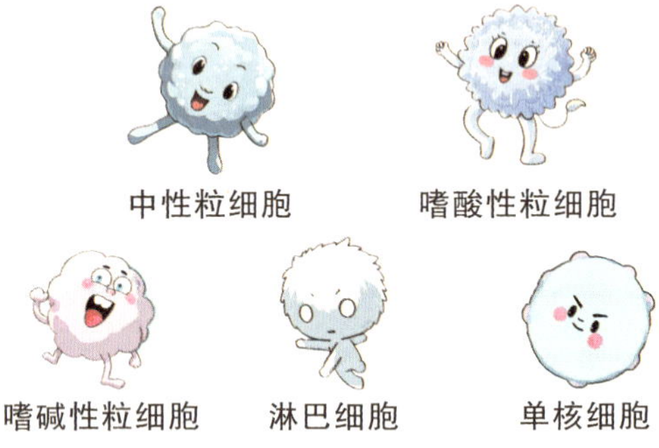

各细胞增多或减少的意义

细胞种类	增多↑	减少↓
中性粒细胞(N)	细菌感染、严重组织损伤、大出血、中毒和白血病等	常见于某些病毒感染、血液病、物理及化学损伤、自身免疫性疾病和脾功能亢进等

续表

细胞种类	增多↑	减少↓
淋巴细胞(L)	病毒或细菌所致的传染病、急慢性血液病、药物反应、变态反应、溶血性贫血等	常见于淋巴细胞破坏过多(如X线照射、化疗、应用肾上腺糖皮质激素或淋巴细胞毒素等)、免疫缺陷病、霍奇金病及尿毒症等
嗜酸性粒细胞(E)	过敏性疾病、寄生虫病、某些皮肤病(如湿疹、牛皮癣等)	常见于伤寒、副伤寒早期,大手术、烧伤等应激状态及长期应用肾上腺糖皮质激素后
嗜碱性粒细胞(B)	白血病、某些转移癌、骨髓纤维化、急慢性血液病、脾切除后及铅、锌中毒等	无临床意义
单核细胞	细菌或病毒感染	

当白细胞升高和降低时,并不一定意味着一定发生了病理情况,白细胞在很多生理情况下也会增高,如妊娠期、酷热、剧烈运动、饱餐、紧张、经期等。

当白细胞计数有十倍甚至百倍的波动,血液化验结果还出现了幼稚细胞,常提示血液系统疾病,若有这种情况,应给予高度重视。

慢阻肺篇

刘爷爷今年65岁,近三年总是咳嗽、咳痰,今年冬天突然出现憋气,且无法走路,于是来医院就诊。医生说他是“慢阻肺”,在医院住了10多天,打针、吃药、吸氧,还用了一种叫“无创呼吸机”的机器。准备出院了,护士告诉刘爷爷出院后在家里也得吸氧,最好买个家庭用的“无创呼吸机”。刘爷爷不知所措,家里怎样吸氧?如何使用无创呼吸机?

1.在家如何吸氧?

常用的氧气吸入方式有鼻导管吸氧和面罩吸氧,一般家庭多选用鼻导管吸氧。

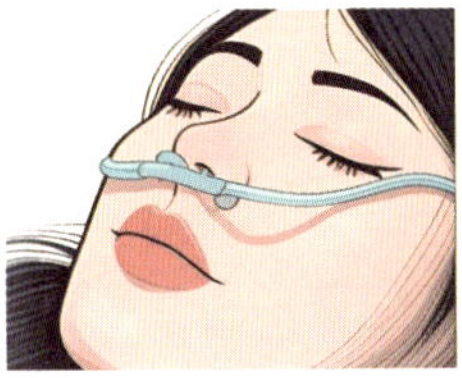

鼻导管吸氧需要将鼻氧管前段插入鼻孔内约1厘米，剩余导管两端引绕至耳后，再由耳后引绕至颌下，向前轻拉鼻氧管，最后调整调节扣至舒适位置。

吸氧时，流量调节阀一般为1～2档。如果在吸氧过程中出现头晕、咳嗽、憋气、嗜睡等情况，一定要及时到医院就医，警惕“氧中毒”或呼吸衰竭。

在吸氧时，一定要在湿化瓶中加入湿化水，一般使用灭菌注射用水。水量不能低于瓶子的1/3，使用超过7天时要进行更换。另外，吸氧时还要注意安全，要注意防震、防火、防油、防热，保障自己与家人的生命安全。

2.如何在家里使用无创呼吸机？

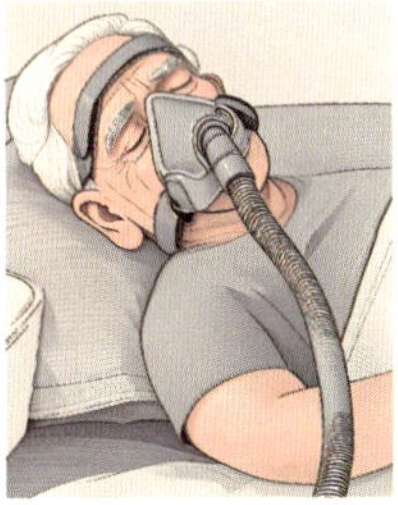

使用无创呼吸机时，首先要连接管路与面罩，再佩戴无创面罩，调节带子的松紧，以无明显漏气及无明显皮肤压迫感为宜；然后再开机送气，打开湿化加热，一般夏天以较低档位为主，冬天适当调高档位，以增加气道的湿化。如果需要无创呼吸机外接氧气，还需要在无创呼吸机的面罩接头或管路接头上接上预设流量的氧气。

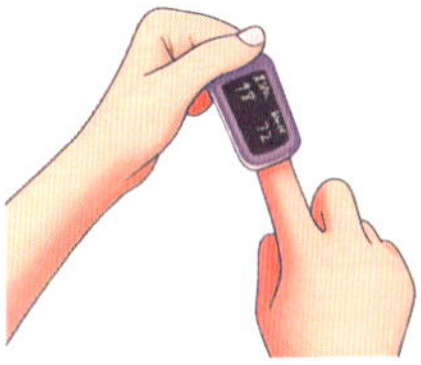

使用无创呼吸机的时候，建议在家中备一个便携式血氧饱和监测器，以观察血氧饱和度情况。一般，血氧饱和度维持在88%～94%的水平即可。

若需要停止使用无创呼吸机，可以先取下无创面罩或鼻罩，放在干净的地方，然后再关闭设备。

平时无创呼吸机需要清洁，清洁的具体方法如下：

(1)取下面罩后，用干净的软布蘸取适量的清水以擦拭无创面罩，再用干布擦拭，置于阴凉干燥处保存。

(2)对于面罩的带子，也可用上述方法清洁，建议定期用稀释后的中性洗涤剂清洗带子。

(3)一般，面罩和带子在使用1～3个月后可联系厂家予以消毒处理，对于主机外表面和管路，常规建议用干净的软布蘸取适量的清水擦拭，再用干布擦拭，置于阴凉干燥处保存。

(4)对于湿化罐，建议每次使用完后，倒掉罐子内剩余的水，再用清水冲刷干净，然后晾干，置于阴凉干燥处保存。

(5)一般,无创呼吸机使用寿命为5～10年,建议每个季度或每年找厂家评估设备的相关性能,并对仪器进行维护和保养(如更换空气滤网、整机消毒等)。

3.如何在家做呼吸锻炼?

呼吸功能锻炼主要是缩唇呼吸和腹式呼吸,经常练习可以降低呼吸频率,增强肺功能,减轻憋喘的情况。

缩唇呼吸:首先闭紧嘴巴用鼻子吸气,然后将嘴缩成吹笛子的口型,将气体从嘴巴缓慢呼出,呼气流量以能使距口唇15～20厘米处并与口唇等高的蜡烛火焰微微倾斜而不熄灭为宜。吸气与呼气时间比1∶2或1∶3,意思为吸气用1秒呼气用2秒或3秒,呼吸频率控制在每分钟7～8次,呼吸训练频率为每日2次,每次10～15分钟。

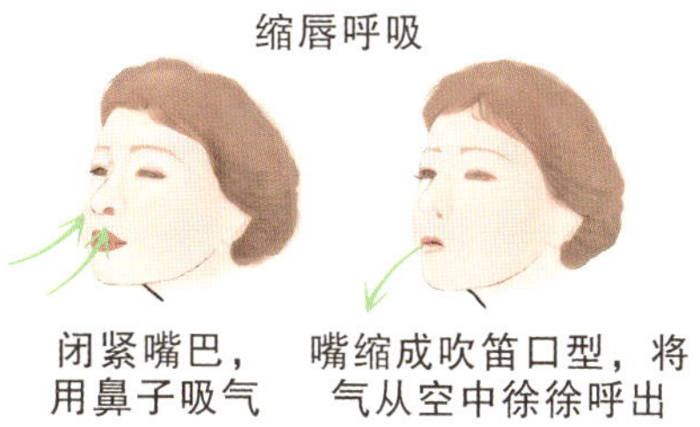

腹式呼吸:站立(或取坐位或仰卧位),全身肌肉放松,静息呼吸,将一只手放胸部,另一手放腹部,以感受自己的呼吸运动。先吸气,吸气时用鼻吸入,尽力将腹部鼓起,胸部不动,吸气末自然且短暂屏气,形成一个平顺的呼吸形态,使进入肺的空气均匀分布;然后呼气,呼气时用口呼出,同时收缩腹部,胸廓保持最小活动幅度,缓呼深吸。患者可以将缩唇呼吸和腹式呼吸结合在一起锻炼,效果更好。

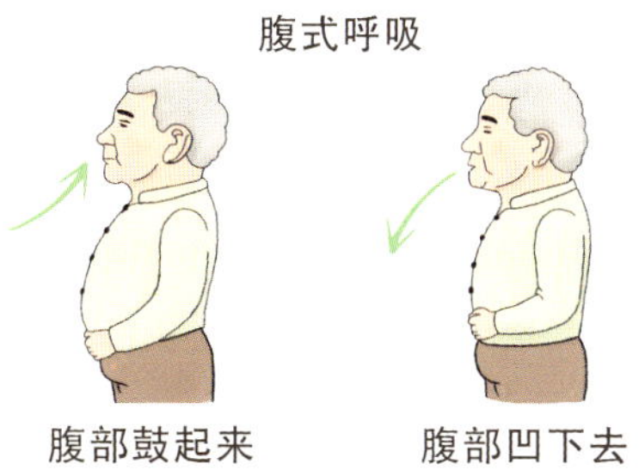

4.如何在家锻炼?

除了呼吸功能锻炼之外,需根据自己的耐受情况进行有氧运动,运动之前最好咨询专业人员的意见,选择合适的方式如步行、爬斜坡、上下楼梯及慢跑等。运动量应由小至大逐渐增加,以身体耐受为度,刚开始时可以保持在5～10分钟,每天运动1～5次,适应后延长至每次20～30分钟,每天运动3～4次。但是在进行各种运动后需注意预防感冒,防止诱发慢阻肺的急性加重。

哮喘篇

在一个宁静的午后，李先生(34 岁)坐在公园的长椅上，享受着温暖的阳光和微风。突然，一只小狗的出现打破了难得的平静，他突然感到胸口一阵压抑，呼吸变得急促起来，喉咙里发出哨笛般的哮鸣声，这使李先生感到无比害怕。哮喘发作有哪些表现，我们又要如何做呢？

1.哮喘发作时会有哪些表现？

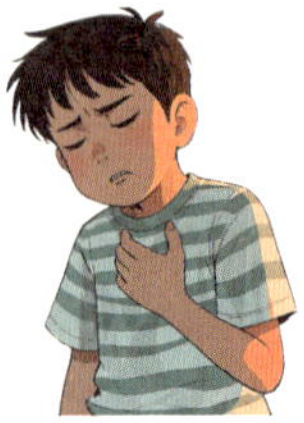

哮喘发作时可能会伴随很多症状，喘息、气急、胸闷、咳嗽是哮喘的典型症状。这些症状可能在数分钟内突发，持续数小时至数天，可经服用平喘药物治疗后缓解或自行缓解，一般夜间及凌晨发作和加重。

当然，并不是所有哮喘患者都会出现同样的症状，有部分患者可能不具备以上所有症状，也可能在不同时间出现不同症状。

大家可以通过一个顺口溜来牢记哮喘发作时的表现：哮喘发作喘不停，咳嗽胸闷气难平，呼吸困难常伴随，夜间清晨易加重。

2.每次哮喘发作时应该怎么办？

(1)哮喘发作时，最关键的一步是要远离引起哮喘发作的过敏原。

(2)哮喘发作时可取坐位、半卧状，或者是抱着枕头跪在床上，腰部向前倾。这样做有利于呼吸，同时，疏散身边的人群，保持周围空气流通。

(3)及时给予速效支气管扩张剂进行治疗，并拨打“120”急救电话。

(4)若家中备有氧气瓶，可快速取出氧气瓶，及时给予吸氧治疗。

(5)在急救医生到来之前，要密切观察呼吸、意识状态等。

我们可以通过一个顺口溜总结一下：“哮喘突袭莫慌张，静卧吸氧保安详。β2 激动剂速来援，大口呼吸气顺畅。激素药物显神通，炎症消退快如风。及时就医是关键，生命守护不言中。”

3.用激素治疗哮喘安全吗？

用来治疗哮喘的吸入性糖皮质激素通常被认为是安全的，哮喘患者可以长期使用。另外，随着吸入装置的改进，即便少量激素被咽入消化道，也可以从体内排出。其不良反应轻微，主要是一些局部反应，如声音嘶哑、口咽部念珠菌感染。这些不良反应也可以通过使用储雾罐和用药后漱口避免。

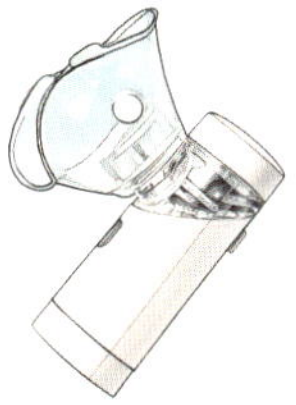

4.得了哮喘还能运动吗？

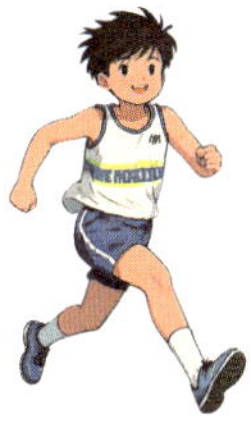

哮喘患者运动是安全、有益、必要的，适当的体育锻炼有益于患者身心健康。对于哮喘患者，运动对其身心发育有着同样的重要性和益处。但患者的运动要遵循循序渐进、逐渐增加运动量的原则，摸索出适合自身的运动量及运动强度。

5.哮喘会遗传吗？

哮喘与遗传有一定的关系。研究显示，如果父母都患哮喘，则子女患哮喘的概率高达 60%；如果父母中只有一人患哮喘，则子女患哮喘的概率降至 20%；如父母都没有哮喘，子女患哮喘的概率只有 6%左右。这一方面说明哮喘可能与遗传有关，另一方面也不排除是因父母与子女生活在同样的环境中，而这种环境容易引发哮喘。

肺癌篇

张女士（45 岁）因持续性咳嗽、胸痛来医院看病，做胸部 CT 发现肺部有结节，于是住院进一步检查。张女士比较紧张，害怕是得了肺癌，所以护士为她解答疑惑。

1.肺结节是肺癌吗？

肺结节其实是一个影像学术语，指的是直径在 3 厘米以下的类圆形肺部阴影，可以把它想象成是肺部长了个“小疙瘩”。

病理学检查是判断肺结节良恶性的“金标准”。通过支气管镜、肺穿刺活检或手术切除等方式获取结节组织进行病理学检查，可以准确判断结节的性质。

要按照医生的安排及时检查，医生会根据检查结果、结节大小、形态等综合评估，尽早明确肺结节是良性还是恶性。如果是恶性，早日手术切除也可以达到临床完全治愈的效果，使患者获得长期生存。

2.肺癌一般会有哪些表现？

（1）咳嗽：支气管内的肿物刺激支气管内神经或压迫气管就可能引起咳嗽，多表现为阵发性剧烈的干咳，有时可能发生咯血和痰中带血。

（2）胸闷、呼吸困难：支气管被肿瘤阻塞，影响气体交换，患者会感到胸闷气短，持续进展将严重影响呼吸功能。

（3）发热：由于支气管管腔阻塞，支气管内分泌物及痰液不易排出，助长了细菌繁殖，因而发生肺炎，出现发热，并多为低热。

（4）胸痛：肺癌如果侵犯到肺部血管或扩展到胸膜，可引起胸痛，用力呼吸或咳嗽时，胸痛的症状会更加明显。

（5）全身症状：如果肺癌扩散到人体的重要脏器而引起脏器受损，就会表现相应的症状。此外，中晚期患者可能会出现乏力、食欲缺乏、消瘦等表现。

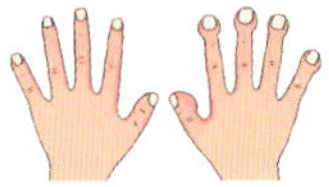

正常手指 杵状指

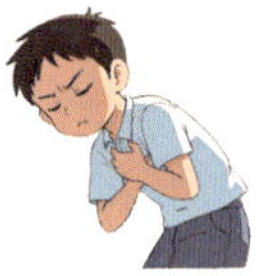

胸闷气短

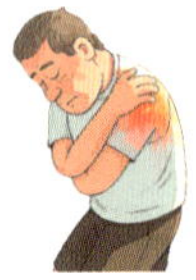

肩膀疼痛

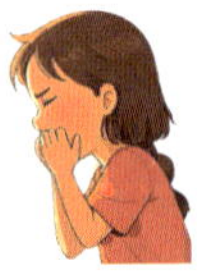

持续干咳

当然，每个人的症状也不一样，需要结合进一步的检查，若有相应症状应及时就医，达到早发现、早诊断、早治疗的目的。

（季　红　陶俊荣）

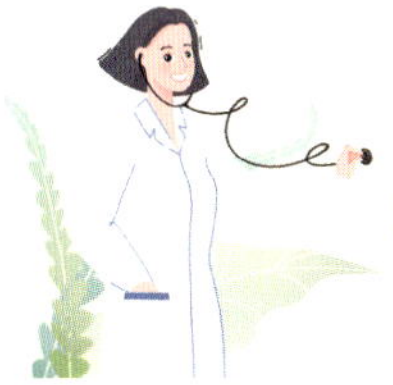

有关消化系统疾病的高频问题

消化内镜篇

王先生，45 岁，近期有反酸、烧心、胃胀、胃疼的症状，夜间胃疼加重，影响睡眠，既往有便秘病史。医生建议王先生做胃肠镜检查，但他对此有很多顾虑……

1.什么是胃肠镜检查?

目前，胃肠镜检查是消化道疾病最常用、最精准的检查方法。胃镜检查是将一根前端带有摄像头的软管从口腔进入消化道，顺次、清晰地观察口咽、食管、胃、十二指肠球部及降段的方法。肠镜检查是将软管从肛门插入，顺次观察整个大肠的过程。镜子前端的摄像头能清晰地观察到胃、肠等消化道腔内黏膜的状态，在检查的过程中若发现可疑病变，也可以及时钳取组织做病理学检验，还可通过胃肠镜进行镜下治疗，如息肉切除、早期癌变内镜下切除等。

2.哪些人需要做胃肠镜检查?

(1)40 岁以上的普通人群。

(2)消化道系统疾病高危人群，有食管癌、胃癌、肠癌家族史者，幽门螺旋杆菌感染者，经常喝酒、吸烟者，饮食不规律者，喜食腌制食品、烫食者，经常熬夜、情绪不良者。

(3)已出现消化道不适的人群，如胃部不适者(上腹痛、下腹痛、反酸、嗳气、烧心、饱胀等)、肠道不适者(下腹痛、大便习惯和性状改变)等。

(4)体检时发现癌胚抗原(CEA)/糖类抗原(CA)199 等消化道肿瘤标志物升高者等。

3.胃肠镜检查痛苦吗?

目前,临床常用无痛胃肠镜检查,通过血管输注短效麻醉药,在睡眠中完成内镜检查,检查过程舒适无痛苦,且这种麻醉药代谢很快,数小时以内会完全分解、代谢,不会蓄积,更为安全。

4.胃肠镜检查前需要做什么准备?

胃镜检查前需禁食 6~8 小时,对于老年人或胃排空较慢的患者,可在医生指导下提前一天禁食。

肠镜检查前需要服用清肠药物,进行肠道准备。肠道准备包括饮食限制、服用清肠药物及祛泡剂等。结肠镜检查前 1 天吃一些含膳食纤维较少的食物,如米饭、馒头、面条等,以减少肠道中残留的食物残渣,提高肠道准备的清洁度。清肠药物需要按医嘱单次或分次服用,服药期间可于室内来回走动,顺时针轻揉腹部,加快排泄速度。检查当天服用祛泡剂,可有效减少肠道内气泡的产生,不仅能提高肠道准备质量,还能减轻腹胀和恶心。

特别值得注意的是,有便秘史的患者,就诊时需和医生沟通,行胃肠镜检查前需口服缓泻药物,以提高肠道准备成功率。

5.肠道准备完善的标准是什么?

通常根据排便情况判断肠道是否准备好,排出物为无色或黄色透明水样便时,说明肠道已经准备好。如果肠道准备不完善,可咨询医生加服清肠药物或清洁灌肠,待符合标准后再行检查。

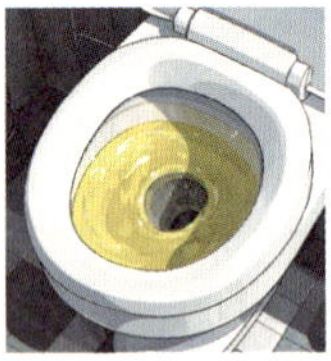
肠道准备差

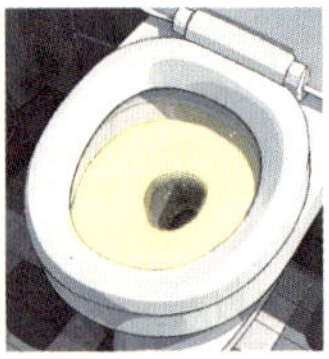
肠道准备好

6.正在服用某些药物对胃肠镜检查有影响吗?

高血压患者为保证检查过程中血压平稳,于检查当日晨 6 点左右,用少许温水送服降血压药物。糖尿病患者一般检查当日禁食,为预防低血糖发生,应停用降糖药物。服用抗凝药物的患者,行胃肠镜检查时,如果仅行胃肠镜检查而不做治疗,可正常口服抗凝药物,如果在检查过程中需要行取病理或切息肉等治疗，则需要提前停服抗凝药物，如阿司匹林、氯吡格雷停用 7～10 天，吲哚布芬停用 3 天，低分子肝素停药 24 小时。特殊患者应在医生指导下给予相应处理。

乙肝篇

56 岁的张先生有 20 余年乙肝病史，平时未定期复查及规范治疗。近 1 个月来，张先生感到肢体乏力，偶有恶心和腹胀，今日家人发现其全身肤色较之前明显变黄，小便浓茶色，双下肢水肿。于是家人带张先生来院就诊，最终诊断为乙肝肝硬化失代偿期、腹水形成并收入院。知道这个诊断后，张先生很震惊，同时也很疑惑，和护士展开了讨论……

1.乙肝患者应如何复查和治疗？

乙肝患者需要在医生的指导下，每 3～6 个月定期复查肝脏超声、肝功、乙肝 DNA 定量等指标，根据指标情况和病毒定量决定是否需要行保肝、抗病毒治疗。若在两次复查期间身体出现不适，要随时就医。

2.乙肝控制不好会有哪些表现？

乙肝是一种慢性感染性疾病，早期部分患者可能没有明显不适，或仅有头晕、乏力、食欲减退等症状。若乙肝进展为肝硬化，根据疾病阶段的不同，表现出一系列症状。

肝硬化分为代偿期和失代偿期两个阶段。代偿期又叫肝硬化早期，此时肝细胞损害程度较轻，以乏力、食欲减退、低热为主要表现，可伴有腹胀、恶心、厌油腻、上腹隐痛及腹泻等消化道表现。症状多呈间歇性，常在劳累时出现，经治疗或休息后可缓解。

失代偿期时由于肝细胞大量受损，可能会出现一系列严重并发症。当出现精神不振、食欲减退、牙龈或皮肤出血、呕血或者黑便时，需要及时就医。

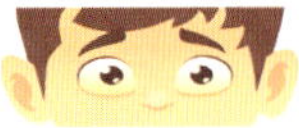

黄疸

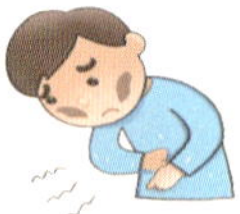

消瘦

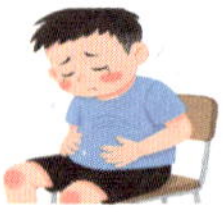

腹痛

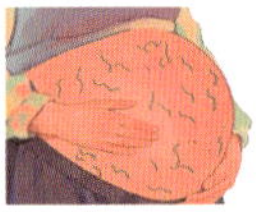

腹水

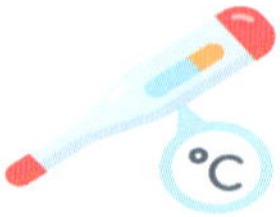

发烧

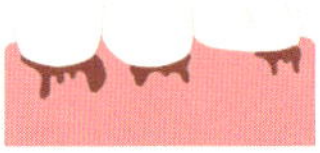

牙龈出血

3.乙肝发展成肝硬化以后还能劳动吗?

劳动强度要根据自身具体情况来定,以不感到疲劳为原则。因为机体劳累会增加肝脏负担,导致免疫力下降,使乙肝病毒不断攻击肝脏,加重肝细胞的损伤。因此,要适量运动,劳逸结合,避免重体力劳动和高强度的体育锻炼。

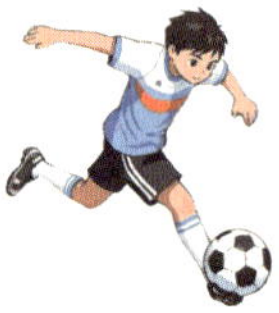

避免剧烈活动

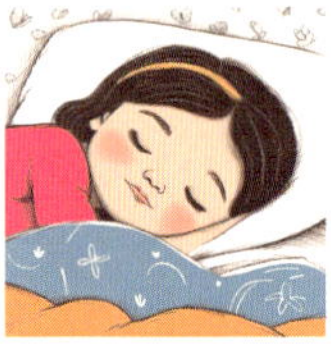

多卧床休息

4.肝硬化患者该如何调整饮食?

(1)根据体重计算每天需要的蛋白质和热量,蛋白质每天每公斤体重1.2~2.0克,热量每天每公斤25~30千卡(104.6~125.5千焦)。

(2)禁烟戒酒,忌吃油腻食物,如肉类、油炸食品、奶油等,忌吃松子、瓜子等脂肪含量高的坚果,以免加重肝脏的代谢负担。

(3)避免进食易产气的食物,如牛奶、洋葱、豆浆等,防止产气过多,加重腹胀。

(4)饮食以清淡、细软易消化为主。宜进食烂面条、粥、米饭、煮烂的蔬菜等食物,尽量少吃辛辣食物,如葱、蒜、姜、胡椒、辣椒等,避免刺激胃肠道黏膜,引起恶心、呕吐、腹痛等消化道不适;有食管胃底静脉曲张的肝硬化患者忌吃坚硬、带刺食物,如骨头类、坚果、甘蔗、油炸食物等,避免引起消化道出血。

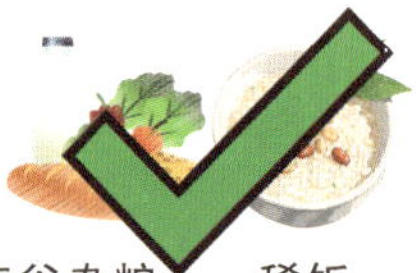

五谷杂粮　稀饭

辛辣油炸

胃石症篇

秋季瓜果飘香，柿子、山楂等应季水果尤其受人喜爱。62 岁的张爷爷饭前吃了四五个山楂，之后出现了持续性的上腹痛、腹胀，伴有恶心、呕吐的症状。他在家自行服用三天健胃消食片后仍未缓解，腹痛症状逐渐加重，来门诊就医行 CT 检查后确诊胃石。对此，张爷爷有很多疑问。

1.什么是胃石?

胃石是指经口摄入的某种食物、药物或异物在胃内正常或异常环境影响下形成的不可吸收的聚合物，属于消化道异物，也称为胃石症。形成的胃石根据成分的不同分为植物性、动物性、药物性和混合性四种。

2.为什么会得胃石症?

(1)空腹时胃酸浓度较高，这时食用柿子、山楂、话梅等食物会促进食物中的鞣酸与胃酸反应，形成不溶于水的鞣酸蛋白质，增加胃石形成的概率。

(2)进食山楂、柿子等食物后又食用如瘦肉、鱼、虾、螃蟹等高蛋白质的食物。蛋白质会与山楂、柿子中的鞣酸结合，导致胃石的形成风险增加。

(3)胃肠蠕动弱、高龄，既往有糖尿病、甲状腺功能减退、腹部手术等人群食用山楂、柿子等食物后胃石的形成概率增加。

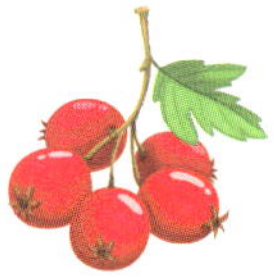
山楂

柿子

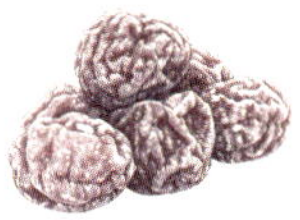
话梅

3.胃石症有哪些症状?

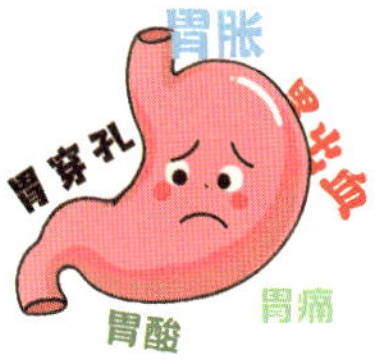

少数胃石症患者可能没有症状。如果曾食用过山楂、柿子等食物，继而出现了腹痛、腹胀、食欲减退、恶心、呕吐等胃肠道症状，就要考虑是否发生了胃石症，需要及时就医。如果不能及时治疗，可能会引起胃黏膜损伤，如胃溃疡、胃出血，再严重者会有胃穿孔、肠梗阻等情况。

4.如何治疗胃石症？

★药物溶石

对于较小的胃石，可以使用药物进行治疗。用药时需观察有无腹痛、腹胀等情况，如出现不适，应立即告知医师。

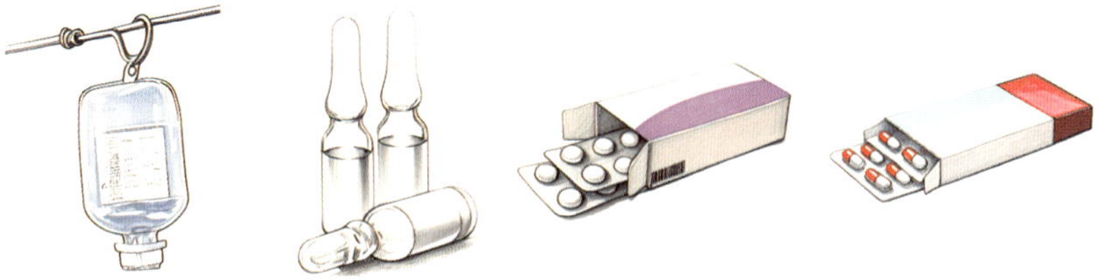

碳酸氢钠注射液　注射用奥美拉唑钠　奥美拉唑肠溶胶囊　枸橼酸莫沙必利片

★内镜下碎石治疗

在胃镜下注射碳酸氢钠溶液以软化胃石，再利用异物钳、圈套器等器械，将大块胃石机械加压，切割成小块胃石，最后由医师取出胃石或使其自然排出体外。目前也有胃镜下激光碎石的方法，即通过激光产生的能量使胃石崩解为小块，然后取出或使其自然排出。

★外科手术治疗

如果胃石坚硬、巨大，经上述治疗无效，或并发肠梗阻、胃肠道穿孔等情况，需要进行外科手术治疗。

5.如何防止胃石形成？

(1)避免空腹食用：尽量不要在空腹时吃山楂、柿子、黑枣等含鞣酸过多的食物。

(2)控制食用量：即使是在饭后，也不要过量食用山楂、柿子、黑枣等食物，以免增加胃石的形成风险。

(3)注意食物搭配：吃山楂、柿子、黑枣等食物时，不要同时食用含高蛋白质的食物，如鱼、虾、螃蟹、瘦肉等，如需食用，应至少间隔 1 小时，也不要同时进食酸性食物，如橘子、猕猴桃等，更不宜饮浓茶、饮酒。

(4)纠正不良饮食习惯：对于有异食癖的人群，要及时纠正其不良饮食习惯。

幽门螺旋杆菌篇

张爷爷(65岁)近期有口臭和腹胀症状,行胃镜检查,结果显示慢性非萎缩性胃炎活动期,幽门螺旋杆菌感染为阳性,对此,他既困惑又担忧……

1.幽门螺旋杆菌是什么?

幽门螺旋杆菌简称“Hp”,是唯一能在胃内生存的细菌。它在进入胃后,迅速将尿素分解为碱性的氨,为自己营造一个适合生存的环境,同时在胃壁上形成黏附结构,牢牢地扎根于体内,造成胃黏膜损伤及胃酸分泌异常。

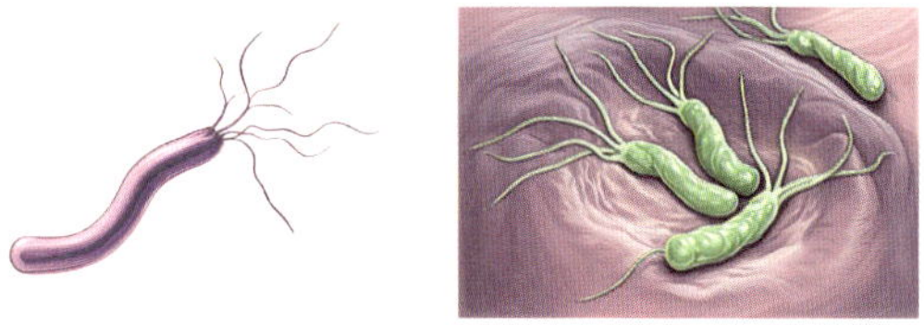

2.为何会感染幽门螺旋杆菌?

俗话说“病从口入”,幽门螺旋杆菌的主要传播途径有口口传播、粪口传播等。口口传播是最主要的传播途径。粪口传播是指粪便中存在幽门螺旋杆菌,进而有可能污染水源、食材或其他物品。当健康人进食被污染的水或食物后,就容易引起感染。

3.口臭和腹胀是幽门螺旋杆菌引起的吗?

口臭及腹胀很有可能是幽门螺旋杆菌感染引起的。在感染早期,很多患者可能没有任何不舒服的感觉。但随着细菌的繁殖及胃壁损伤加重,可能会出现慢性胃炎的表现,如口臭、腹胀、早饱、恶心呕吐、上腹疼痛等。

4.感染幽门螺旋杆菌后应如何治疗?

抗幽门螺旋杆菌一般使用四联疗法,即同时使用四种药物,包括质子泵抑制剂、铋剂、两种抗生素,具体如何选择药物和服用周期需要遵医嘱执行。

5.幽门螺旋杆菌能被根治吗?

规范治疗后幽门螺旋杆菌的根治率可达85%~94%,需要在服药结束后4~8周复查。患者可以根据复查结果决定后续的治疗方案。复查结果如果是阳性,需要在医生指导下调整治疗方案,继续接受治疗。如果结果是阴性,仍需在日常生活中做好防护,预防感染复发。

便秘篇

患者张爷爷,65岁,腹痛、腹胀3天,加重1天,门诊以不完全性肠梗阻收入院。患者自述近1年排便困难,经常自服通便药物。近5天自服通便药物后仍未排便。入院后行肠镜检查结果显示大肠黑变病,张爷爷对此非常疑惑——排便困难还算病吗?

1.经常排便困难是慢性便秘吗?

便秘是指排便次数减少、粪便干硬、排便困难。排便次数减少指每周排便少于3次。排便困难包括排便费力、排出困难、排便不尽感、排便费时,需辅助排便。当这些症状的持续时间大于6个月时,就属于慢性便秘了。

2.为什么会得慢性便秘呢?

慢性便秘可由以下多种原因引起:

(1)疾病及药物因素导致的慢性便秘:①肠道和肛门疾病:肠腔狭窄、直肠内折叠、肛裂、痔疮、肠易激综合征。②神经与心理疾病:脑梗死、脑萎缩、截瘫、抑郁症、厌食等。③内分泌与代谢类疾病:甲状腺功能减退、糖尿病、铅中毒、维生素 B_1 缺乏。④盆腔疾病:子宫内膜异位症、前列腺癌。⑤药源性疾病:长期大量服用大黄、番泻叶等刺激性泻药引起的继发性便秘。

(2)不良生活习惯导致的便秘:①食量过少、食物过精细、食物热量过高、蔬菜水果食入少、饮水少,对肠道刺激不足。②运动少、久坐、卧床,肠动力减弱。③由不良的排便习惯引起。

(3)社会与心理因素:①和周围人的关系不和谐、家庭不和睦、心情长期处于压抑状态,都可使自主神经紊乱,引起肠蠕动抑制或亢进。②生活规律改变,如外出旅游、住院、突发事件影响，可导致排便规律改变，引起便秘。

3.什么是大肠黑变病?

大肠黑变病是因为便秘患者长期使用辅助通便的药物，如麻仁润肠丸、番泻叶、排毒养颜胶囊、牛黄解毒丸、芦荟胶囊、酚酞及减肥茶，这些药物中含有一种物质(蒽醌类)，导致肠道黏膜发生色素沉着性病变，就是大肠黑变病，严重者有癌变风险。对于慢性便秘需要长期使用缓泻剂的患者，一定要在医生的指导下选择安全性较高的药物，如聚卡波非钙、聚乙二醇、乳果糖等。

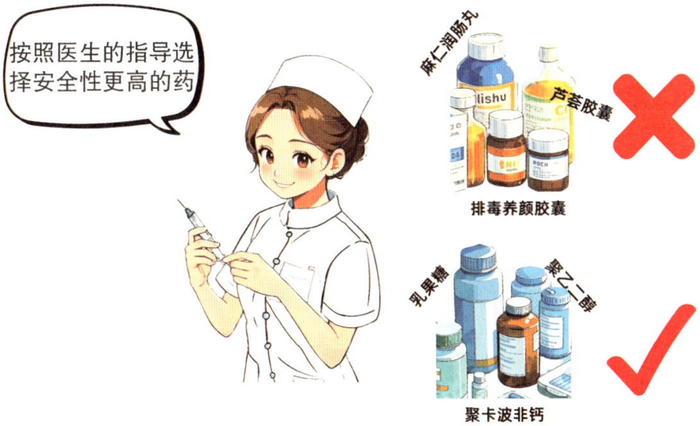

4.有什么方法可以解决慢性便秘?

对于慢性便秘的患者来说，经过结肠镜等检查排除器质性病因后，可以通过多种途径来缓解便秘症状，如药物治疗、微生态制剂、生物反馈疗法及心理治疗等。

(1)使用缓泻药物：包括容积性泻剂和渗透性泻剂两种。容积性泻剂可以通过吸收肠道内的水分，使粪便体积增大，刺激肠蠕动，促进排便。常用药物包括欧车前、聚卡波非钙和麦麸等，在服用该类药物的同时应摄入足够的水分。渗透性泻剂则是在肠道内形成高渗状态，增加肠道吸收的水分，从而促进排便，主要药物包括聚乙二醇和不被吸收的糖类，如乳果糖。

(2)使用促进胃肠动力药物：加快胃肠道运动，促进排便。

(3)调节肠道菌群：使用益生菌等调节肠道内菌群的数量及结构，稳定肠道内生态环境。近年来，粪菌移植治疗技术在临床上也已经广泛应用于慢性便秘患者的治疗。

(4)心理调节：长期紧张、焦虑的应激状态会导致肠道运动减慢，增加便秘的概率。因此，要注意保持情绪稳定，学会应对压力，合理放松，疏解紧张焦虑的情绪，通过自我调节保持乐观的心态，积极面对便秘的问题。

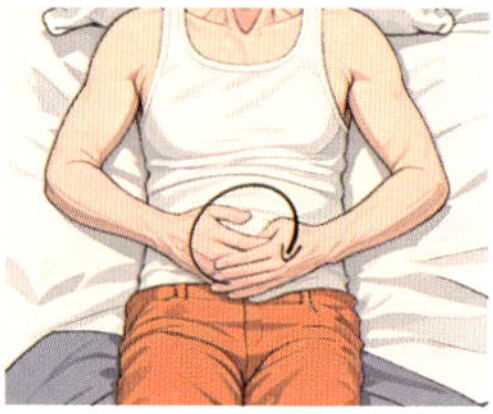

(5)其他：生物反馈疗法及腹部按摩等。

5.预防便秘有什么诀窍吗？

预防便秘需要注意的方面较多，可以通过“预防便秘六要歌”记忆：“蔬菜水果要多吃，营养均衡不偏食；二要大便定时排，建立信号莫忘怀；三要坚持练腹肌，隔腹平提肌增力；四要治疗原发病，病愈便秘可康宁；五要饮水量足够，肠润便秘自康复；六要心情常舒畅，喜悦欢乐肠自通。”

（武翠萍）

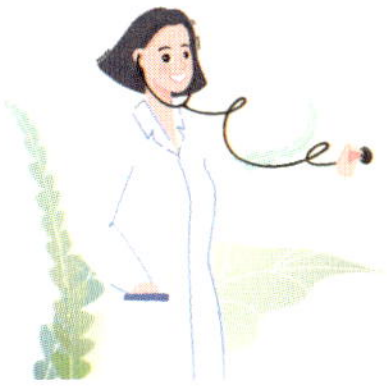

有关内分泌系统疾病的高频问题

内分泌科普篇

高女士，45 岁，3 月前查体空腹血糖为 8.2 毫摩尔/升，通过节食控制血糖，平时以进食果蔬为主，日常并未监测血糖，1 天前上班时出现心慌、手抖、乏力、眼花、出冷汗等不适症状，进食后缓解。其于内分泌门诊就诊，初步诊断为 2 型糖尿病，并入院规范治疗。高女士对此很疑惑，平常没有任何不适，为什么会得糖尿病，并对医生建议的胰岛素治疗有抵抗情绪，对频繁的指尖血糖监测较难接受，情绪较为低落，对糖尿病的后续治疗没有信心……

1.什么是糖尿病?

糖尿病是由于遗传因素、环境因素（如不良生活方式、肥胖、年龄增长等）、免疫因素等，造成胰岛素分泌不足或身体对胰岛素的反应降低，导致营养物质代谢紊乱。它以高血糖为特点，是一种慢性、进展性、代谢性疾病。糖尿病的症状存在个体差异，有些人“三多一少”（多饮、多食、多尿、体重减轻）的症状明显，也有些人没有任何症状，但监测血糖高。

2.糖尿病能根治吗？会遗传吗?

目前，糖尿病尚无根治方法，但可以通过药物、饮食、运动等方式进行管理和控制。糖尿病具有一定的遗传倾向，尤其是 2 型糖尿病，其遗传概率为 25％～80％，当父母之一患 2 型糖尿病时，子女患病风险为 40％，当父母均为 2 型糖尿病时，子女患病风险为 70％，但并非绝对会遗传。青少年型糖尿病（多为 1 型糖尿病）可能与遗传、自身免疫等因素有关。此外，不良生活方式、肥胖等也可能增加患病风险。

3.得了糖尿病能吃水果吗?

血糖监测较好时可以吃水果,并将热量计入每天的总热量。若空腹血糖小于7.8毫摩尔/升或餐后2小时血糖小于10.0毫摩尔/升,并且糖化血红蛋白小于7.5%,是较为理想的血糖水平,应选择低糖、高纤维的水果,如苹果、梨、柚子等,同时注意控制摄入量。吃水果的最佳时间为两餐之间,如上午9～10点,下午3～4点,应尽量避免餐前或餐后立即吃水果。

4.糖尿病患者在饮食、运动、服药方面应注意什么?

★饮食

糖尿病患者应严格控制高糖、高脂肪、高盐食物的摄入量,应注意定时、定量进餐,进餐时注意营养均衡,结构合理,控制总热量。

饮食小技巧:烹饪方法可采用蒸、煮、涮、氽等健康的做法;进食速度应放慢,做到细嚼慢咽,每餐持续20～30分钟;进食顺序为汤、蔬菜、肉类、主食。患者可以运用“手掌法则”估算一天吃多少食物,如主食量相当于拳头大小,蔬菜量相当于双手所能容纳的量,肉类的量相当于手掌大小、小指厚度的量。用控盐勺限制每天盐量不超过5克,选择标准碗、杯进餐。

★运动

运动可以改善胰岛素敏感性和骨骼肌功能,降低血糖,预防糖尿病并发症,使心情愉快,改善心理状态,因此运动是非常有必要的。运动时要遵循循序渐进的总原则,可以选择低强度、长时间的有氧运动,如散步、慢跑、骑自行车、游泳、打太极等。这些运动可以提高心肺功能,促进血液循环,有助于降低血糖和血脂水平。

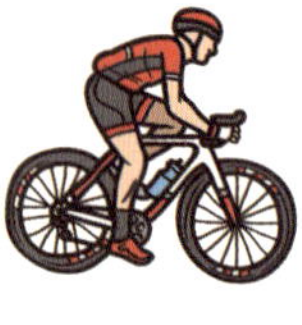

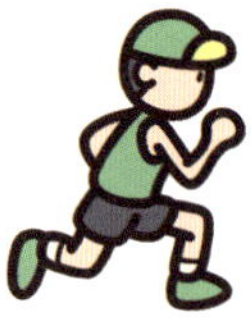

★服药

口服药:医生在为患者选择降糖药物时,会综合考虑患者的各方面情况,制订个性化的治疗方案,应遵医嘱服药,切不可随意换药、减少药量甚至停药。血糖的反复波动会增加患糖尿病并发症的风险，如心血管疾病、糖尿病肾病、视网膜病变等。药物上市前都会做临床研究，是相对安全的，因此不用过于担心影响肝肾功能。

胰岛素：1 型糖尿病患者由于自身胰岛 β 细胞功能受损，几乎不能分泌胰岛素，所以从发病起就需要终生依赖胰岛素治疗来维持生命和控制血糖。部分 2 型糖尿病患者，在疾病早期，口服降糖药可以较好控制血糖。但如果口服药效果不好、存在急性并发症（如糖尿病酮症酸中毒）、处于应激状态（如严重感染、手术、外伤等）、出现严重的慢性并发症，则需要使用胰岛素控制血糖。

5.居家打胰岛素时，应该要注意什么？

★未开封胰岛素的储存

（1）储存温度：对于大多数未开封的胰岛素，适宜的储存温度是 2～8 ℃。这个温度范围相当于家用冰箱的冷藏室温度。在这种环境下，胰岛素可以在有效期内保持稳定。避免冷冻，冷冻会使胰岛素的蛋白质结构发生变性，导致其完全失去药效，即使解冻后也不能再使用。

（2）储存位置和注意事项：胰岛素应该存放在冰箱的冷藏室中部，避免放在冰箱门的储物格内，因为冰箱门在开关过程中温度波动较大，可能会影响胰岛素的质量。

★正在使用中的胰岛素储存

（1）温度要求：正在使用中的胰岛素可以在室温（25～30 ℃）下保存。

（2）避免光照和过热环境：胰岛素应该避免阳光直射，因为紫外线可能会破坏胰岛素的化学结构。

★胰岛素注射时间

（1）速效胰岛素类似物和预混胰岛素类似物宜在进餐前注射。

（2）双胰岛素类似物宜在主餐前注射。

（3）短效胰岛素和预混胰岛素宜在餐前 15～30 分钟注射。

（4）中效胰岛素宜在睡前注射。

（5）长效胰岛素应固定时间注射。

★注射完毕后注意事项

注射完毕后，应单手将外针帽套在针头上并旋下，立即放入锐器盒（带盖的矿泉水瓶也可以）。建议再次就诊时带回医院交于医护人员处理，锐器均不应弃置在公共垃圾箱或者通过公共垃圾处理系统处置。

★注射部位

注射部位包括腹部(上起自肋缘下 1 厘米,下至耻骨联合上 1 厘米,脐周 2.5 厘米以外的双侧腹部),双侧大腿前外侧的上 1/3,上臂外侧的中 1/3,双侧臀部外上侧。避免反复注射同一部位而形成硬结,不同注射部位宜每月轮换,称为大区域轮换;同一注射部位可分为多个等分区域,每周使用一个等分区域并始终按同一方向轮换,称为小区域轮换,两次注射部位间隔应大于 1 厘米。例如,9 月注射腹部→10 月注射大腿外侧→11 月注射上臂外侧→12 月注射臀部外上象限,此为大区域轮换。

注射部位小区域轮换:小区域轮换以腹部为例,如图所示,第一周注射 1 号区域;周一注射蓝点位置,周二注射红点位置,周三注射白点位置,以此类推;第二周注射 2 号区域,以此类推;也可使用胰岛素注射辅助定位卡帮助定位。

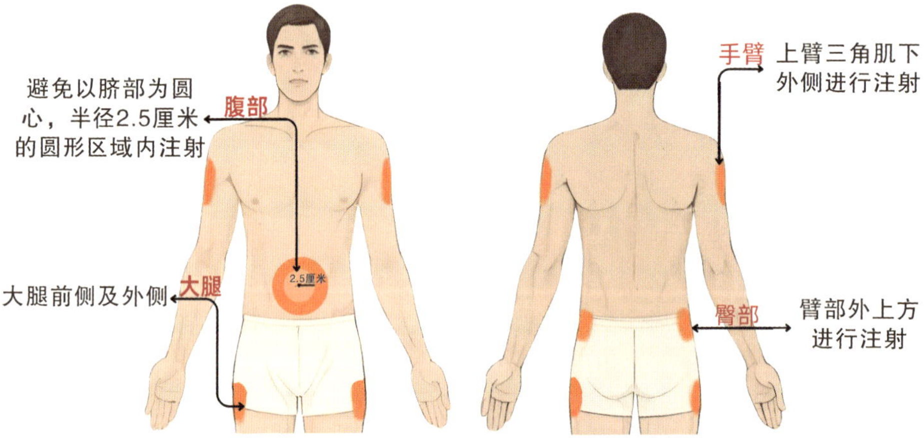

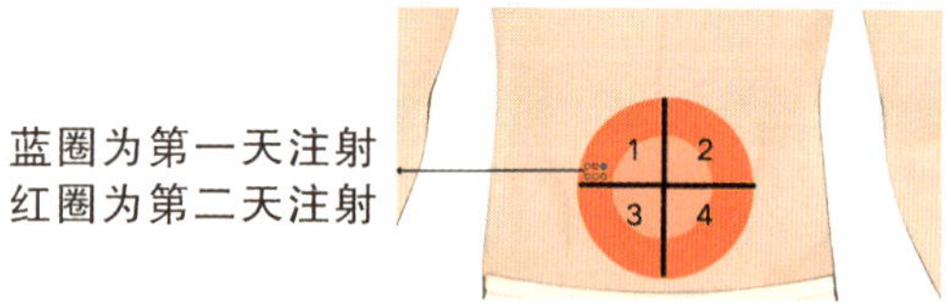

注射部位小区域轮换

6.如何在家规范监测血糖?

★监测频率

(1)新确诊的糖尿病患者:在刚开始治疗或调整治疗方案时,需要更频繁地监测血糖。一般建议每天监测 7 次,包括三餐前、三餐后 2 小时和睡前。当血糖逐渐稳定后,可以适当减少监测频率,如每周监测 2~3 天,每天监测 4~5 次

(包括空腹、三餐后 2 小时和睡前)。

(2)使用胰岛素治疗的患者:1 型糖尿病患者由于自身胰岛素绝对缺乏,需要依赖外源性胰岛素,通常每天至少监测 4 次血糖,包括空腹、三餐后 2 小时或睡前。对于使用胰岛素泵治疗的患者,为了更好地调整胰岛素泵的基础率和追加剂量,可能需要更频繁地监测,甚至包括监测夜间 3～4 点的血糖,以防止夜间低血糖的发生。

2 型糖尿病患者如果使用胰岛素治疗,情况与 1 型糖尿病患者类似。不过,如果在联合口服降糖药和少量胰岛素治疗,且血糖控制较好的情况下,监测频率可以相对灵活一些,如每天监测 2～3 次(空腹和餐后)血糖。

(3)口服降糖药治疗的患者:开始治疗时,最好每天监测 2～3 次血糖,如空腹和餐后 2 小时的血糖,以观察药物对血糖的控制效果。当血糖稳定后,可每周监测 2～3 天,每天 1～2 次,如只监测空腹血糖或者随机抽查餐后血糖。

(4)特殊情况的患者:对于血糖控制不佳、血糖波动大的患者,无论采用何种治疗方式,都需要增加监测频率,可能每天要监测 7～8 次,包括三餐前、三餐后 2 小时,睡前和夜间 3～4 点,以便及时发现高血糖和低血糖情况,调整治疗方案。

(5)孕期糖尿病患者:由于孕期血糖控制要求更加严格,一般每天至少监测 4 次血糖,包括空腹和三餐后血糖,必要时增加监测次数,如餐后 1 小时血糖等,以确保母婴健康。

★记录与反馈

(1)详细记录:患者应该将每次监测的血糖值、监测时间、饮食情况(包括食物种类、数量和进食时间)、运动情况(运动的时间、强度和类型)、药物使用情况(药物名称、剂量和服用时间)等信息记录下来。

(2)及时反馈给医生:要定期将血糖监测记录反馈给医生,医生根据这些记录评估治疗效果,调整治疗方案。如果发现血糖值持续异常(如连续几天空腹血糖高于正常范围或出现不明原因的低血糖),应及时联系医生。

7.什么是低血糖?

正常人血糖小于 2.8 毫摩尔/升,若是糖尿病患者,血糖小于 3.9 毫摩尔/升就称为低血糖,但是低血糖的程度可分为三级。轻度低血糖时,患者主要表现为心慌、手抖、出汗(多为冷汗)、饥饿感、头晕、乏力等症状,这些症状主要是由血糖下降、身体的交感神经兴奋所引起的。中度低血糖时,除了上述轻度症状外，患者还可能出现精神不集中、思维和语言迟钝、情绪改变（如烦躁或淡漠）、行为怪异等表现，这是因为低血糖已经开始影响大脑的正常功能。重度低血糖时，患者可能会出现意识模糊、抽搐、昏迷等严重情况，这是由于大脑长时间得不到足够的能量供应，功能严重受损。

8.如何处理低血糖？

发生低血糖时应立即补充糖分，目的是快速提高血糖。若意识清醒，能够自主吞咽，可以食用15～20克葡萄糖片、葡萄糖方糖、糖果、饼干（3～5块苏打饼干）、果汁（100～150毫升）等，有条件者可以口服50%葡萄糖溶液20～40毫升（为理想的血糖补充剂，更快纠正低血糖）；进食或饮用含糖物质后，等待15～20分钟，让血糖有足够的时间回升，其间保持安静、舒适，尽量不要活动，若心慌、手抖、出汗等症状减轻，说明低血糖得到及时纠正，如果症状没有改善，可以再次给予以上方法，并及时拨打“120”急救电话。

若出现意识模糊、抽搐或昏迷等严重低血糖症状，应立即呼叫急救人员（如拨打“120”），在急救人员到来之前，要尽量确保呼吸道通畅，可以将头偏向一侧，防止呕吐物堵塞呼吸道引起窒息，避免出现更为严重的后果。

（徐曰东　田庆秀）

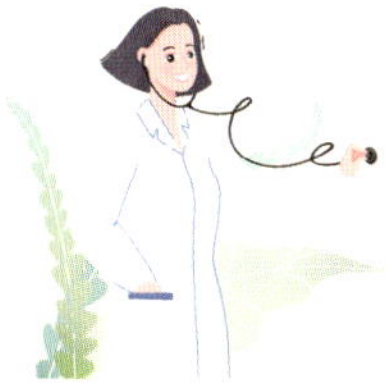

减重代谢篇

肥胖篇

王女士(54 岁),身高 165 厘米,体重 135 千克,体重指数为 49.59 千克/米^2,因“体重异常增加 10 年,夜间睡眠憋醒 1 年”入院,既往高血压病史 2 年,入院后诊断为代谢综合征(病态性肥胖、高血压病、2 型糖尿病、高脂血症)、脂肪肝、高尿酸血症、多囊卵巢综合征、重度阻塞性睡眠呼吸暂停低通气综合征、胃炎、胃食管反流,拟行袖状胃手术治疗。患者术前焦虑,对目前的诊断不能接受……

1.怎样才被称为肥胖?

通过体型看胖瘦是不准确的,临床上体重指数(BMI)和腰围(WC)是判断超重和肥胖程度的常用指标。

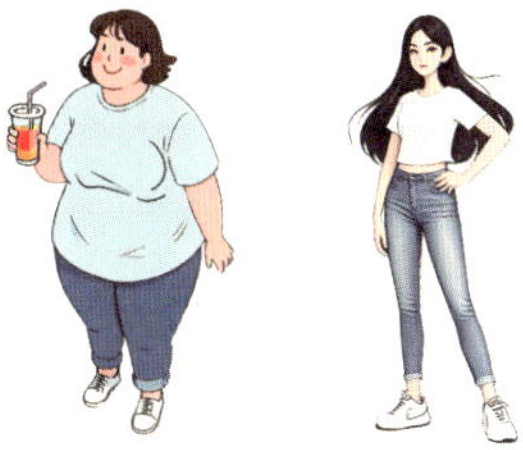

(1)体重指数:又称体质指数,是最常用的判断体重是否标准的指标。下面表格较为清晰地列出了亚洲人群的体重标准,可以根据计算出来的 BMI 数值进行对应。我国健康成年人(18～64 岁)的 BMI 应在 18.5～23.9 千克/米^2。计算方式如下:BMI=体重(千克)/身高(米)^2。例如:60(千克)÷1.6^2(米^2)=23.4 千克/米^2。

BMI 对照表

亚洲人群的标准	BMI 范围/(千克/米^2)
偏瘦	BMI<18.5
正常体重	18.5≤BMI<23.9

续表

亚洲人群的标准	BMI 范围/(千克/米^2)
超重	24～28
轻度肥胖	＞28～32.5
中度肥胖	＞32.5～37.5
重度肥胖	＞37.5～50
极重度肥胖	＞50

(2)腰围:我国成年男性正常腰围小于 85 厘米,腰围大于 85 厘米但小于 90 厘米为超重或肥胖前期,大于或者等于 90 厘米为向心性肥胖;成年女性正常腰围大于 80 厘米同时小于 85 厘米为超重或肥胖前期,大于或等于 85 厘米为向心性肥胖。腰围过大提示内脏脂肪过多,与 2 型糖尿病、高血压、冠心病和代谢综合征的风险增加高度相关。

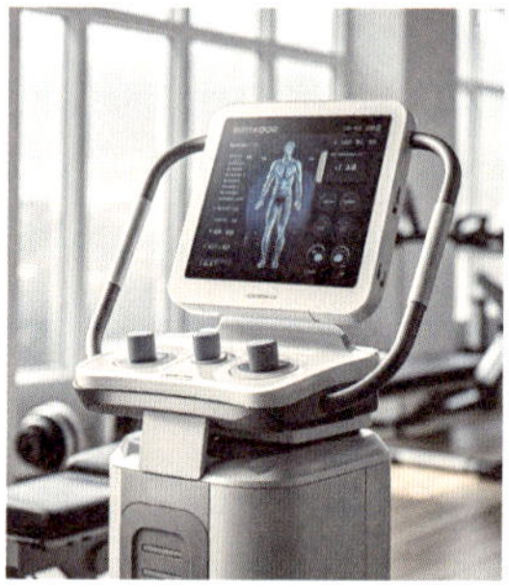

(3)腰臀比计算公式:腰臀比=腰围(厘米)/臀围(厘米)。

(4)全身体脂率:此指数需要人体成分分析仪器等医疗器械才能测定。

2.肥胖的原因有哪些?

肥胖是多种因素如遗传因素、环境因素、内分泌调节、肠道菌群等多方面共同作用的结果。其中,环境因素最为重要,表现为摄入量多而活动量少。此外,遗传因素对肥胖的影响占 40%～70%,某些基因会影响食欲调控、代谢率和脂肪分布模式。还有一些常见的因素会引起肥胖:①激素和代谢紊乱导致的胰岛素抵抗:血糖调节异常,多见于 2 型糖尿病患者。②甲状腺功能减退:代谢率下降,容易导致体重增加。③皮质醇升高(库欣综合征):引起脂肪异常分布。④多囊卵巢综合征(PCOS):女性患者常伴随肥胖。⑤此外,睡眠不足、某些药物作用等都可以引起肥胖。

3.肥胖都有什么并发症?

(1)心血管疾病:中国有 1/5 的脑卒中患者是由肥胖引起的,体重指数每增加 2.0 千克/米^2,脑卒中及缺血性脑卒中的发生风险分别增加 6.1%和 18.8%。

脂肪组织增多也会导致患高血压的风险增加，肥胖引起的高胆固醇、高血脂和炎症会增加患冠心病的风险，长期肥胖可能导致心脏扩大、功能减弱，增加患心力衰竭的风险。

（2）糖代谢紊乱：肥胖是胰岛素抵抗的主要原因，因而增加了患 2 型糖尿病的风险；同时，肥胖常与高血糖、高血压、高脂血症并存。

（3）呼吸系统：颈部脂肪堆积压迫气道，导致夜间呼吸困难，会有患睡眠呼吸暂停综合征的风险，腹部脂肪过多限制膈肌活动，会有慢性低氧的风险。

（4）消化系统：过多的脂肪堆积在肝脏中可发展为肝硬化，肥胖者容易患胆囊疾病，腹部脂肪增加导致胃部压力升高，易导致胃食管反流。

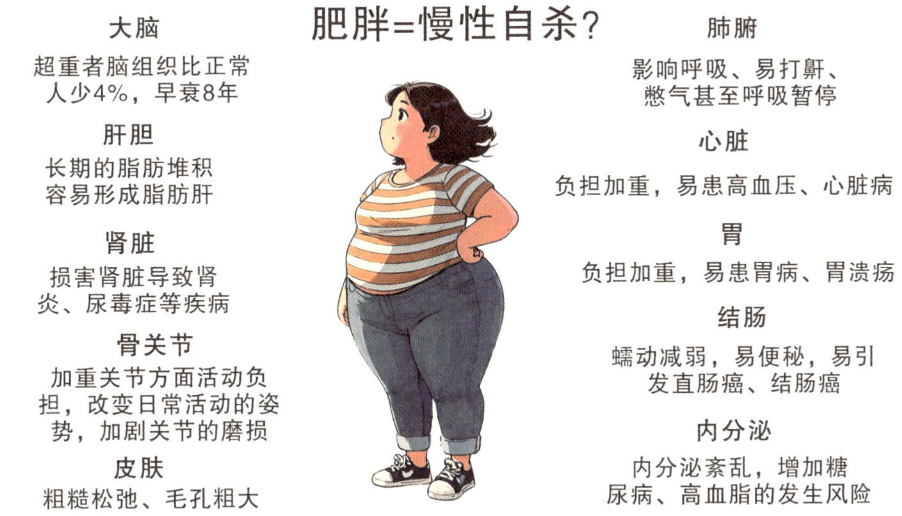

（5）骨骼与关节：肥胖会加重关节（尤其是膝关节、髋关节）的负担，增加患骨关节炎的风险；慢性炎症可能影响骨代谢，降低骨密度，导致骨质疏松。

（6）生殖与内分泌系统：女性肥胖会加重激素失衡，导致月经紊乱、不孕，增加患多囊卵巢综合征的风险；男性肥胖会影响睾酮水平，增加性功能障碍的风险；孕期肥胖会增加妊娠糖尿病、妊娠高血压及胎儿畸形的风险。

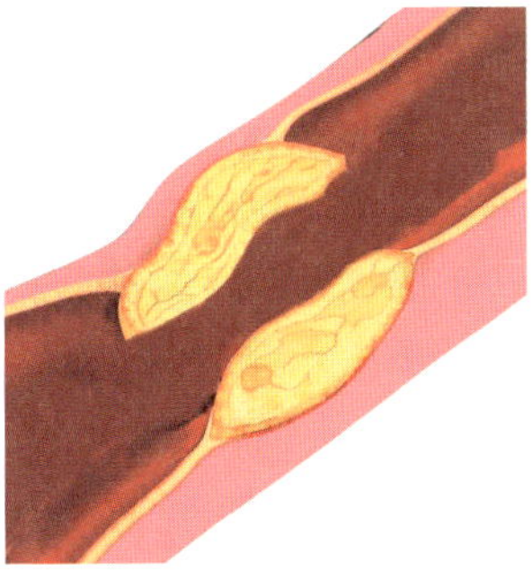

（7）肿瘤相关风险：肥胖与多种癌症相关，包括女性相关的乳腺癌、子宫内膜癌、卵巢癌，男性相关的前列腺癌、结直肠癌，共同相关的肝癌、胰腺癌、胆囊癌等。

(8)精神与心理健康：肥胖可能导致自卑、社交孤立和情绪障碍，从而导致抑郁和焦虑。肥胖会影响睡眠质量，导致睡眠障碍，进一步加重心理问题。

(9)免疫与炎症：肥胖与慢性炎症密切相关，会增加免疫系统负担；肥胖可能降低免疫功能，使感染风险升高。

4.胃食管反流与肥胖有关吗？

食管是食物到达胃内的唯一通道，正常情况下，食物不会反流。因为食管下端有食管下括约肌，控制食物的进出；食管和胃的连接处有一个单向阀门叫贲门，可防止食物和胃酸逆流而上，损伤食管。肥胖会导致腹内压升高，再加上食管下括约肌的压力可能降低，从而增加胃内容物反流的可能性，同时脂肪组织堆积可能削弱膈肌功能，进一步加重胃内容物反流。

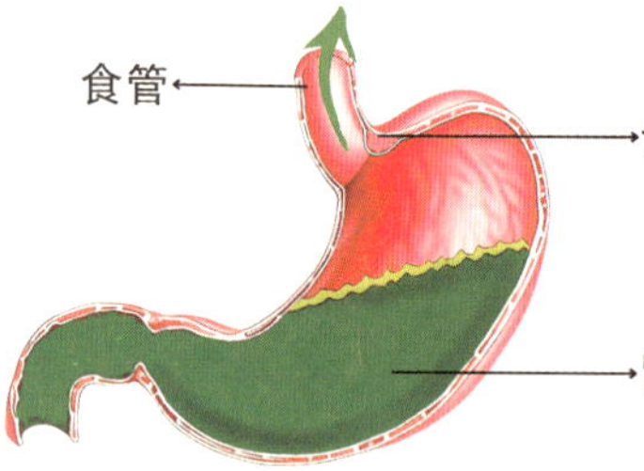

5.肥胖为什么会导致多囊卵巢综合征？

(1)胰岛素抵抗：肥胖导致胰岛素敏感性下降，体内胰岛素水平升高。高胰岛素水平刺激卵巢颗粒细胞分泌雄激素，导致排卵障碍和高雄激素血症。

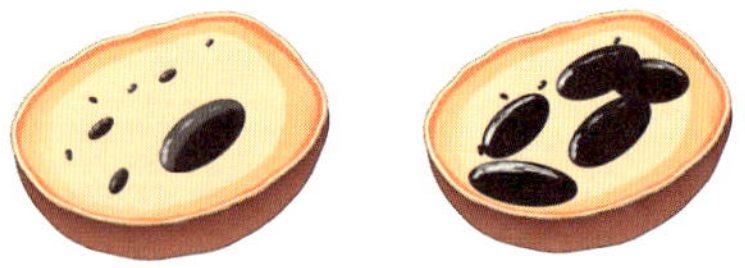

(2)慢性低度炎症：肥胖患者脂肪组织中的炎症因子升高，加重内分泌和代谢紊乱。

(3)脂肪分布异常：内脏脂肪堆积增加，与胰岛素抵抗和高雄激素血症关系更为密切。

多囊卵巢综合征引起的内分泌失调(如高雄激素血症、胰岛素抵抗)容易导致体重增加，尤其是内脏脂肪堆积。肥胖反过来加剧多囊卵巢综合征症状，形成恶性循环。

减重手术篇

1.胖到什么程度可以做减重代谢手术？

(1)对于体重指数大于或等于 32.5 千克/米^{2}的患者，强烈推荐行减重代谢手术。

(2)体重指数大于或等于 27.5 千克/米^{2}但小于 32.5 千克/米^{2}的患者，可导致多种肥胖相关并发症以及原有并发症加重。多项研究结果明确表明，减重代谢手术对于该类肥胖患者在稳定控制体重及缓解肥胖相关并发症方面具有显著作用。对于合并代谢综合征、2 型糖尿病、高血压、血脂异常、脂肪性肝病、哮喘、阻塞性睡眠呼吸暂停、心血管疾病、非酒精性脂肪性肝炎、慢性肾病、多囊卵巢综合征、胃食管反流病、高尿酸血症、骨关节疾病等肥胖相关并发症的肥胖患者，推荐行减重代谢手术治疗。

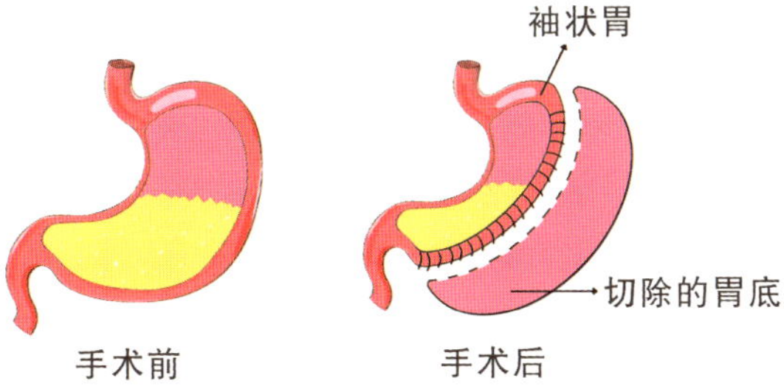

(3)体重指数大于或等于 25 千克/米^{2}但小于 27.5 千克/米^{2}且合并 2 型糖尿病的患者，经改变生活方式和药物治疗难以控制血糖且合并肥胖相关并发症，需评估患者的胰岛素分泌功能，经多学科综合治疗协作组评估及伦理审批后慎重开展手术。男性腰围大于等于 90 厘米、女性腰围大于等于 85 厘米，影像学检查提示向心性肥胖，经多学科综合评估及伦理审批后可酌情提高手术推荐等级。

2.减重代谢手术患者一般需要住院多久？手术可以报销吗？

一般预留 2 天术前检查的时间，第 3 天手术，术后第 2～3 天状态良好即可出院。目前，只要符合手术指征的患者，医疗保险是正常报销的，若跨省，需要提前申请异地备案就医。商业保险需要根据自己购买的保险条款进行具体分析，或者咨询保险公司。

3.减重代谢手术前需要做的检查多吗？

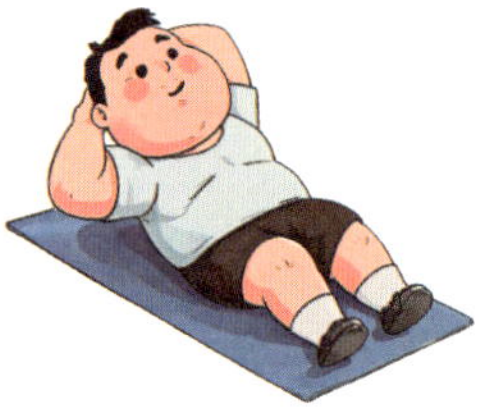

减重代谢手术术前检查相对来说比较复杂，肥胖患者的代谢性疾病相对来说较多，同时肥胖是冠心病的高危因素，最严重的呼吸睡眠暂停会增加麻醉的风险等，充分的检查及术前评估都是为了保证手术的安全。

4.减重代谢手术会影响怀孕吗？

相当一部分选择手术的患者，真正的原因就是当下难以受孕。手术在帮助患者减重的同时，可以有效地改善多囊卵巢综合征患者的内分泌水平，增加排卵恢复的比例，从而有效改善多囊患者的月经规律程度，提高妊娠的概率。患者术后 1 年就可以备孕了。

5.减重手术有哪些并发症？

手术后 4 周内发生的并发症为近期的并发症，常见的有出血、吻合口瘘、静脉血栓栓塞、脱水；远期的并发症是 6 周以后发生的，如胆囊结石、反流性食管炎、营养不良、倾倒综合征、脱发等。术后可以采取相应的措施减少并发症的发生。

6.减重手术后，日常生活中需要注意什么？

（1）饮食：减重术后需要经过三个月的饮食过渡，由清淡流食过渡至流质饮食，推荐每日摄入水分大于等于 1500 毫升。

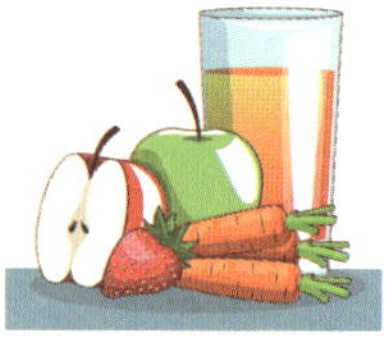

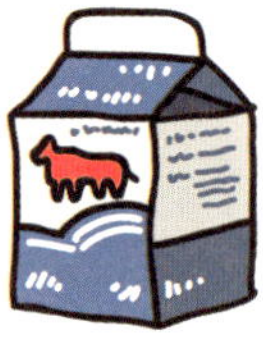

术后需长期补充足量的维生素与微量元素。补充量须满足个体化需求，定期监测维生素与微量元素水平。推荐术后短期应用抑制胃酸及防止胆汁淤积的药物，减少糖类与脂肪的摄入。

（2）运动：推荐从术后早期即进行日常运动锻炼，根据自身情况循序渐进，增加活动量。

若身体情况允许，每周进行 300 分钟（至少 150 分钟）有氧运动（跳绳、跳舞、游泳、骑自行车、慢跑等），2～3 次力量训练（深蹲、引体向上、俯卧撑等）。术后3个月内以有氧运动为主，3个月后根据个体情况进行个体化运动调整。

减重常见问题篇

李先生(40岁)，身高159厘米，体重73千克，体重指数28.8千克/米^2，减肥多年，效果不佳，迫切地寻求可以减重的方法。经多方打听，致电减重门诊护士站询问。

1.日常生活中应如何减重?

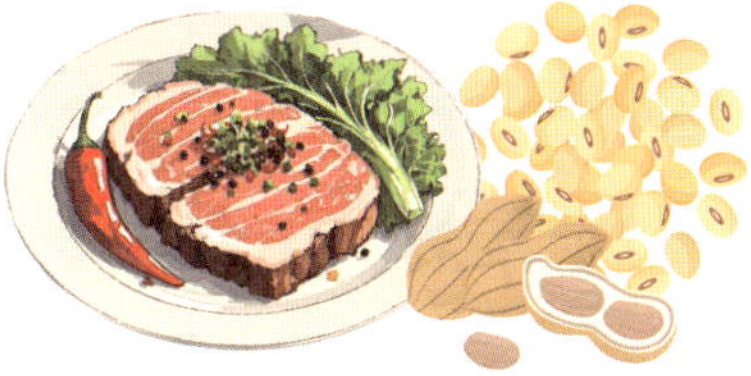

(1)限能量膳食：每日饮食热量减少30%～50%，建议男性每日摄入量控制在1200～1400千卡，而女性则在1000～1200千卡。适量摄入谷薯类、蔬菜和水果，合理搭配禽畜肉、蛋类和奶制品。适当增加大豆及其制品、乳制品的比例。每日足量饮水。

(2)高蛋白质膳食：每日蛋白质摄入量超过每日总能量的20%，但不应超过30%；或者每天每公斤体重1.5克，但不超过2克，比如你的目标体重是60千克，那每天的蛋白质摄入量为90克，不超过120克。其适用于各种脏器功能正常且以快速减体重为目标的人群。

(3)低碳水化合物饮食：短期的低碳水化合物饮食可以减轻体重、改善代谢，但可能会导致营养素缺乏，建议同步补充复合营养补剂，暂不建议长期(大于1年)使用，不推荐青少年儿童长期使用该方案进行减肥。一般的膳食要求碳水化合物占总能量的50%～60%，低碳水化合物饮食则小于等于40%，极低碳水化合物饮食(生酮饮食)中碳水化合物供能比小于等于20%不推荐使用，摄入脂肪的比例达到30%以上，蛋白质摄入量相对增加。

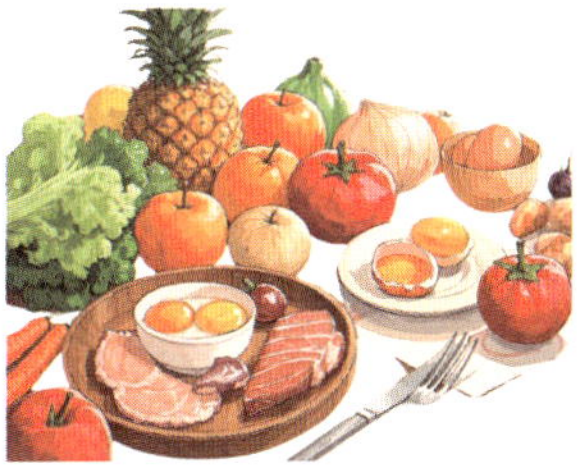

(4)间歇性能量限制(轻断食)：这是一种遵循特定规律，在特定周期内进行禁食或限制能量摄入的饮食模式。例如，隔日禁食法(每24小时交替禁食)、“4+3”或“5+2”禁食法(连续或非连续，每周禁食2～3天)。在“5+2”模式下，一周内有5天可以正常进食，而另外2天则限制能量摄入，通常女性能量摄入每天约为500千卡，男性每天约为600千卡。

(5)低血糖指数(GI)饮食：选择那些能量较低、富含膳食纤维的低血糖指数食物(GI 值小于 55)，不仅能够提升饱腹感，减少总体能量的摄取，还能有效降低餐后血糖的峰值，减少血糖的波动，从而改善胰岛素抵抗。

(6)得舒膳食模式(Dash 饮食)：每日应摄入至少 500 克蔬菜，其中深色蔬菜应占总量的一半。同时，水果的摄入量也不应少于 250 克。建议每日食用不低于 300 克的低脂奶制品，尽量选择无糖酸奶。适量增加杂粮摄入，杂粮同样富含钾，最好能占到主食总量的 1/3～1/2。选择全谷物、薯类和杂豆类作为杂粮来源。在肉类选择上，优先考虑家禽和鱼类。减少饱和脂肪酸的摄入，选择无盐坚果作为零食，每日约一小把。同时应减少甜食、红肉、肥肉以及动物内脏的摄入量。

(7)地中海饮食：其特点在于高膳食纤维、高维生素以及低饱和脂肪酸。其核心食物包括全谷物、豆类、蔬菜、水果、坚果以及健康油脂(如橄榄油)；适量摄入鱼类、禽肉、蛋类和乳制品；而红肉及其制品建议少量食用。此外，建议每周至少食用两次鱼类和海鲜。

(8)代餐食品减重：这是目前商业化减重中最常用的方案之一，虽然方便有效，但是暂不建议长期使用，安全性还有待评估。

(9)时间限制进食法：限制每天进食的时间，常见有 4 小时、6 小时、8 小时进食三种限制类型。常常听到的“16＋8”饮食，即 8 小时限制，就是要求在 8 小时之内可以正常吃东西，剩下的 16 小时禁食。

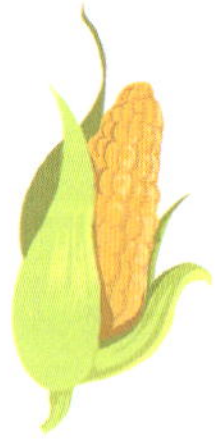

多吃甜玉米：
低糖，碳水化合物含量少，富含植物膳食纤维

少吃糯玉米：
含糖量高，阻止脂肪燃烧

2.经常有饥饿感怎么办?

(1)生理性饥饿：在三餐规律、营养均衡的情况下，可以把当下的饮食留一部分出来当作加餐，能量不变的情况下，三餐变四餐。饮水时小口慢喝，每次 50～100 毫升，能有效减少饥饿感发生。主食粗细搭配，增加膳食纤维的摄入。菜品以蔬菜、粗粮等低能量、高密度的食物代替高能量食物。在能量不变的情况下，适当增加蛋白质比例，可增加饱腹感。

(2)心理性饥饿：想吃东西的感觉往往在压力来临、空闲时间、愤怒、疲倦、忧郁等状态下发生。可以选择分散注意力、少量多次喝水、不过度限制自己的欲望、保证充足的睡眠、记录饮食、调节压力等方法进行调整。

3.减肥可以不吃主食吗?

主食对于每个人来说都是非常重要的,碳水化合物是大脑、心脏等重要脏器的重要能量来源,让我们长胖的是多摄入的能量,并不只是碳水化合物。完全去掉碳水化合物,不控制其他能量的摄入,一样不能减重。简单来讲就是多吃天然食物,少吃精加工食物。建议每天主食摄入量不低于100克,100～300克为佳。减肥主食“优等生”共有以下三类:

第一类:红豆、绿豆、鹰嘴豆、芸豆、蚕豆、青豆等淀粉豆类。富含膳食纤维,饱腹感强,消化时间长,血糖升高非常平缓。

第二类:燕麦、藜麦、荞麦、黑米、小米等粗粮。粗粮未经精制,基本上保留了粮食从种皮到胚乳、胚芽的完整结构,膳食纤维含量丰富,饱腹感远超精米白面,维生素和矿物质含量也是精制谷物的数倍。

第三类:土豆、山药、芋头、红薯、紫薯等淀粉类根茎。薯类含水量丰富,通常热量只有谷物、杂豆的四分之一,而且还含有维生素C及钾,饱腹感极佳。烹调时需要注意,要采用蒸煮炖的方法加工,不要加油,这样才能起到减肥的效果。

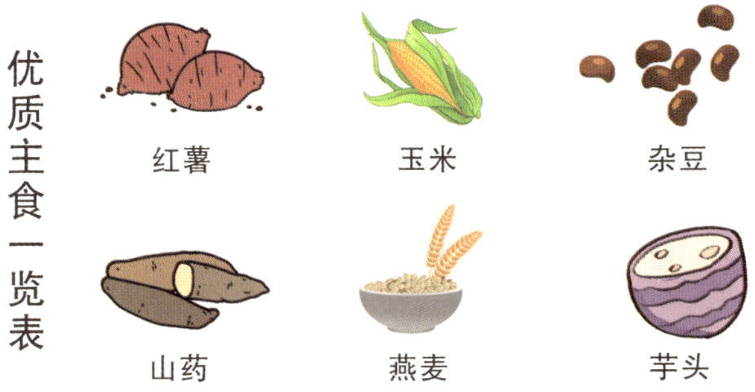

4.饥饿多久后身体才开始燃烧脂肪?

当饥饿五六个小时时,胃开始排空,血糖降到空腹状态,胃会分泌大量的胃饥饿素,产生饥饿感;饥饿七八个小时后,身体为了维持血糖水平,储存在肝脏的肝糖原就会出动,这时候饥饿感就降低了;饥饿12小时以上,肝糖原消耗尽,身体就会通过燃烧脂肪和蛋白质来产生糖原,这个过程就是糖异生。因此,晚餐要尽量提前吃,减肥需要适应保持饥饿感的状态,并且长期坚持。

5.减肥过程中应如何运动?

★有氧运动

(1)频率:每周进行 5 天以上的中等强度运动,或每周进行 3 天以上的较大强度运动,或每周有 3～5 天中等强度与较大强度运动相结合。

(2)强度:中低强度逐渐过渡到中高强度,健康状况不好的人进行低强度到中低强度的有氧运动。

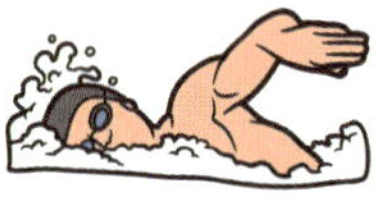

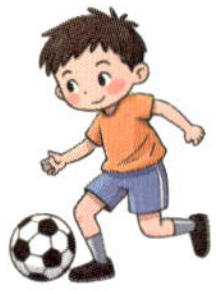

(3)时间:每天累计进行 60 分钟中等强度运动,且每次至少 10 分钟,每周累计 300 分钟;或每天至少 30 分钟(每周不少于 150 分钟)的较大强度运动,或中等强度和较大强度相结合的运动。

(4)运动量:推荐每周进行 300 分钟中等强度的运动。

(5)进度:一般在计划开始的 4～6 周中,每 1～2 周将每次训练课的时间延长 5～10 分钟。

当规律锻炼 1 个月之后,在接下来的 4～8 个月里逐渐增加到上述推荐运动量。

★无氧运动(抗阻运动)

(1)频率:每周对每个大肌肉群训练 2～3 天,并且同一肌肉群的练习时间应至少间隔 48 小时。如每周做 2 天仰卧起坐,同时练习 2 天哑铃。

(2)强度:中等强度,每次至少练习 1 组,每组重复 10～15 次。

(3)类型:推荐多关节练习。

(4)推荐量:每个肌肉群练习 2～4 组,每组重复 8～12 次,组间休息 2～3 分钟。

★柔韧性训练

每周训练 2～3 天,若每天均进行练习,效果更好。

6.在减重过程中,膳食纤维是必不可少的吗?

膳食纤维是一种多糖。它不同于淀粉,是一种不能被胃肠道消化吸收的多糖,因此不能产生能量,反而在人体内发挥着“清道夫”的作用。膳食纤维分为可溶性膳食纤维(如果胶、藻胶、葡甘聚糖)和不可溶性膳食纤维(如纤维素、木质素、半纤维素,主要存在于谷物的表皮、水果的皮核以及蔬菜的茎叶中)。

人体虽不能直接利用膳食纤维,但其仍有重要作用,可以增加口腔咀嚼食物的时间，刺激唾液的分泌，促进肠道蠕动，调节脂质代谢，增加脂肪排出，有助于健康体重的保持。

7.食物热量指的是什么？

食物热量是指食物在体内完全氧化或在体外燃烧所释放的能量。通常以千卡或千焦为单位来衡量，1 千卡约等于 4.184 千焦。关注每种食物的热量有助于合理搭配食物，提升减重的效率。不同的食物热量差异很大。例如，蔬菜的热量一般比较低，100 克生菜约 16 千卡；主食热量相对高些，100 克米饭约 118 千卡；肉类热量因种类等因素而不同，100 克鸡胸肉约 118 千卡，而 100 克猪五花肉约 395 千卡。脂肪和糖类是高热量营养素，蛋白质热量相对适中。

（季　红　崔丹丹）

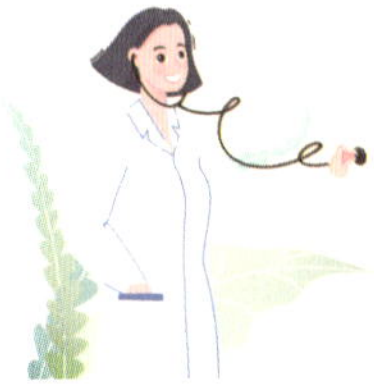

普通外科护理篇

血管也会“堵车”——警惕下肢深静脉血栓

75岁的王奶奶平时最大的爱好就是打麻将，她不仅体型肥胖，而且极少运动。最近，她的左下肢又肿又痛，忍了3天后肿胀仍未缓解，反而加重，于是来血管外科就诊，经检查确诊双下肢深静脉血栓形成，当日即收治入院进行治疗。

1.为什么会得血栓？

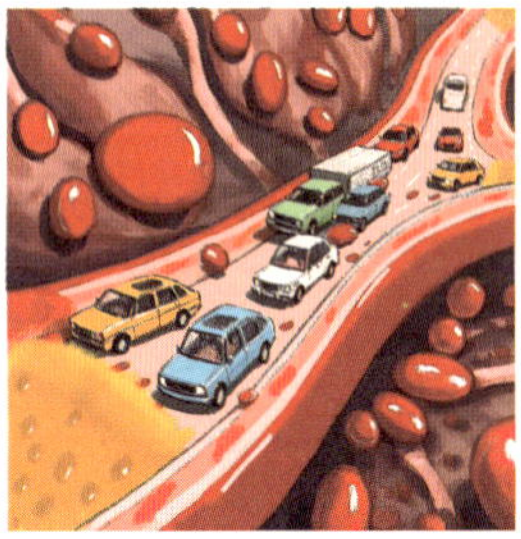

下肢深静脉血栓是指血液在静脉内非正常凝结，导致部分或全部堵塞而引起的下肢静脉回流障碍性疾病。此病可引发下肢肿胀、疼痛，甚至可能导致肺栓塞的发生，还可能引起静脉曲张、皮炎、瘀滞性溃疡等并发症。长期久坐会使血液回流不畅，造成血管“堵车”。

2.血管“堵车”后有什么症状？

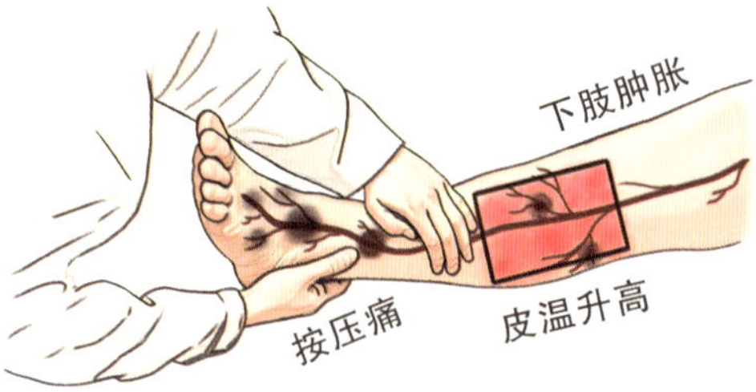

当血管“堵车”后，患肢会出现肿胀、皮温高、按压疼痛等表现，如伴有胸闷、憋喘的症状，一定要警惕血栓脱落，避免肺栓塞的发生。

3.腿肿时可以按摩、理疗吗?

若在生活中发现腿肿,一定要明确原因,一旦确诊下肢深静脉血栓形成,需要卧床休息,将患肢抬高(高于心脏水平 20～30 厘米)。切记不能按摩、揉捏和理疗!按摩、揉捏和理疗的挤压作用可能会导致血栓脱落,从而造成致命性肺动脉栓塞的发生。

4.下肢深静脉血栓能治好吗?

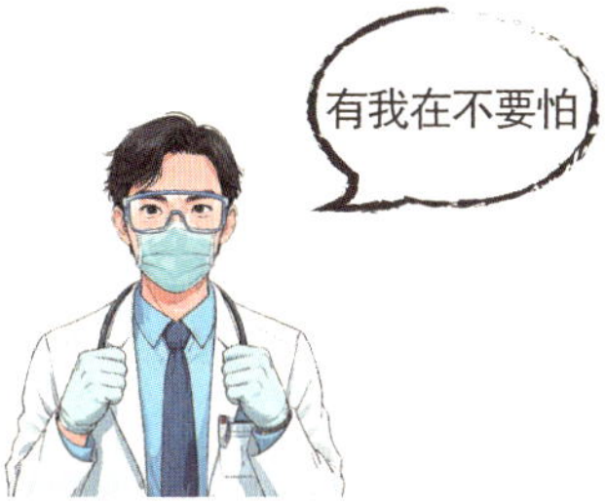

下肢深静脉血栓是可以治愈的。一般急性深静脉血栓治疗效果更好,通过溶栓、抗凝等治疗措施,多数患者在短期内就能达到满意的治疗效果。而对于慢性深静脉血栓患者,治疗时间往往比较长,甚至需要终生治疗,但无论是急性还是慢性,只要坚持规范、连续治疗,定期复查,大多数患者都能康复。

5.医生说血管里需要放“滤网”,那是什么?

下腔静脉滤器俗称“滤网”,是为了预防下腔静脉系统血栓脱落引起肺动脉栓塞而设计的一种装置,滤器就像一张网,安装在下腔静脉,拦截脱落的血栓,防止发生危及生命的肺栓塞。

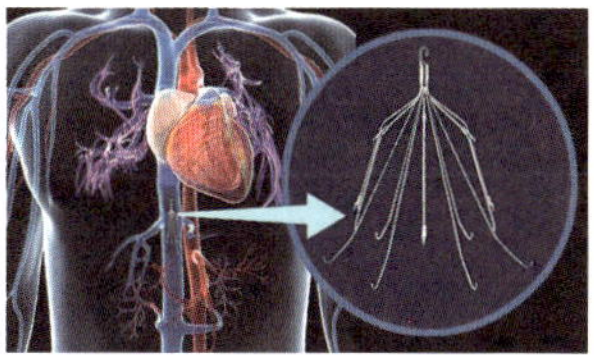

6.左腿血栓,为何在右腿穿刺放滤器呢?

如果穿刺同侧股总静脉,容易在操作过程中引起患肢血栓脱落,从而引起肺栓塞。下肢的静脉血管,在腹部就汇合成一根血管,也就是下腔静脉。而滤器的释放位置在下腔静脉,无论通过哪侧下肢均可到达。因此,为了患者的安全,一般选择健侧下肢来进行手术操作。

7.如果放了滤器,回家还需要服药吗?

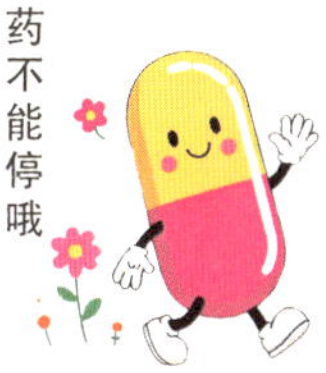

滤器只能预防血栓脱落,不治疗血栓,抗凝治疗是下肢静脉血栓治疗的基础,住院期间需要进行抗凝治疗,出院后依然需要口服抗凝药物,预防血栓复发。一般口服抗凝药物时间

为3～6个月，特殊情况还需要延长口服抗凝药物时间。

8.如何在家监测血管是否“堵车”？

（1）观察下肢是否有肿胀，可以将两条腿进行对比或用软尺进行测量。

（2）检查下肢是否有压痛，一般在静脉血栓部位常有压痛，如小腿肌肉、腘窝。

（3）检查下肢皮肤是否红肿、青紫或苍白，皮肤温度是否升高或降低。

9.如何预防血管“堵车”？

（1）避免久坐、久站或久卧，适度运动，促进血液循环。

（2）多喝水可以有效降低血液黏滞度，缓解血稠。成人每天的正常饮水量约2升，但心血管或肾脏基础疾病的患者以及高龄者不能过量饮水，否则会增加心肾负担。

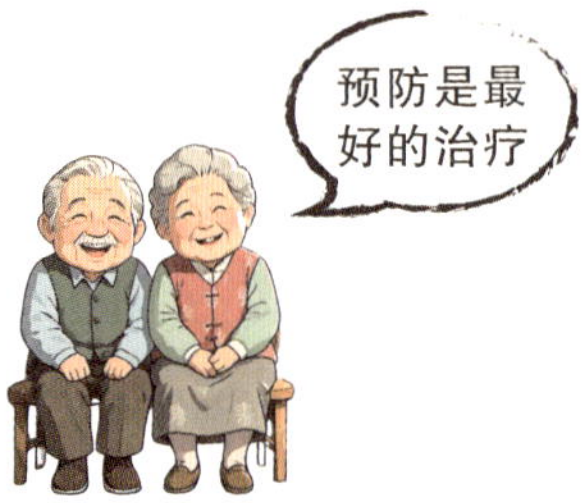

（3）改善生活习惯，戒烟、控制体重、多吃蔬菜水果。

（4）大手术后，患者应尽早下床活动，若无法下床，可选择穿戴梯度弹力袜、抬高患肢、进行踝泵运动或按摩、遵医嘱使用抗凝药物等措施进行预防。

小动作，大预防——踝泵运动

一屈、二伸、三环绕，

缓慢勾脚数5秒，回到中立等3秒，

向后绷脚数5秒，回到中立又3秒，

环绕运动绕5秒，最大幅度要记牢，

远离血栓少烦恼。

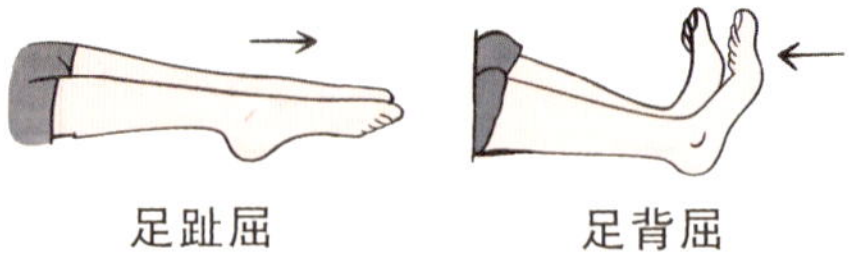

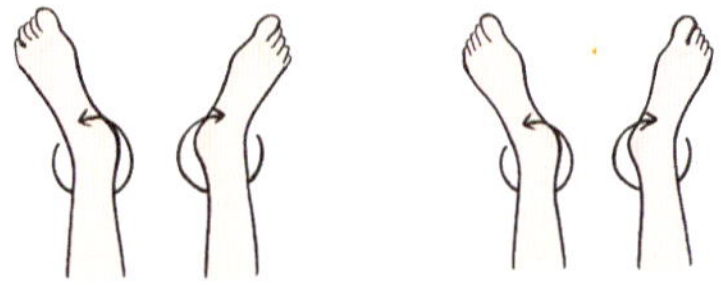

踝关节360°环绕

“走走停停”也是病——警惕下肢动脉硬化闭塞症

王爷爷(68岁)是“三高”人群中的一员,成日烟酒不离手,渐渐地王爷爷觉得腿又麻又凉,最近天气逐渐变冷,开始出现走路总是走走停停的情况。王爷爷心想:是不是年龄大了,腿脚不利索了?是不是老寒腿了?是不是缺钙了?其实,出现这些症状要引起高度重视,因为这可能是一种叫“腿梗”的病!

1.听说过心梗、脑梗,什么是“腿梗”?

“腿梗”就是下肢动脉硬化闭塞症(ASO),是由于动脉粥样硬化造成下肢动脉内膜增厚、钙化、动脉狭窄甚至闭塞的一组慢性缺血性疾病。该病多见于50岁以上的中老年男性,以腹主动脉远端及髂-股-腘等大动脉、中动脉最易受累。

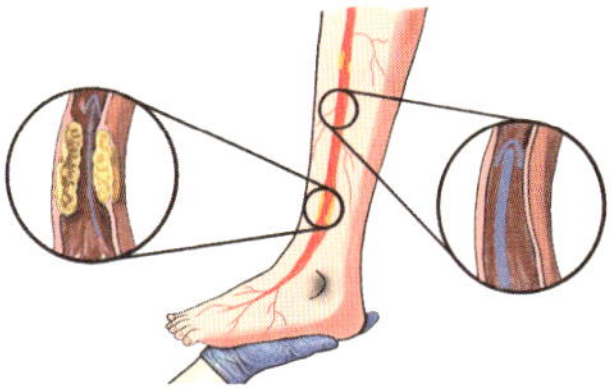

2.为什么会得“腿梗”?

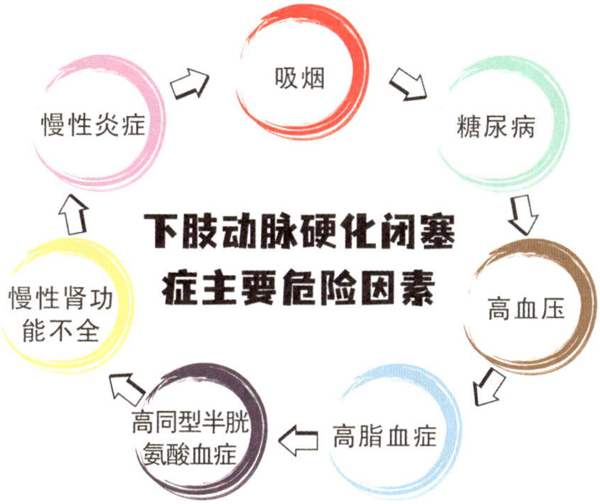

不良生活习惯导致大量的斑块慢慢在下肢动脉血管壁上堆积,长期高血压、高血脂及高血糖均会引起血管内膜损伤,加速动脉内壁的脂质浸入与沉着,导致动脉硬化形成斑块。此外,烟草中的尼古丁对于血管中层损害较大,长期吸烟者患下肢动脉硬化闭塞症的比例远高于不吸烟者。

3.走走停停的症状与此病有关吗?

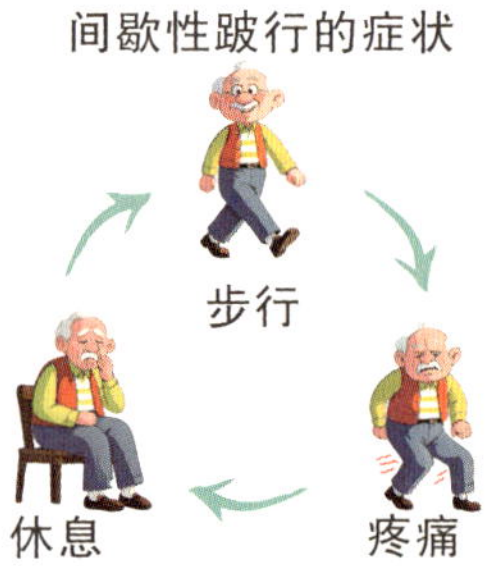

行走时,由于肌肉活动增加,代谢产物会相应增加。如果供血不足,这些代谢产物就不能被血循环及时带走而停留在体内,使神经末梢受到刺激而产生疼痛,引起"跛脚",停下休息后,等行走时额外增加的那部分代谢产物被慢慢清除后,疼痛就能缓解,称为间歇性跛行。

4.如何治疗"腿梗"?

(1)控制原发病,戒烟戒酒,纠正"三高"。

(2)药物治疗:遏制动脉粥样硬化进程,控制疾病发展,改善侧支循环、缓解疼痛、促使溃疡愈合。常用药物包括抗血小板药(阿司匹林、氯吡格雷等)和血管扩张药(西洛他唑、贝前列素钠等),具体用药要根据情况而定。

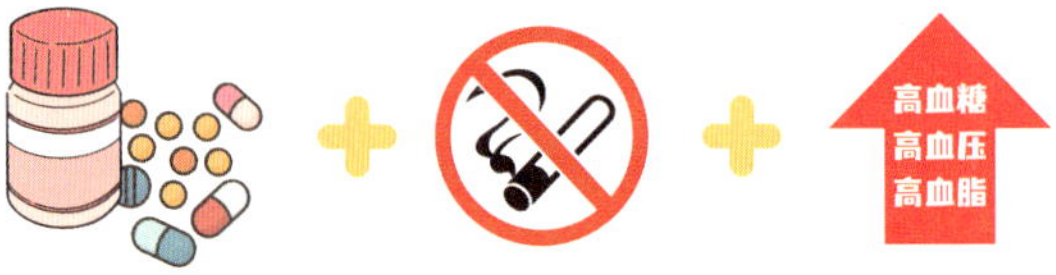

(3)介入手术治疗:介入手术就是用导丝、导管,在血管里建立一个通道,把治疗梗阻用的球囊或者支架送到狭窄部位撑开血管,恢复血流,介入手术创伤小、效果好、恢复快。介入手术后,使用弹力绷带加压包扎穿刺侧肢体,以防止穿刺点出血及产生血肿,24 小时拆除绷带后可遵医嘱适当活动。

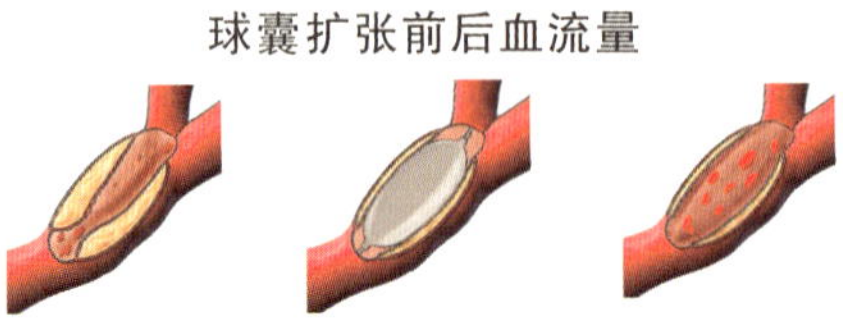

5.居家可以自测下肢动脉通不通吗?

可以。除了感受足部的温度和观察色泽外,主要可以通过触诊脚上两根动脉的搏动来监测通畅情况:①足背动脉,通常在脚背正上方可以摸到;②胫后动脉,在跟腱和内踝顶点之间的连线的中点,可以摸到此动脉。

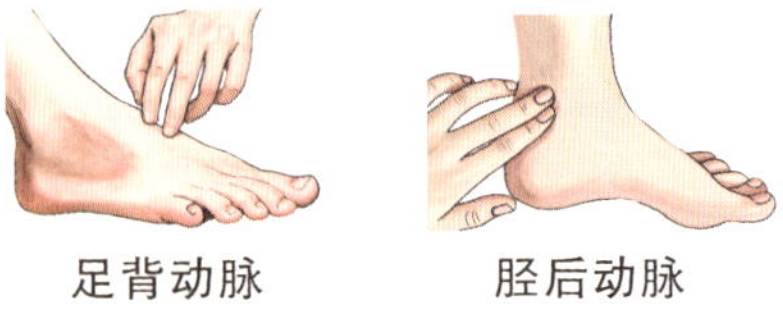

6.如果得了"腿梗",平时饮食应注意什么?

多食用低盐、低脂,富含植物蛋白、维生素、膳食纤维的食物,如新鲜蔬果、海鱼、燕麦、豆制品等。同时，避免摄入高胆固醇、高脂肪、高糖的食物和饮料，如动物内脏、油炸食品、肥肉、碳酸饮料等。注意减少植物油、油炸食物的摄入，该类食物进入胃肠道吸收更快，可加快血脂的升高。另外，避免生冷食物，以防刺激血管痉挛；增加摄入降血脂类食物，如木耳、洋葱等，以改善血管弹性、降低血液黏稠度。

7.出院以后需要复查吗？

动脉重建术后，应定期复查，并接受多普勒彩超检查。其目的是监测动脉硬化处的血管支架或旁路血管是否形成血栓或有内膜增生再狭窄迹象，以实现在血管闭塞前及时得到处理。一旦发现再狭窄或血栓，通过一个较简单的再次腔内介入治疗往往就能解决问题，而如果拖延至完全闭塞发生严重缺血后才就诊，手术的难度、风险和费用都会大大增加。

下肢静脉曲张篇

李先生（40 岁）是一名教师，长期站立后感觉双下肢酸胀乏力，左下肢甚至出现了蚯蚓状凸起，但通过平卧、肢体抬高则可缓解。李先生疑虑万千，于是来到血管外科，希望医生能够为他答疑解惑。

1.腿上蚯蚓状的凸起是什么？

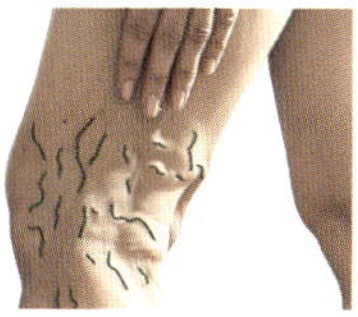

蚯蚓状的凸起是由于发生了下肢静脉曲张，俗称“蚯蚓腿”，是血管外科最常见的一种疾病。其主要特点是血管突出皮肤表面，像蚯蚓一样，弯弯曲曲，疙疙瘩瘩。

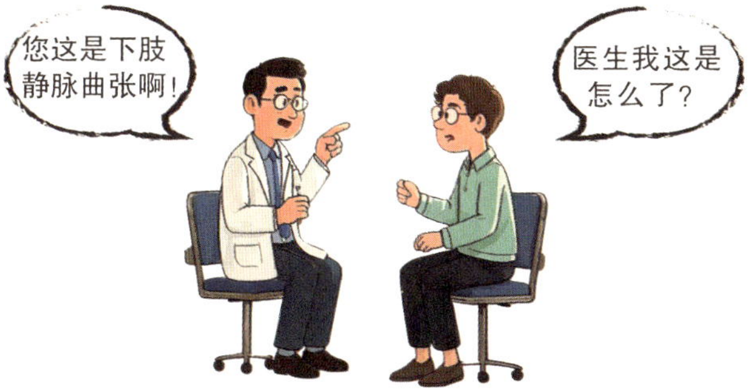

2.什么是下肢静脉曲张?

下肢静脉曲张指下肢浅静脉瓣膜关闭不全,静脉内血液倒流,远端静脉血液瘀滞,继而病变的静脉壁伸长、迂曲,呈曲张表现的一种状态。其多发生于长期从事站立工作者、重体力劳动者、肥胖患者、怀孕女性等。

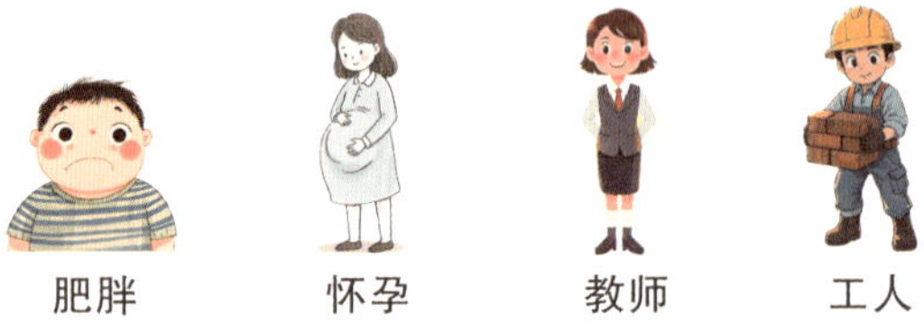

3.如何治疗下肢静脉曲张?

下肢静脉曲张一般有两种治疗方法,一是保守治疗,二是手术治疗。保守治疗即非手术治疗,主要包括穿戴梯度弹力袜,抬高下肢(15°～30°)。药物治疗,主要包括利用七叶皂苷钠(迈之灵)、草木犀流片等促进静脉回流,改善局部症状。另外,还应适当卧床休息,避免站立过久等。

非手术疗法仅能延缓病变进展,适用于病变局限、程度较轻而无症状者,以及手术耐受力极差者。一般临床分级(C0～C2)选择保守治疗。手术治疗是目前治疗下肢静脉曲张 C2 期以上分级的有效方法。

4.手术后腿上会留疤痕吗?

在手术之前,医生会进行全面的评估,以明确病变的严重程度、部位及特征,并由此明确是否有手术指征及选择何种适当的手术方式。下肢静脉曲张常见的手术方式有大隐静脉高位结扎＋剥脱术、微创旋切术、射频消融术、激光腔内闭合术、泡沫硬化剂注射术等。大隐静脉高位结扎＋剥脱术仍是国内目前治疗下肢浅静脉曲张的重要手术方法。现阶段的手术都是微创手术,不会留很长的疤痕。

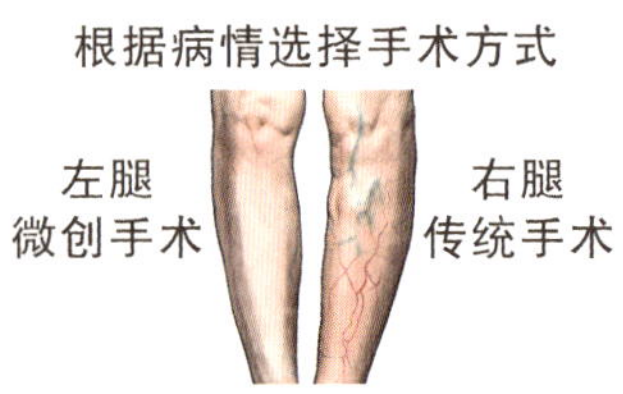

5.术后回家需要注意什么?

术后应注意避免穿着紧身衣物,以免影响静脉血液回流;保持良好姿势,避免久站、久坐及双腿交叉,时常更换姿势;适量活动,如健走、爬楼梯、游泳,增强血管弹性，肥胖者要积极减肥；坚持长期穿戴弹力袜，进行连续有效的压力治疗。根据自己的尺寸选择大小合适的医用弹力袜，坚持穿着1～3个月；卧床休息时抬高下肢，促进静脉回流；平衡饮食，戒烟酒；定期复查，如有不适，及时就诊。

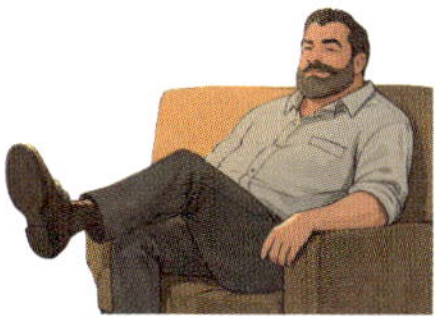
患静脉曲张的人，不能翘二郎腿

6.可以穿具有塑身效果的瘦腿袜(或丝袜)代替弹力袜吗?

不可以。静脉曲张弹力袜属于医疗器械，其名称为医用循序减压弹力袜，也叫压力递减型弹力袜。压力从脚踝处向上依次递减，呈梯度压力，可用于治疗静脉曲张、脉管炎、静脉血栓等下肢静脉疾病。但是，瘦腿袜是用来瘦腿及美腿的，它们在材质和功能上有本质区别，因此不能用瘦腿袜代替医用弹力袜。

7.如何正确穿弹力袜呢?

穿弹力袜的最佳时间是早上起床下地前，可以先抬高双腿20～30分钟，减少浅静脉血流，然后穿上袜子，晚上休息时脱下。穿戴时间以每天8～10小时为宜。

（庄　静）

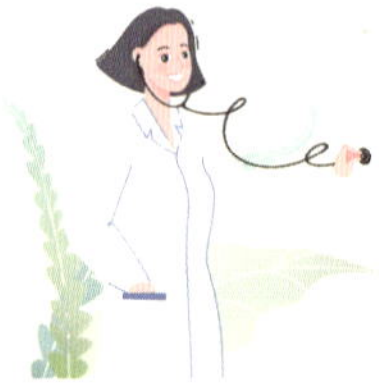

癌症护理篇

肝癌篇

李先生，55 岁，1 周前出现右上腹疼痛，食欲减退、乏力 2 个多月，皮肤、巩膜黄染，脾大，乙肝病史 10 余年，未规律复查。作为家中的顶梁柱，李先生四处求医，医生看过检查结果后初步诊断为肝癌。入院后李先生非常害怕，内心有很多疑问，护士为其一一解答。

1.乙肝为什么变成了肝癌？

乙型肝炎病毒并不会直接导致肝癌，但乙型肝炎病毒可能引起肝细胞反复的损害和增生、激活癌基因等。因此，乙肝患者需定期复查肝功能、病毒的血清学指标、肝脏 B 超等，必要时遵医嘱进行抗病毒治疗等。

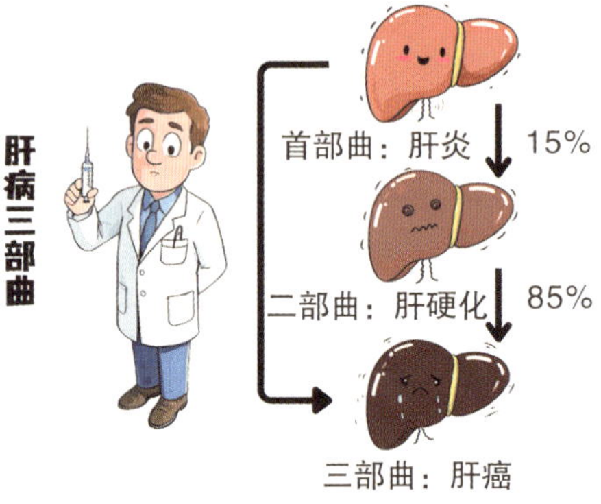

2.如何治疗肝癌？

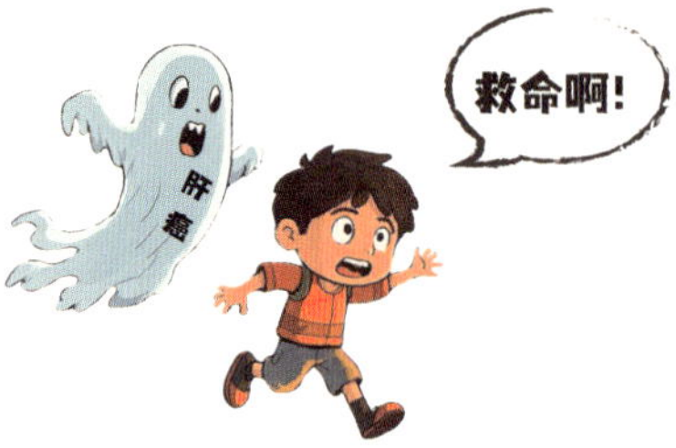

随着现在医疗技术的发展，目前肝癌的治疗手段主要分为手术治疗和非手术治疗。早期诊断、早期采用以手术切除为主的综合治疗是提高肝癌长期治疗效果的关键。常见其他治疗方法包括介入治疗、放射治疗、系统性抗肿瘤治疗、中医药治疗等多种手段。

3.肝癌术后需要注意什么?

(1)饮食指导:做完手术后的1～2天需要保持禁食状态,待肠蠕动恢复后逐步给予流质(米油)、半流质(米粥、面条等)、软食(软饭、馄饨等)、普食膳食。恢复饮食后在少食多餐的基础上适量进食高蛋白质、低脂肪并且易消化的食物,避免易产气的食物以及刺激性食物,如牛奶、豆制品、辣椒、芹菜、浓茶、咖啡及油煎炸的食物等。

(2)活动指导:早期活动有利于增加肺活量、减少肺部并发症、改善血液循环、促进伤口愈合、预防深静脉血栓形成、促进肠蠕动恢复及减少尿潴留的发生。手术后,原则上早期应在床上活动,在病情允许的情况下可以尽早下床活动,但活动量也不宜过大,活动程度应根据具体情况而定。

4.出院后患者需要注意什么?

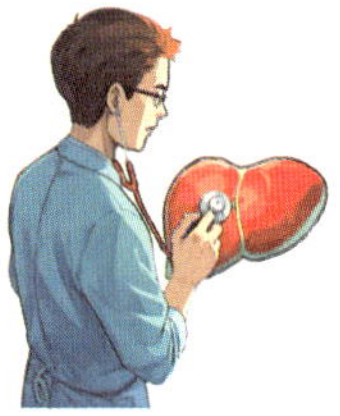

出院后注意继续防治肝炎,不吃霉变食物;多吃高热量,富含优质蛋白质、维生素和纤维素的食物,以清淡、易消化为宜。若存在腹水、水肿,应控制水和钠盐的摄入量。

手术后,2年内间隔3个月常规监测1次,进行CT或MRI检查可发现肝癌早期复发转移。超过2年,间隔6个月常规监测1次。若出现水肿、体重减轻、出血倾向、黄疸和乏力等症状,及时来院就诊。

胃癌篇

李先生,46岁,最近出现食欲减退、反酸、上腹部饱胀不适、乏力,自己考虑为胃炎,自行在药店购买保护胃黏膜的药服用后未见缓解。因其母数年前因胃癌去世,李先生心中感觉不踏实,于是前来就医,行胃镜检查,确诊为早期胃癌。李先生非常费解:为什么仅仅有类似胃炎的症状已经发展为胃癌了?

1.胃癌会传染吗?

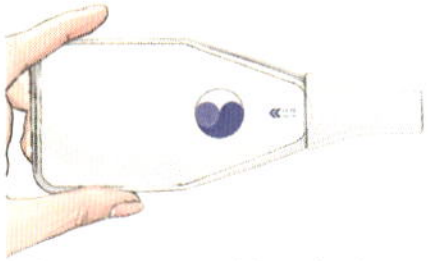
碳13，14呼气试验法

胃癌的诱发因素有多种，幽门螺杆菌感染是较为常见的诱发因素，饮食因素也会导致胃癌。另外，胃癌也与遗传以及基因有一定的关系，父母一方或父母双方患有胃癌时，孩子患胃癌的概率会大一些。胃癌疾病本身不传染，但是导致胃癌疾病的幽门螺杆菌会传染，家人在没有任何胃部不适时，仅需要做有关幽门螺杆菌感染的检查就可以。

2.做哪些检查能确定是否患有胃癌?

具体的检查包括胃镜检查和胃组织病理学活检，其中胃组织病理学活检是胃癌诊断的“金标准”。早期胃癌三项包括血清蛋白酶原Ⅰ(PGⅠ)、血清蛋白酶原Ⅱ(PGⅡ)和血清胃泌素17(G-17)，有助于胃癌风险的分层管理，便于早期防治胃癌；血液检查；X线钡餐造影检查、超声胃镜，可显示肿瘤在胃壁内浸润深度和向壁外浸润的情况；CT检查、MRI检查、正电子发射计算机体层扫描CT(PET-CT)检查。

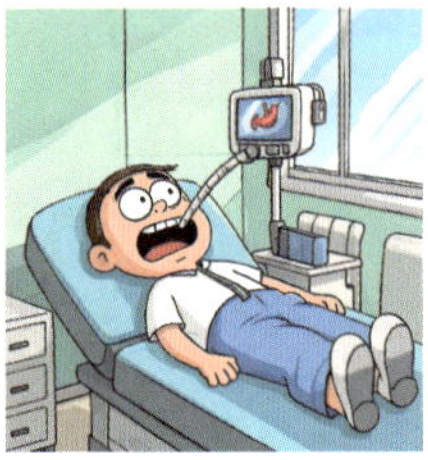

3.如何治疗胃癌?

当前胃癌的治疗手段不仅包括手术治疗，还有放疗、化疗、靶向治疗和内镜治疗。其中，内镜治疗适用于早期胃癌，包括内镜下黏膜切除术(EMR)、内镜下黏膜剥离术(ESD)、激光疗法等。手术治疗是唯一可能根治胃癌的方法，包括根治性手术和非根治性手术。新辅助化疗即患者在手术之前就接受相应的化疗；辅助化疗主要是完成手术之后的化疗；姑息化疗可以缓解肿瘤导致的临床症状；局部晚期胃癌患者更适合放疗。

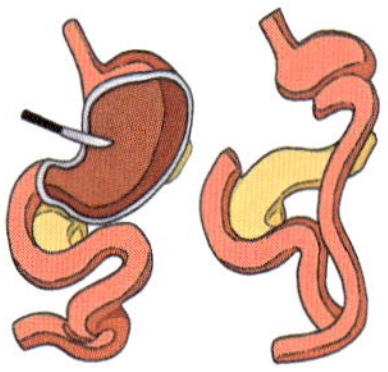
部分胃切除

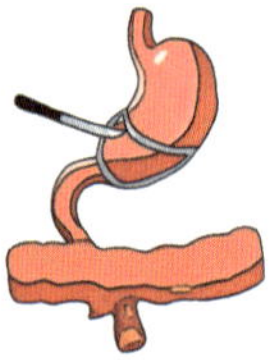
胃小范围切除

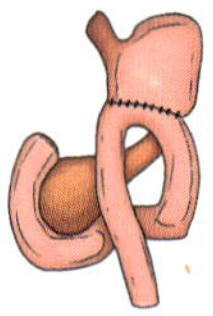
近端残胃与近端空肠吻合

大肠癌篇

高先生，57岁，其哥哥因肠息肉手术住院治疗，他过来陪护照顾。陪护期间高先生发现自己大便带血，之前曾在当地医院诊断为痔疮，以为又是痔疮发作了，没当回事儿。在医生查房时，高先生的哥哥不放心，咨询了自己的主管医生。医生建议高先生做胃肠镜检查，结果竟发现了直肠癌病变。高先生既惊讶又不知所措，自己怎么会得直肠癌呢？需要手术治疗吗？他还有很多疑问，下文请护士为其进行解答。

1.如何区分痔疮与直肠癌？

痔疮和直肠癌都可能表现为大便带血，但两者的严重程度、治疗难度和预后截然不同，以下是区分痔疮与直肠癌的方法。

痔疮与直肠癌的区别

项目	痔疮	直肠癌
便血	①血液通常呈鲜红色，附着于粪便表面 ②血液与粪便不混合 ③排便前后可有鲜血滴答，严重时鲜血喷射	①血液通常颜色较暗 ②血液与粪便混合，并且伴有黏液，特点为黏液脓血便
大便性状与习惯	①偶尔排便困难，水肿消散后可恢复正常排便 ②排便规律一般不改变 ③一般不会出现腹泻、大便次数增加 ④大便形状一般不改变	①早期即可出现排便困难 ②排便规律改变：可有大便不畅、阻塞感，腹泻与便秘交替出现，以及里急后重感(排便后仍有便意) ③可伴有腹部膨胀 ④大便形状可变细
肿块与疼痛	①肿块特点：较为光滑，圆形，柔软 ②肿块颜色：暗红色、暗紫色，触之容易出血 ③疼痛：由血管破裂形成血栓或水肿、坏死等情况引起	①肿块特点：高低不平 ②肿块颜色：淡红色、菜花样，触之容易出血，并逐渐增大 ③疼痛：伴有腹痛，或因肿物增大出现压迫样疼痛

续表

项目	痔疮	直肠癌
伴随症状	肛周脱垂、肛门瘙痒、肛门周围潮湿	侵犯膀胱时→尿频 侵犯骶前神经→持续性的剧烈疼痛 侵犯肝脏→肝肿大、黄疸、贫血等

重要的是，痔疮是一种肛肠的良性疾病；而直肠癌是一种发生在直肠位置的恶性肿瘤，早期发现肿瘤也可以得到有效的治疗和改善。

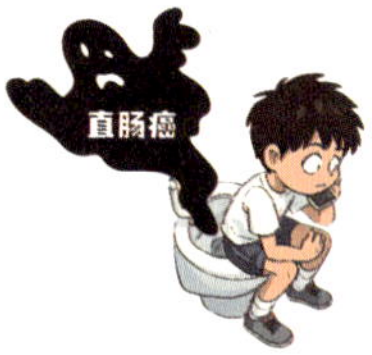

2.身体出现哪些症状时要警惕大肠癌？

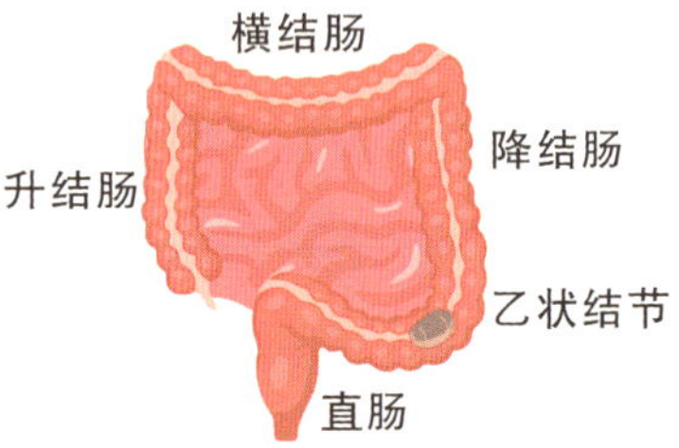

（1）排便习惯改变：比如原来每天大便1次，变成每天3～4次，或几天才大便1次，也有部分患者腹泻与便秘交替出现，还有部分患者出现排便排不干净、排便困难的感觉等。

（2）粪便性状改变：原来的大便本来是软的、成形的，最近大便变形、变细、有固定的凹痕等，或者持续出现黏液便、脓血便等。

（3）便血：便血是大肠癌最常见的表现，但十人九痔，很多人将便血误认为是痔疮，一定要学会区分。

（4）腹痛或腹部不适。

（5）腹部肿块：多为肿瘤本身，也可能是梗阻后肠腔内的积粪。

（6）肠梗阻相关症状：表现为便秘、腹胀，可伴腹部胀痛或阵发性绞痛，进食后症状加重。

（7）全身症状：如贫血、乏力、消瘦、低热等，晚期可能还会出现腰骶部疼痛、黄疸、腹水等。

3.怀疑得了大肠癌要做哪些检查？

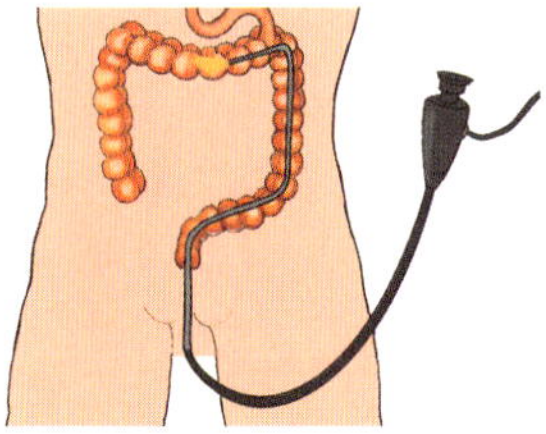

大肠癌的诊断主要根据临床表现以及医生的检查（比如医生进行腹部触诊、直肠指检），先有初步的怀疑，然后进行必要的检查，如结肠镜检查、X线检查、超声检查、CT检查、MRI检查、血液检查等，其中

最重要的一项是进行肠镜检查并取活检明确病理诊断。肠镜是发现肠道疾病的“金标准”,病理诊断是最终确诊的“金标准”,确诊之后,还要进行分期检查,了解肿瘤的转移扩散情况。

4.如何治疗大肠癌?

大肠癌的治疗主要是以手术为主的综合治疗模式,包括手术、化疗(利用化学合成药物杀伤肿瘤细胞、抑制肿瘤细胞生长的一种治疗方法)、放疗(通过放射线的聚焦杀灭照射区域的肿瘤细胞,属于局部治疗)、靶向治疗(以大肠癌细胞的标志性分子为靶点,通过干预细胞发生癌变的环节来达到治疗肿瘤的目的)、免疫治疗和支持治疗等。治疗目标是根除肿瘤、挽救生命、改善预后。早期大肠癌患者以手术切除为主,晚期大肠癌患者在手术之后一般还需要进行辅助化疗等治疗。

5.手术后患者还需要注意什么?

术后 3～5 年是复发的高发时期,因此,术后的定期复查是非常重要的,建议在术后最初 3 年每 3～6 个月进行 1 次复查,在第 4 年和第 5 年每 6 个月复查 1 次,每次复查时均推荐常规检查血清癌胚抗原的水平,如果发现升高,应进一步明确原因。影像学检查中,盆腔 CT 每年 1 次,至少持续 3 年;肠镜检查建议术后行 1 次,若结果正常,应 3～5 年进行 1 次肠镜检查。通过规律的复查,可以尽早发现有无复发,尽早介入治疗。

同时,通过维持健康体重和规律饮食能够有效改善预后,增加膳食纤维的摄入量(每日 25～30 克),尤其是谷物纤维,同时应戒烟,如果饮酒也需适量。

6.如何预防大肠癌?

★普通人群的筛查方案

对于 40～74 岁一般人群,推荐每 5～10 年进行 1 次肠镜检查;如筛查对象拒绝直接接受肠镜检查,可采用问卷风险评估和粪便免疫化学测试(FIT)进行初筛,对初筛阳性者(高危人群或 FIT 阳性)行肠镜检查;若筛查对象对肠镜依从性差,对初筛阳性者或拒绝初筛者可行多靶点粪便 DNA 检测,阳性者建议行肠镜检查。

★高危人群筛查方案

(1)若筛查对象的 2 个一级亲属确诊大肠癌或进展期腺瘤(或 1 个一级亲

属确诊年龄小于60岁)，建议从40岁开始或比家族中最早确诊大肠癌的年龄提前10年开始，每5年进行1次肠镜检查。

(2)对于腺瘤性息肉综合征患者或致病突变携带者，建议应每年进行1次肠镜检查。

(3)对于林奇综合征(遗传性非息肉病性结直肠癌)家系中携带致病突变者，建议自20～25岁开始接受肠镜检查，每两年1次，直到40岁，然后每年接受1次肠镜检查。

(4)溃疡性结肠炎患者最迟应在症状出现8年后接受肠镜筛查，并接受全结肠多部位活检。

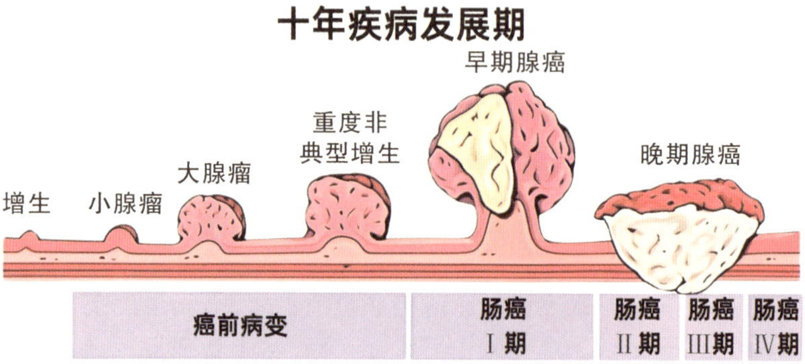

肠造口篇

李先生，51岁，因便血及肛门坠胀不适3个月余入院治疗。肠镜发现距肛门5～10厘米处直肠有一溃疡隆起型肿物，病理提示“直肠腺癌”。完善各项检查后行直肠癌根治术，术后右下腹留一肠造口，大便从腹部造口处排出。面对于此，李先生倍感压力和焦虑，从肚子上出大便，这种情形要持续多久？日常应该怎么处理？平时注意什么？面对肠造口，李先生有太多疑问和困惑，下面由护士为其进行一一解答。

1.什么是肠造口？

肠造口俗称“人工肛门”，是由于疾病治疗的需要，通过手术将一段肠管拉出腹壁，开口翻转缝于腹壁，用于代替原有肛门排便。但肠造口没有括约肌和神经组织，患者不能通过自己的意志来控制排便，大便会不自主地不停流出，所以造口处需要粘贴造口袋，收集流出的大便。若大便直接接触周围皮肤，容易引起皮肤损伤，导致患者疼痛不适。

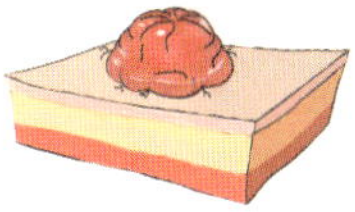

2.为什么要做肠造口？

某些疾病包括癌症、炎症性肠病以及外伤、各种原因造成的肠梗阻等需要行肠造口手术。例如，肿瘤侵犯肛门及其周围组织，为了彻底切除肿瘤，需要切除肛门，则需要在腹壁行永久性的肠造口以排出粪便。还有一部分患者由于肠道肿瘤较大或肠梗阻无法有效解除，肿瘤近端的肠管水肿明显，若强行术后吻合肠管，会大大增加术后吻合口瘘、腹腔感染的风险，严重时患者会因为中毒性休克而死亡。因此，考虑手术的安全性和术后疾病恢复的正常生理过程，需要在腹壁行一个临时性的肠造口用以排出粪便，同时为术后的有效恢复争取时间。

3.肠造口还能还纳回去，恢复正常排便功能吗？

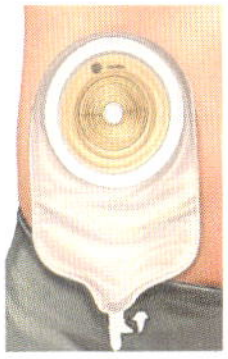

若手术切除了肛门，做的是永久性肠造口，就没有还纳的机会了，需要终生保留肠造口。

临时性肠造口可根据病情恢复情况，如吻合口愈合情况及有无狭窄发生、肛门功能是否正常、远端肠管是否通畅、癌症有无复发和转移、全身情况能否耐受手术等，进行评估。若经过评估适合还纳，就可以将造口还纳回去，恢复肠管的连续性和结构与功能。一般情况下，造口术后 3～6 个月可实施还纳手术。

4.做了肠造口之后，应该注意什么？

★观察造口

（1）颜色：造口的正常颜色为鲜红或粉红色，表面光滑、湿润，像正常人口唇的颜色。颜色苍白提示贫血，暗红色或淡紫色提示缺血，黑褐色或黑色提示坏死。

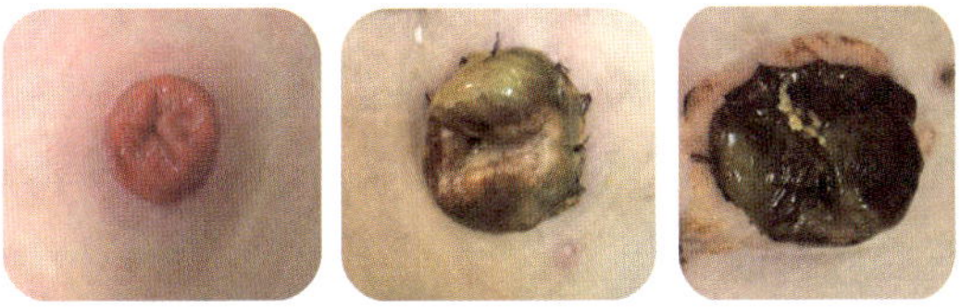

(2)高度:造口一般高出皮肤 1～2 厘米。若造口高度过于平坦或回缩,易导致粪便渗漏引起皮肤损伤。若脱出或脱垂,会造成收纳袋佩戴困难或造口黏膜出血等并发症。

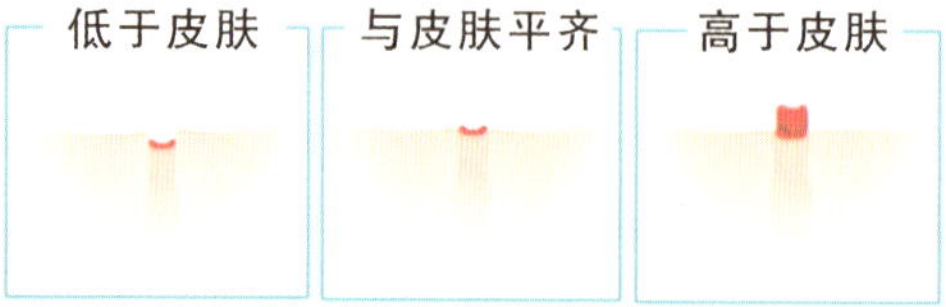

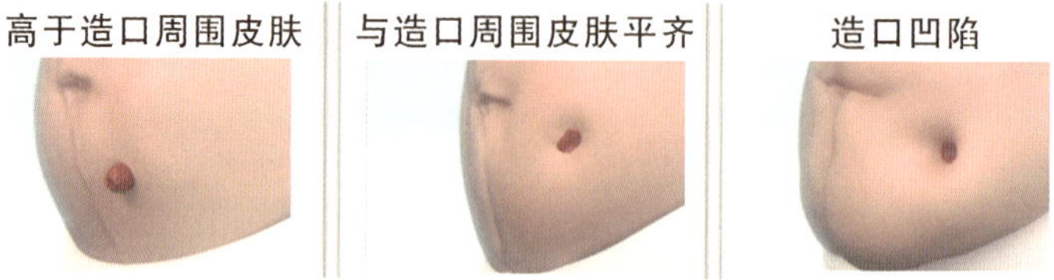

(3)造口周围皮肤:造口周围皮肤是正常、完整的,与相邻的皮肤表面颜色没有区别。若皮肤出现红、肿、破溃、水肿、皮疹等,应寻求专业人士帮助。

(4)形状:造口形状为圆形、椭圆形或不规则形。

(5)排泄物:回肠造口者一般术后 2～3 天开始排泄,排泄物最初为黏稠、黄绿色的黏液或水样便,排出量为 1500～1800 毫升,逐渐过渡到褐色、糊样便,排出量也会逐渐减少。结肠造口一般术后 3～5 天开始排泄,排泄物为褐色、糊状或为软便。若排泄物有血性液体或术后 5 天仍无排气、排便等,均提示异常。

★如何正确更换造口袋?

造口袋的更换是日常生活中最值得关注的问题,可以记住一个更换造口袋的口诀:“一揭二查三清洁,四量五裁六保护,七粘八封轻轻捂,粘贴牢固再起身,牢记口诀很简单,造口健康每一天。”

首先需要准备好以下物品:造口测量尺、弯剪(造口专用剪刀)、湿纸巾(不含酒精)、水、卫生纸、垃圾袋、造口袋,必要时备造口辅助用品(造口护肤粉、皮肤保护喷剂、防漏贴环及其他附件产品)。

(1)揭除:一只手轻轻按住皮肤,另一只手由上至下轻柔地揭除底盘,动作不可过快、用力不可过猛。若不易揭除,建议使用黏胶去除剂,避免皮肤损伤。沿着造口底盘顶部和边缘喷射,静待数秒,再轻轻揭除底盘。如果仍有粘连,可再次喷射。

(2)检查:①观察造口底盘内圈是否有发泡、发白现象,底盘粘胶变白 1/2 时建议应该更换底盘。②检查底盘上是否有排泄物残留,正常情况下底盘应是清洁的。③检查皮肤是否有变红或损伤，若出现皮肤损伤，应增加更换频率。④观察造口大小是否发生变化。⑤检查排泄物里有无黏液、血液，若有异常，及时处理。

(3)清洁：用温水、生理盐水或用不含酒精的湿纸巾清洁造口及造口周围皮肤(由外向内)，不要用力过大，以免损伤造口黏膜而引起出血。

(4)测量：用造口测量尺测量造口根部的大小和形状。

(5)裁剪：造口底盘中心孔的剪裁要与造口的尺寸和形状相匹配，底盘圈口大于造口根部测量值 1～2 毫米，手指抚平内缘倒刺。

(6)皮肤保护措施：待皮肤干燥后，将造口护肤粉薄薄涂抹在造口周围皮肤，用干棉签涂匀，几分钟后扫去多余浮粉，以免影响造口底盘粘贴的牢固性；喷皮肤保护喷剂，喷洒时距离皮肤 10 厘米，30 秒待干后形成一层无色透明的保护膜；将防漏膏或可塑贴环围绕在造口周围皮肤，并用棉签蘸少量水压实，使皮肤与其形成平面后再佩戴造口袋。

(7)粘贴：除去底盘保护纸，底盘开口正对造口，由下至上粘贴，将底盘紧密地贴合在皮肤上，由内向外均匀按压底盘，确保底盘和皮肤有效的粘贴(粘贴底盘前皮肤必须是干燥的)。

(8)封口：封闭造口袋排放口，佩戴完毕。

(9)轻轻捂：粘贴造口袋后，不要马上起来活动，可用温暖的手捂住造口底盘黏胶 10～15 分钟，以增加黏附力使之牢固。

★如何选择和购买造口产品？

伴随医保统筹的不断完善，很多造口产品已纳入医保范围，可以咨询当地医院，也可以通过医疗用品店、网络等途径购买，为了保证安全，一定要通过正规渠道购买。值得一提的是，造口产品一次不要购买太多，随着时间的推移，造口的形状和大小、患者的体型、造口周围的皮肤都有改变，或者当发现造口袋出现易渗漏等情况时，说明造口产品需要进行调整更换，更换什么样的产品或者是否需要更换，可以至医院的专科造口门诊咨询造口治疗师。

5.肠造口术后，日常生活中需要注意什么？

★如何饮食？

(1)均衡饮食，足量饮水：少食多餐，种类尽量多，保证营养全面，每日饮水约 2000 毫升。

(2)细嚼慢咽，避免梗阻：对于粗纤维食物，煮软烂后再吃，以防止消化不良造成食物阻塞造口。

(3)学会“挑食”:尽量少吃油腻、辛辣刺激、难消化的食物。

(4)尝试新食物,要循序渐进:每次添加一种新食物,少量试吃,逐渐增加。

(5)少食易产气的食物:如土豆、红薯、巧克力、豆类、啤酒、碳酸饮料等,进食这些食物后产气过多,会使造口袋鼓起来,有损外表形象。

(6)少食易产生异味的食物:如洋葱、韭菜、大蒜、油炸食品、刺激性调料等。

(7)避免食用易引起腹泻的食物:如冷食、辛辣食品等,过量饮用酒精类饮品也可导致稀便。若发生腹泻,应根据情况及时就医,避免发生脱水症状。

(8)如发生腹痛和(或)梗阻,应停止进食,及时就医,慎用止痛药。

★如何洗澡?

(1)选择淋浴,不要盆浴:不可用花洒直接冲洗造口、使劲揉搓,以免损伤造口黏膜。

(2)洗澡时间:不宜过长,一般 10~20 分钟为宜,水温 39 ℃为宜。

(3)洗澡用物:碱性皂液或消毒剂会使皮肤干燥而容易损伤,应避免使用;应选择中性温和、无残留、不含保湿和油性成分的清洁用品;沐浴液应冲洗干净,以免影响底盘粘贴效果。

★怎样锻炼身体?

造口术后运动原则:循序渐进,慢慢适应。建议进行一些运动量小,节奏放松的运动,如散步、慢跑、游泳、跳广场舞等体育运动。必要时可使用造口腹带,以增加腹部支撑力。

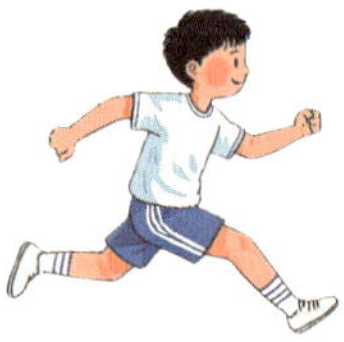

慢跑

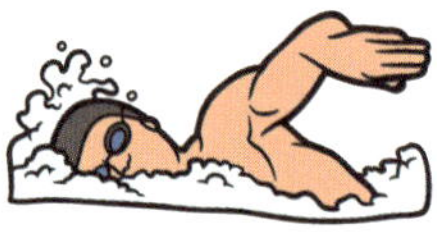

游泳

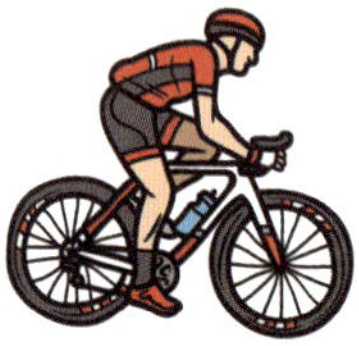

骑单车

要避免剧烈的、有身体碰撞的或增加腹压的运动,如打篮球、踢足球、举重等运动。

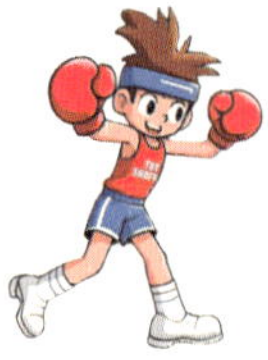

拳击

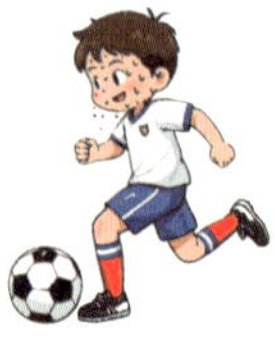

踢足球

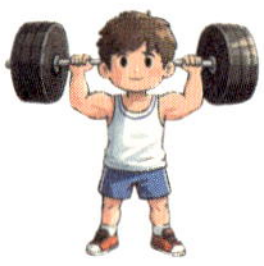

举重

★可以恢复社会功能吗?

康复后,只要体力允许,可回归工作和社交。造口不会影响一般性的正常工作,但要避免提超过 5 公斤的重物,避免长期慢性咳嗽、便秘、排尿困难等腹压增高的情况,以免引起造口脱垂及造口旁疝等并发症。

肿瘤化疗篇

张先生(45 岁)最近的生活像是被乌云笼罩,咳嗽如同一个甩不掉的恶魔,频繁地侵袭着他,而痰中带血的症状已经持续了近两周。怀揣着恐惧与不安,他在门诊检查后,被确诊为肺癌,随后住进了医院,进行了一系列的检查、治疗、吃药。张先生心中有无数的问题与困惑,下面由护士为其解惑。

1.化疗会把身体打垮吗?

不少人“谈化色变”,拒绝化疗。其实,化疗也并没有人们想象中的那么可怕,化疗是一种全身治疗手段,无论采用什么途径给药(口服、静脉和体腔给药等),药物都会随着血液循环遍布全身的绝大部分器官和组织。化疗是全身系统性治疗的一种方式,弥补了手术的局限性,为发生转移的晚期肿瘤患者带来了希望。化疗药物就像我们派进去的“士兵”,通过血液进入全身,杀死肿瘤细胞,并可以消灭“躲藏和溜走”的肿瘤细胞,起到预防复发和转移的作用。因此,对一些有转移的中晚期肿瘤,化疗是主要的治疗手段。化疗药物在消灭肿瘤细胞时,它的识别能力有点儿差,不可避免地会损伤一部分正常细胞,这就是不良反应。医生准确选择化疗药物,规范化疗方案,正确使用药物剂量,通过药物或其他有效措施去预防和减轻化疗的不良反应,是可以将不良反应“化敌为友”的。

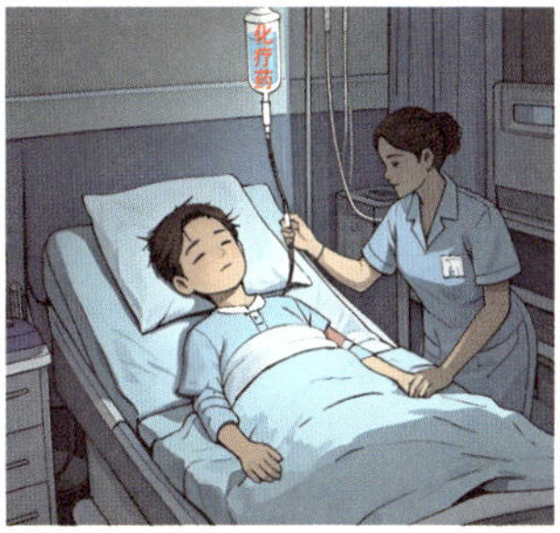

2.如何进行食疗,增强免疫力?

科学膳食、合理营养对肿瘤患者而言至关重要。每餐可按照以下比例搭配:2 份蔬菜水果(蔬菜为烹制后的体积,水果摄入量低于蔬菜)、1 份主食、1 份优质蛋白质类食物。

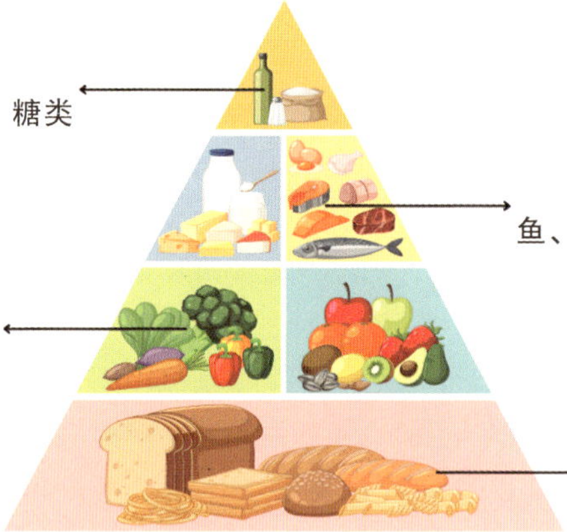

每天新鲜蔬菜摄入量为300～500克，水果为200～300克，建议每天绿色、紫色、红橙色、黄色等深色蔬菜占总量1/2以上。

保证每日饮水量：成人每天饮水量为1500～1700毫升，肿瘤患者每天饮用水和食物中所含水分一般按照30～40毫升/(千克·天)给予，使每日尿量维持在1000～2000毫升，但心、肺、肾功能障碍的患者应注意防止液体摄入量过多，可在医生和临床营养师指导下确定适宜的水分摄入量。饮水应遵循少量多次的原则，每次以50～100毫升为宜，首选白开水，也可喝淡茶水、矿泉水，一般不建议用含糖饮料或预包装果汁饮品代替水。

3.为什么会经常感觉疲乏呢?

肿瘤患者普遍存在疲乏症状，考虑与肿瘤相关性疲乏(或称癌因性疲乏)有关，发生原因有以下几点：肿瘤细胞激活C反应蛋白、白细胞介素-6等炎症因子，改变神经传导过程，从而出现睡眠异常、食欲减退、发热及严重疲乏等症状；手术、放疗、化疗、免疫/靶向治疗会导致组织细胞损伤、免疫力下降、细胞毒性药物的降解产物聚集、炎症因子释放等，阻碍机体正常代谢，降低机体机能，出现疲乏症状；血红蛋白水平越低，出现癌症相关性疲乏的概率越高；肿瘤导致的长期疼痛使能量消耗增加，导致身体疲乏；肿瘤患者因治疗过程中的不良反应(如恶心、呕吐等)或疼痛，食欲会下降，食物摄入减少，造成

浑身没劲

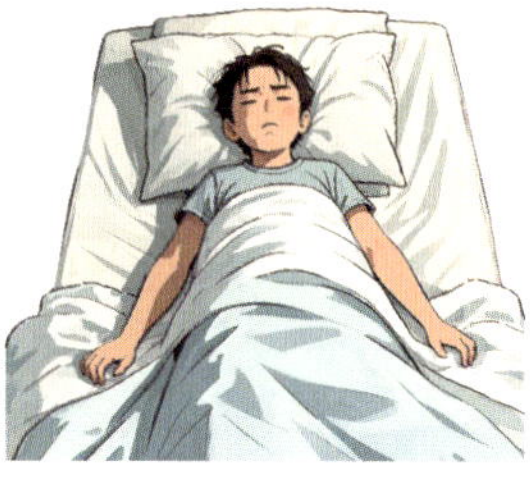

营养不良,而感觉疲乏;肿瘤患者因睡眠障碍、焦虑、抑郁等不良情绪也会消耗身体,导致乏力。

4."升白针"的作用是什么?

"升白针"即粒细胞集落刺激因子(G-CSF)或其长效制剂,能够刺激骨髓中的粒细胞分化成熟,并释放入血,从而增加白细胞的数量。这对于预防化疗后白细胞数量减少引发的感染具有十分重要的意义。

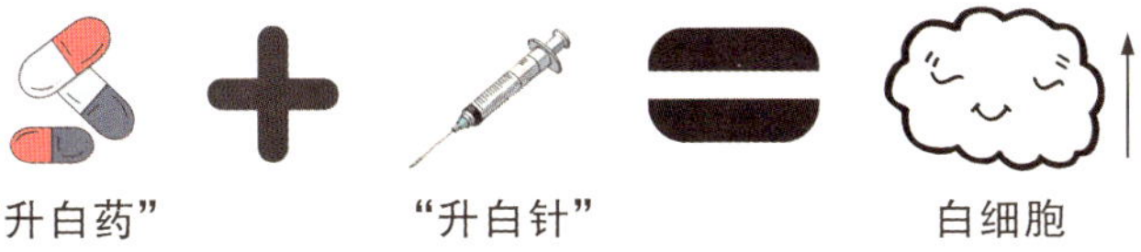

"升白针"一般在化疗结束 24～48 小时后使用,主要作用有以下三方面。

(1)可以有效避免药物冲突:化疗药物在体内的代谢和排泄需要一定的时间,如果在化疗后立即使用"升白针",可能会与化疗药物产生相互作用,影响"升白针"的效果。因此,化疗结束 24～48 小时后使用能够充分发挥其药效。

(2)把握最佳时机:化疗后 7～14 天是白细胞数量最低、感染风险最高的时期。在白细胞数量下降到最低点(即"波谷")之前使用"升白针"可以更有效地刺激白细胞生成,缩短粒细胞缺乏的持续时间,降低感染风险。

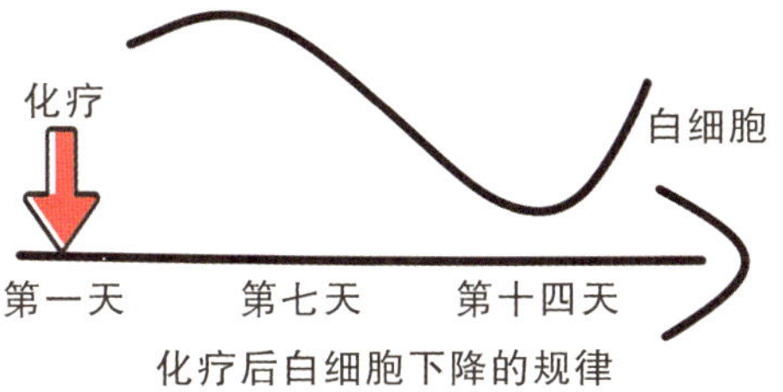

化疗后白细胞下降的规律

(3)预防性作用:长效"升白针"具有较长的药效持续时间,每个化疗周期只需注射一次。在化疗结束 24 小时后使用长效"升白针"可以发挥其预防性作用,降低中性粒细胞减少症的发生率、持续时间和严重程度,保证化疗的周期和节奏。

免疫治疗篇

张先生(56 岁),肺癌 2 年,近期因治疗需要,每个月来医院进行免疫治疗,他有很多问题想要向护士请教。

1.什么是免疫治疗?

坏人会伪装成好人,肿瘤细胞也会,而免疫细胞是身体里的“警察”,面对伪装成“好人”的癌细胞,就可能会察觉不了,导致放过“坏人”。而免疫治疗可以理解为给了免疫系统一双“火眼金睛”,一切“妖魔鬼怪”都逃不过,而且,免疫系统本身就对癌细胞有杀灭作用。也就是说,免疫治疗是两手出击,既能让“坏人”无处遁形,更能消灭“坏人”。

2.免疫药物会有哪些不良反应?

(1)皮肤反应:包括皮疹、瘙痒等。绝大多数皮肤的不良反应是可逆的,在停药后,大部分会自行消失。如果出现严重的皮肤反应,如大面积皮疹等,建议咨询医护人员,遵医嘱治疗。

(2)免疫性肺炎:发生率低,若出现呼吸困难、咳嗽、胸痛、发热等,应及时就医。

(3)内分泌紊乱:主要包括甲状腺功能异常、肾上腺功能减退、垂体炎等。

(4)肝脏毒性:表现为转氨酶升高、黄疸、胆红素升高等。如果出现皮肤、眼白发黄,疲惫,食欲下降,尿液颜色变暗,建议及时就医治疗。

(5)胃肠道反应:多为腹泻、便秘、恶心呕吐、肠炎等。一天内腹泻小于或等于 3 次,一般情况良好,可给予止泻、补液治疗;如果每日腹泻次数较平时增加 4~6 次,或者出现腹痛、大便带血或者恶心,应及时就医,避免出现脱水、恶心等症状。

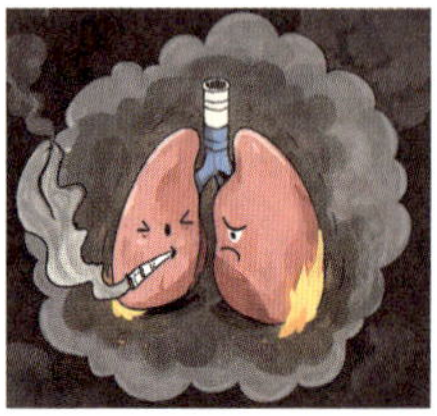

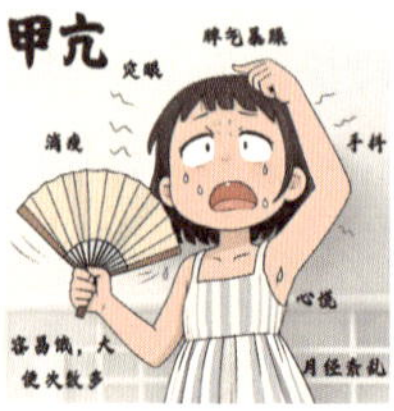

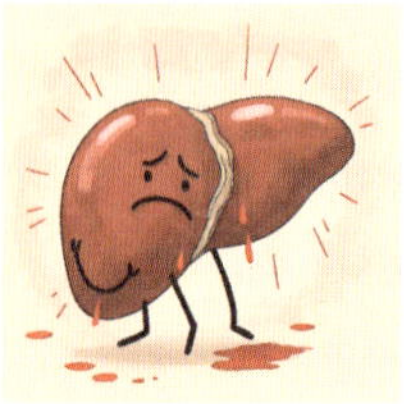

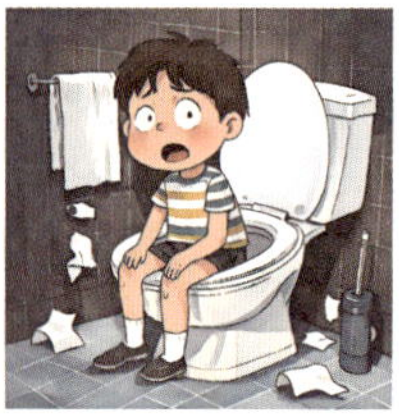

3.免疫治疗期间饮食及生活需要注意什么？

免疫治疗期间，应注意摄入优质蛋白质，如鸡蛋、牛奶、鱼肉等，避免高油高盐，食用富含维生素C和B族维生素的食物，如绿叶蔬菜、水果。食物尽量做得松软可口，进食时应当细嚼慢咽。对于胃肠不良反应比较严重的患者，应当选择流质或半流质食物。

高蛋白质　　高维生素　　高热量

肿瘤放疗篇

张女士，29岁，确诊乳腺癌，术后半年，为了进一步治疗来到肿瘤放疗科住院。她对放疗充满了疑问，请护士为其一一解答。

1.什么是放疗？

放疗是用射线的电离辐射作用杀灭肿瘤的方法，与外科治疗、药物治疗并列为肿瘤治疗的三大手段之一。放疗在充分给予靶区照射的同时，最大程度减少对周围正常组织的伤害，从而消灭肿瘤，延长生存时间，提高生存质量。放疗通常需要多次进行，一般为放疗5天，休息2天，每次治疗时间较短。这种规律性的治疗方式可以让患者能够更好地适应并坚持下去，以上流程大概需要2～3天。

2.放疗为什么要治疗5天，休息2天？

放疗不可避免地会损伤肿瘤细胞周围的正常细胞，而分次放疗可以给正常组织细胞修复的时间，从而减轻放疗对正常组织的不良反应，分次放疗通过间歇期促使部分静止期细胞进入分裂期，使得每次治疗能靶向更多敏感细胞。

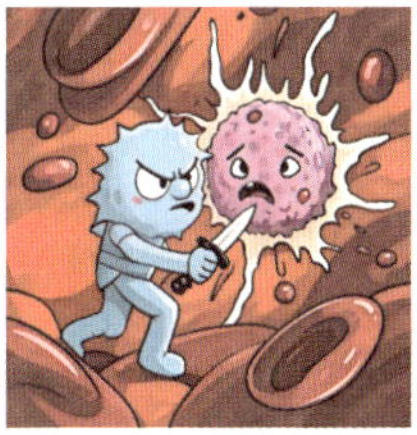

通过多次循环这一过程，逐步实现对肿瘤的有效清除。

3.放疗有什么不良反应？

放疗常见的不良反应包括：

(1)皮肤反应：多数表现为色素沉着、红斑、干性脱屑(3～5 周开始修复，1～3 个月愈合)，极少数肥胖患者可能出现湿性脱皮或浅表溃疡；放疗期间应保持皮肤干燥，勿用刺激性物品，在此基础上可从放疗第一天开始至放疗结束后 1 个月遵医嘱给予照射野及周边 1 厘米区域涂抹皮肤保护剂，涂抹后轻轻按摩直至吸收，若皮肤有破损，涂抹动作要轻柔，不要将皮肤保护剂涂抹在破损部位。

(2)消化道反应：食欲减退者建议清淡饮食，不足 5%的患者可能出现放射性食管炎。

(3)全身反应：乏力、血象下降等。上述反应均属可控范围，90%以上患者可耐受，严重并发症发生率低于 2%。治疗期间需加强营养支持与皮肤护理，所有症状在放疗结束后会逐步缓解。放疗完成后，患者不携带放射源，不会对周围的人和环境造成二次辐射伤害。

4.放疗期间及放疗后的穿着需要注意什么？

放疗时可以带薄被覆盖身体，避免着凉感冒；穿纯棉宽松、宽领口、无领子衣服，女性不戴胸罩，尽量保持放射野皮肤裸露、干燥；如有瘙痒，可以用手掌轻拍，避免用指甲或其他器具抓挠，减少破皮风险，如出现皮肤破皮，及时告知医护人员处理，避免自行使用卫生纸或碘酒、酒精等刺激性药物擦拭；不要在放射野内涂抹化妆品、香水或爽身粉等，不用热水或冷水浸泡或湿敷放射野皮肤，保持放射野皮肤干燥，同时避免暴晒及穿厚重衣服，减少出汗，保持室内温湿度适宜，以及避免在放射野使用胶带或绷带。

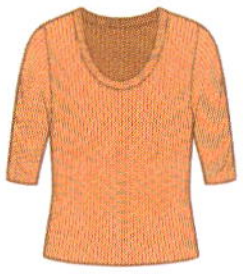
低领毛衣

防晒霜

5.放疗期间，饮食需要注意什么？

营养不良会降低肿瘤细胞的放射敏感性，增加放疗摆位误差，降低治疗耐受性和疗效，因此在放疗期间加强营养支持非常重要。在放疗期间如果出现进食吞咽困难、咽下食物疼痛感、黏液增多及声音嘶哑等症状，请不要害怕，要及时告知护士或医生，使用相关药物进行治疗。

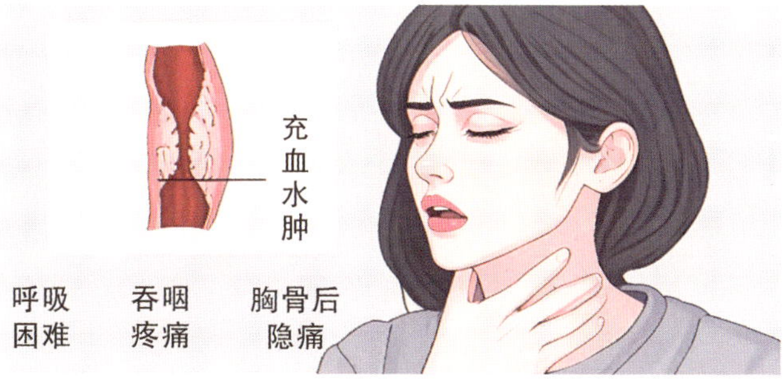

肺结节微波消融手术

展先生，43 岁，平时身体健康，今年单位查体发现双肺多发结节，左肺下叶背段磨玻璃结节大小约 30 毫米，查体中心建议进一步进行检查治疗。面对突如其来的疾病，他忧心忡忡，听说微波消融可以治疗肺结节，就赶紧来咨询，我们护士针对他的问题给予了如下解释：

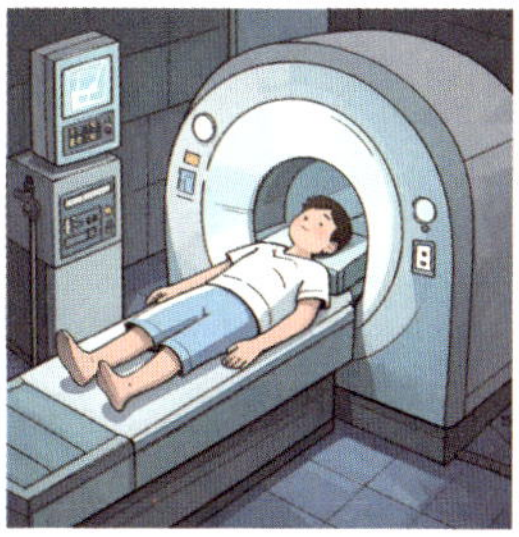

1.肺结节微波消融手术是什么？

肺结节微波消融手术是热消融技术的一种治疗方式，是以影像学（B 超、CT、MRI）为引导，将微波针直接插入靶区病灶，利用微波产热的生物学效应直接使病灶灭活（即烧死病灶组织）的一种针孔微创技术。微波消融手术具有创伤小、恢复快、疗效好、安全性高、可重复性强等特点，已广泛应用于临床。

2.微创手术需要注意什么？

肺结节微波消融手术可选择局部麻醉或全身麻醉，局部麻醉较为常用。局部麻醉术前 4 小时需要禁食，术前 2 小时需要禁水。如果需要全身麻醉时术前 12 小时需要禁食，术前 4 小时需要禁水。在消融治疗后一般会出现轻度疼痛，很少出现中度以上的疼痛，可以通过分散注意力、休息或遵医嘱服用止痛药物来缓解。术后如果没有恶心呕吐，术后 2 小时可以饮水，4 小时后可以进食（如稀饭、烂面条等易消化的食物），手术后第 2 天可恢复正常饮食，但要避免油炸、辛辣刺激、难消化的食物。

3.术后咳嗽，痰中带少量血丝正常吗？

术后咳嗽，痰中带少量血丝属于正常现象。因为组织坏死及其周围肺组织热损伤后会引起炎症反应导致咳嗽，一般会有轻微咳嗽和少量痰中带血。必要的时候医师会根据情况应用止咳化痰药，缓解症状。但术后要避免剧烈咳嗽和憋气，若突然出现呼吸困难、胸闷、憋喘、气促等症状要警惕气胸的发生，请及时告诉医护人员帮您处理。

4.术后多久能出院？出院回家后需要注意什么？

肺结节消融术后如果没有出现并发症，一般术后 3～5 天就可以出院。

出院后需要注意体温有无变化，如果体温低于 38.5 ℃，可给予物理降温，多饮水，保持皮肤清洁、干燥和舒适；如果体温超过 38.5 ℃持续不退者请及时入院检查治疗。

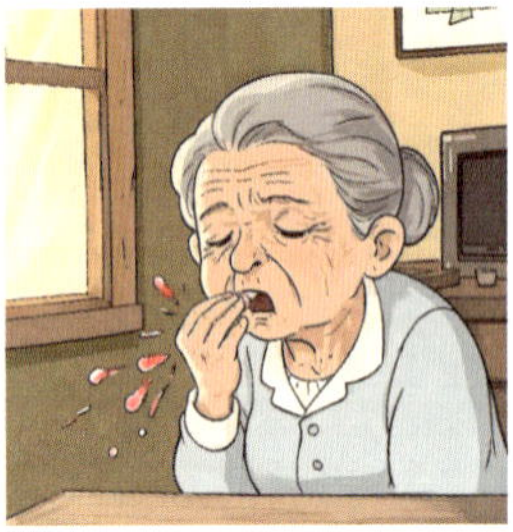

同时注意有无咳痰，出院后注意痰液的性状，少量痰中带血是正常的，若出现痰中带血并进行性加重或者咯血等情况请及时就诊。

注意有无疼痛，肺部热消融治疗后出现疼痛，一般为轻度疼痛，很少出现中度以上的疼痛，可以通过听音乐、看电视等方式缓解，必要时遵医嘱服用止痛药。

注意有无迟发性气胸，出院后避免剧烈咳嗽、剧烈活动上肢，保持大便通畅，若突然出现呼吸困难、胸闷、憋喘、疼痛、气促等症状应警惕发生迟发性气胸，出现这些症状时应该及时就医。

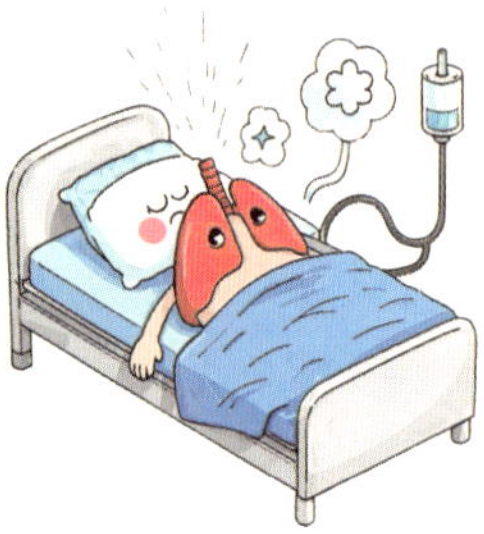

可进食高蛋白质食物，如鸡蛋、牛奶、精制瘦肉、鱼虾类等食物；高热量食物（糖尿病患者除外），如主食等；高维生素食物，如新鲜水果蔬菜等；低脂肪及清淡食物。忌油腻、生冷及刺激性食物。

适当的活动和休息，术后大约 1 个月后可以完全恢复正常的生活和工作了。但是这 1 个月期间禁止剧烈活动，比如引体向上、过度拉伸动作、钓鱼甩杆、搬重物等。保证充足的睡眠，避免熬夜；如失眠严重请及时寻求医生的帮助。

保持积极乐观的心态，避免过度紧张和焦虑。可以通过与家人朋友交流、发展兴趣爱好等方式来缓解心理压力。

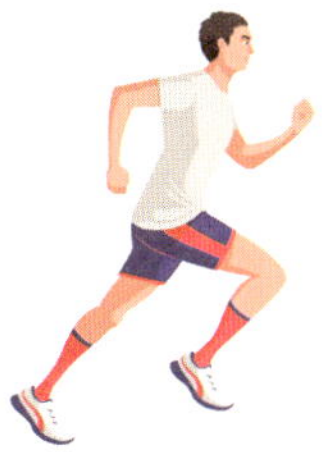

术后1个月、3个月、6个月需要复查胸部CT(无需空腹)，主要观察消融效果，2年后改为年度查体时进行CT检查。

（庄　静　阮　真）

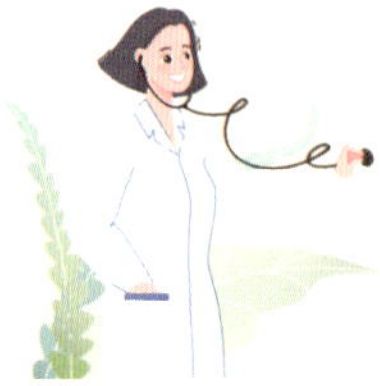

骨科护理科普

膝关节置换篇

王爷爷，70 岁，因左膝关节疼痛伴活动受限来骨关节门诊就诊。根据临床症状及辅助检查等，确诊为左膝骨性关节炎，医生建议住院行手术治疗。王爷爷入院后非常焦虑，有一系列的疑惑，病房护士耐心地为他解答。

1.术后何时能喝水、吃饭？

（1）饮水：麻醉清醒后，若无恶心呕吐，即可少量多次饮用温开水。

（2）流食：术后 4～6 小时后，可进食清汤、粥及蔬菜汤等易消化、不刺激的食物。

（3）正常饮食：次日可以逐渐过渡为正常饮食，注意营养均衡，多食优质蛋白质，如瘦肉、鱼类、蛋类等，以及富含维生素和矿物质的食物，如新鲜果蔬。

（4）补铁：因手术失血可能导致贫血，建议多吃含铁丰富的食物，如动物肝脏、血制品等，有助于血红蛋白的合成。

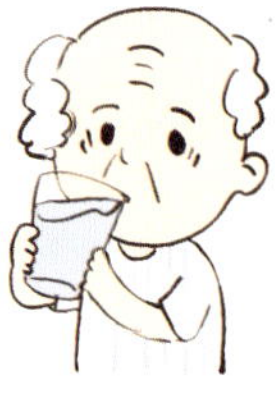

术后清醒后少量多次饮用温开水

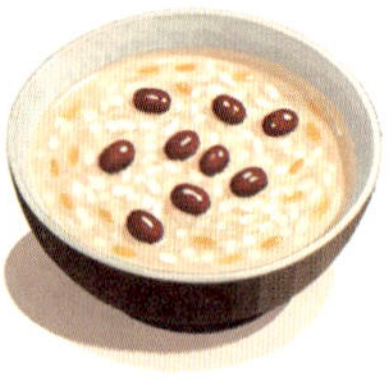

术后6小时后流质饮食

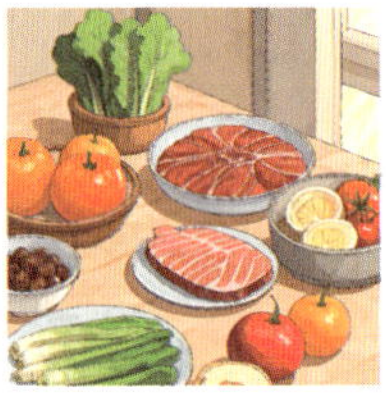

术后第二天逐渐过渡为正常饮食

2.如何正确下床及使用助行器?

(1)术后早下床可以有效预防血栓、肌肉萎缩等并发症,促进关节功能恢复。

(2)术后第一天,若生命体征平稳、无头晕恶心、疼痛可耐受、刀口无活动性出血等,护士会协助患者使用助行器下床,并遵循适量、循序渐进的原则。

(3)术后首次下床时,家属要陪伴左右,并需遵循以下步骤:

第一步:抬高床头45°~60°,半坐卧位3~5分钟。

第二步:取侧卧位,双腿垂下床沿,双手环抱护士颈肩部,护士从患者腋下环抱患者并用力将患者扶坐起。在床边坐起3~5分钟,观察有无不适。

第三步:扶持患者站立3~5分钟,无不适后再使用助行器辅助行走。

(4)助行器的使用方法:

1)调整高度:肘关节屈曲30°,手腕背屈,高度与股骨大转子水平。

2)站立和坐下的方法:站立时,助行器放于正前方,双手扶助行器,臀部向前移,双膝微曲,重心前移后起立。坐下时,慢慢后移至双脚接触床边或椅边,慢慢坐下。

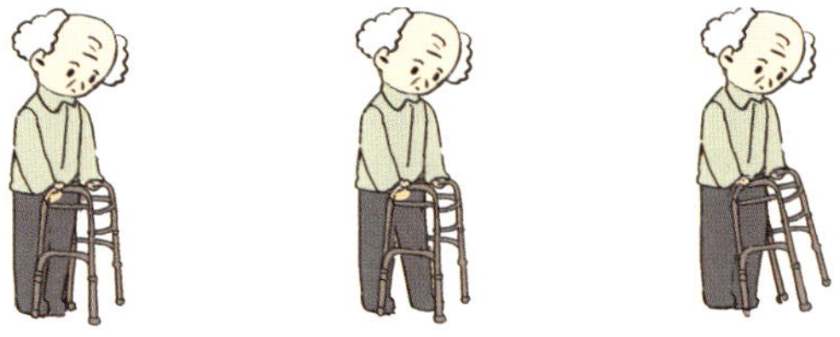

① 把脚放在助行器的后腿的中间　② 举起助行器,自然地放在自己的前端,要确保助行器的四条腿都在地板上　③ 小心地、一次一步地向前走

3)步行方法:助行器放在身体前方一臂处,先迈出手术侧腿,再迈出健侧腿,确保助行器始终在身体前方以提供稳定支撑。

3.术后下床走路腿肿了,该怎么办?

术后腿肿主要与手术创伤、血液循环不畅、淋巴回流减少及锻炼不当有关。缓解"妙招"如下:

(1)根据个人耐受情况进行功能锻炼,循序渐进。

(2)锻炼后局部冷敷30分钟。肿胀稳定后改为热敷,促进血液循环。

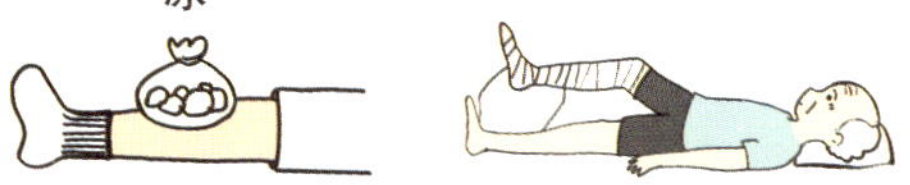

(3)活动后平卧,抬高患肢高于心脏水平15~20厘米,每次30分钟,促进血液回流,减轻肿胀。

4.术后膝关节能正常打弯吗?

通过坚持锻炼,术后膝关节打弯可逐渐恢复,锻炼方法如下:

(1)床上屈膝锻炼:坐位,双手抱膝关节上方,足跟紧贴床面,主动屈伸膝关节,往返10次为1组,每日至少2组。

(2)床边屈膝锻炼:坐于床边,双腿下垂,前后摆动小腿,往返30次为1组,可逐渐增加至100次,每天至少2组。

(3)凳上屈膝锻炼:坐于凳上,患膝逐渐向后弯曲,至最大角度后,外力辅助下向后增加弯曲度数,循序渐进。

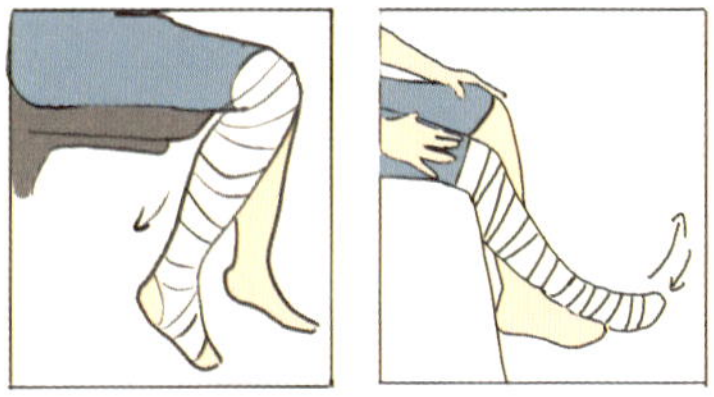

注意:每次锻炼后,可冷敷30分钟并抬高患肢,以缓解疼痛和肿胀。

5.如何保护置换的关节?

膝关节置换术后,假肢使用寿命一般在10~15年,甚至更久,但受多种因素影响,需保护,保护方式如下:

(1)控制体重:体重较轻者膝关节使用年限较长,体重过重者使用年限可能会缩短。

(2)调整活动量:适量日常活动可减少膝关节磨损,使用年限较长;过度活动可能加速磨损。

(3)预防感染:均衡饮食,适量运动,提高免疫力,积极治疗感染,如感冒、牙龈炎等。

6.膝关节置换术后应如何进行运动?

(1)步行:适度步行是恢复的最佳方式。初期使用助行器或拐杖,平稳行走;随肌肉力量增强,逐步延长行走时间和距离,增加负重。

(2)踩自行车训练:调整座位高度,使膝关节几乎伸直。先向后踩踏板,适应后再向前踩,4~6周后逐渐增加阻力。

(3)游泳:游泳可锻炼膝关节周围肌肉,增强灵活性,且不增加关节压力。

(4)避免深蹲、爬山、强负重运动等,以减少关节磨损。

髋关节置换篇

王爷爷，65岁，因右髋关节疼痛伴活动受限，来医院骨关节门诊就诊，根据他的临床症状及辅助检查等，确诊为右股骨头缺血性坏死，医生建议住院行手术治疗。王爷爷入院后比较困惑，有一系列问题，病房护士耐心地为他解答。

1.髋关节置换术后腰腿活动能恢复正常吗？

人工髋关节置换术后，大多数患者通过康复训练可恢复到正常活动水平。但术后6周内需避免假体脱位，一旦脱位，需及时复位并限制活动；反复脱位可能需二次翻修，恢复时间也会延长。预防脱位的方法如下：

(1)保持正确体位：患肢外展中立位，避免过度内收、内旋及屈曲超过90°。

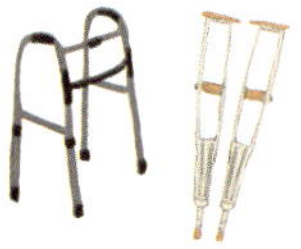

(2)使用辅助工具：借助手杖、助行器或拐杖行走，确保活动环境安全，防止跌倒。

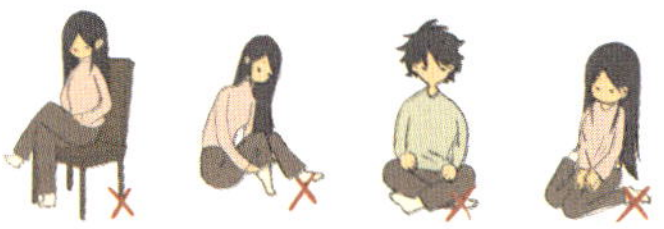

(3)避免危险动作：6周内禁止侧方提鞋、跷二郎腿等。

(4)加强康复训练：在专业人员指导下，增强髋关节周围肌肉力量，提高关节稳定性。

2.髋关节置换术后能否翻身？

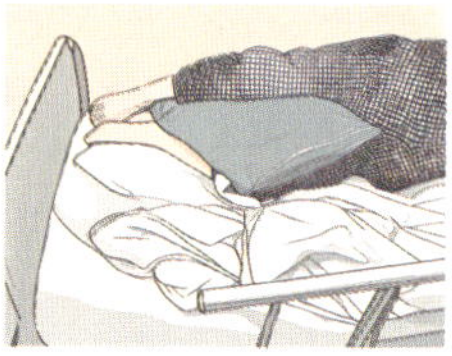

可以翻身。为预防刀口疼痛，建议优先翻向健侧，两腿间垫枕头。枕头需从大腿延伸至膝盖和小腿，避免仅垫在膝盖及小腿处，以防患肢过度内收、内旋而导致假体脱位。

3.如何识别髋关节脱位？

(1)疼痛：假体脱位后引起的疼痛一般比较剧烈，难以耐受。

(2)畸形：患肢会出现内收、内旋畸形且长度比健肢短，膝盖可能会粘在健侧的大腿或膝盖内侧，形成粘膝征。

(3)活动受限：脱位后，髋关节活动范围会受到严重限制，无法进行正常的屈伸、外展等动作。

(4)肿胀和淤血：脱位导致周围肌肉和软组织受伤，引起肿胀和淤血。

(5)关节异响：在某些情况下，脱位时会听到"咔嚓"等关节异响。

4.髋关节置换术后能上下楼梯吗？

术后上下楼梯时，最好有家属的帮助，也可使用拐杖或手扶栏杆，以保证安全。上楼梯时，遵循健肢先上、患肢跟上；下楼梯时，遵循患肢先下，健肢跟上。

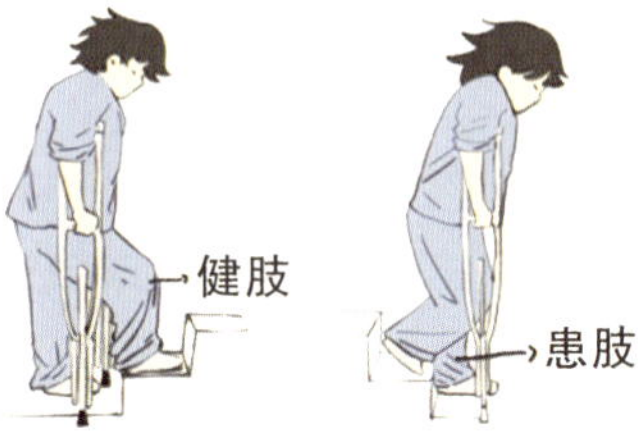

膝关节运动损伤篇

在一次训练中，运动员陈先生(25岁)膝盖突发不适，经检查确诊为前交叉韧带损伤，且半月板也出现了问题。这对于陈先生打击巨大，毕竟运动员最怕的就是膝关节受伤，即便康复，运动能力也会大打折扣。

1.发生前交叉韧带及半月板损伤后，该如何正确处理？

(1)休息：立即停止运动，并进行休息，避免受伤的关节再负重。

(2)冰敷：可减轻疼痛、肿胀，建议每次冷敷15～20分钟即可，每天3～4次。24～48小时后可热敷处理，促进血液循环，加快恢复。

(3)压迫：用绷带或者其他方法压迫受伤局部，减少出血、淤血。

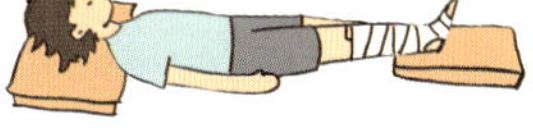

(4)抬高患肢：高于心脏水平，可缓解肿胀症状。

(5)及时就医：遵医嘱选择适宜的治疗方案。

2.前交叉韧带术后为什么要戴支具?

术后第一天,在护理人员协助下佩戴合适的保护性支具后可下床活动。膝关节支具的主要作用是维持膝关节的稳定,保护重建韧带,避免使其受到过度牵拉。然而,保护过度会导致膝关节肌肉萎缩,这两者之间的权衡须与医生商讨后决定。一般在下床时佩戴,时间在 6 周至 3 个月。

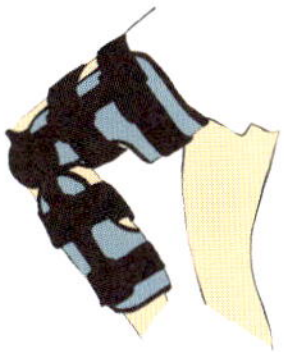

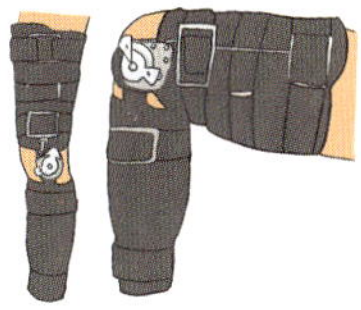

3.术后应怎样进行功能锻炼?

(1)股四头肌锻炼:①仰卧位:下肢伸展,脚尖勾起至最大限度保持 10 秒,再下压保持 10 秒,放松 10 秒。10 次 1 组,每天 3～4 组。②坐位:双腿绷直,膝关节伸直,踝关节背伸,抬高下肢 15～20 厘米,保持 5～10 秒后放下,放松 10 秒。10 次 1 组,每天 3～4 组。

(2)屈膝锻炼:坐于床上,佩戴支具,逐渐将脚后移使膝关节弯曲,再缓慢伸直。屈膝角度逐渐增加,具体遵医嘱。

(3)伸膝锻炼:坐于床上,伸直膝关节,踝关节背伸,保持 10 秒后放松10 秒。10 次/组,每天 3～4 组。

温馨提示:运动频次可根据耐受能力调整。

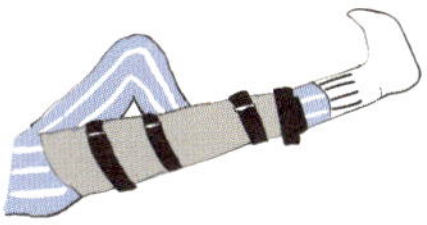

抬腿锻炼

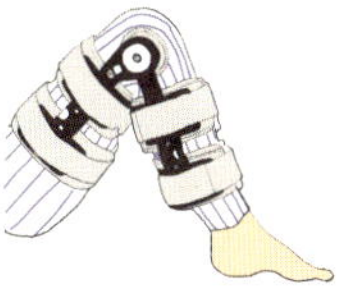

屈膝锻炼

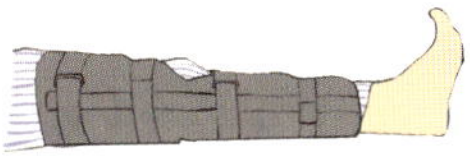

伸膝锻炼

4.患者在以后的运动中需要注意什么?

(1)运动前充分热身。

(2)进行合适的运动准备,如穿舒适的运动鞋,必要时佩戴护具。

(3)经常进行肌肉力量和柔韧性练习。

(4)运动强度要适量。

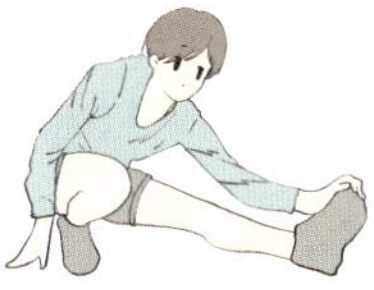

肩袖损伤篇

44岁的李先生因右肩疼痛2周就诊，自述2周前打羽毛球后出现右肩疼痛，夜间明显，活动后疼痛加重伴活动受限，自行贴膏药无效。查体显示右肩关节前平举60°、外展70°～120°及外旋时出现疼痛。MRI检查显示右肩袖损伤伴少量积液。

1.哪些人群易发生肩袖损伤?

(1)运动员：尤其是涉及大量肩部高强度运动项目的运动员。

(2)中老年人：肩袖肌腱随年龄增长逐渐退化，更易受伤。

(3)重复性肩部运动的工人：建筑工人、搬运工人等。

(4)久坐的办公室人群：长期不良姿势可能导致肩袖损伤。

(5)长期肩部不适的人群：肩部有轻微肌腱炎、肌腱病变或关节炎，但未及时治疗者。

(6)肥胖人群：肩部承受的压力较大，容易导致肩袖受损。

2.肩袖损伤与肩周炎有何不同?

肩周炎通常由肩关节囊发炎、收缩或粘连引起，早期干预后可自愈。而肩袖损伤是肩部肌腱的损伤，恢复更复杂，通常无法完全自愈，需积极治疗，如物理治疗、药物治疗或手术干预。

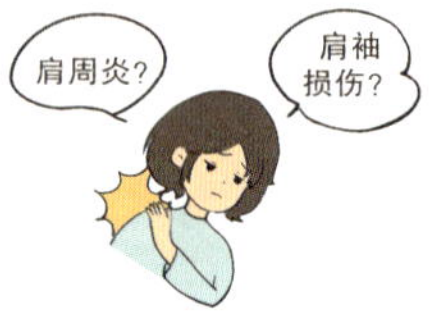

3.肩袖术后应该如何进行功能锻炼?

(1)小范围损伤：术后无需制动，口服止痛药后主动活动患肢(如刷牙、洗脸)，配合前屈、外展、背伸等锻炼，强度以次日疼痛不加重为宜。3周内避免负重，3周后复查。

(2)中等及偏大范围损伤：术后无需制动，第1周口服止痛药后主动活动2～3次，活动受限时可用健侧手辅助。第2～3周增加活动次数，避免粘连，3周后复查。

(3)巨大及不可修复性损伤：术后悬挂吊带制动3周，3周后复查。若恢复良好，可进行日常生活活动及简单康复动作(前屈、外展、背伸)。

腰椎手术篇

王爷爷，62 岁，腰部不适 8 年，双腿发麻 3 年多，持续保守治疗未见明显好转，来到骨脊柱外科就诊。根据临床症状及辅助检查，王爷爷确诊为腰椎间盘突出症并办理入院。入院后，王爷爷自述糖尿病 5 年，担心手术，心情焦虑，问了一系列问题，护士耐心地为他解答。

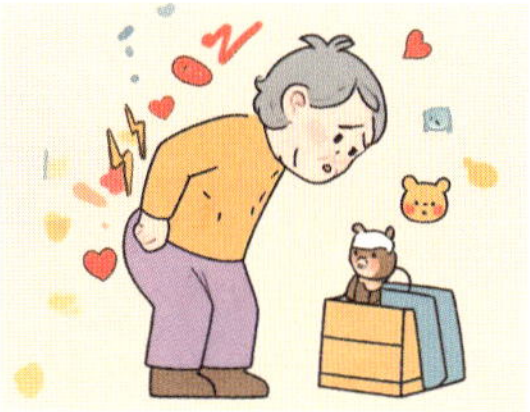

1.糖尿病对腰椎手术有影响吗？

糖尿病患者发生血糖异常（高血糖、低血糖和血糖波动）的风险很高，而血糖异常会增加术后感染、切口延迟愈合，导致心脑血管疾病等并发症的发生。术前需要进行血糖监测，空腹血糖控制在 7.8～10 毫摩尔/升为最佳，有利于降低患者血糖变异率，减少术后并发症的发生。

2.腰椎手术后要一直平躺吗？

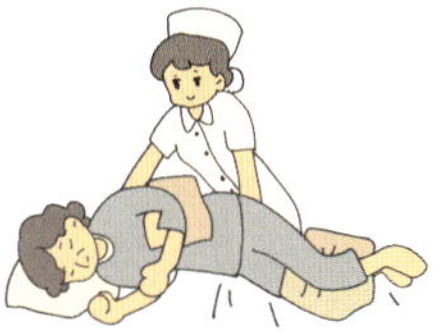

腰椎手术结束返回病房后，宜先平躺 2 小时以压迫手术切口防止出血，2 小时后，可平卧和左右侧卧位交替。翻身时，要注意保持脊柱在同一水平线，即肩背部、腰部、臀部一起活动，避免脊柱扭转造成损伤。每 2 小时翻身一次，预防压力性损伤的发生。侧卧时，背部可垫一软枕，双腿之间夹一软枕，以增加舒适度，减轻痛苦。

3.腰椎手术后，饮食有哪些要求？

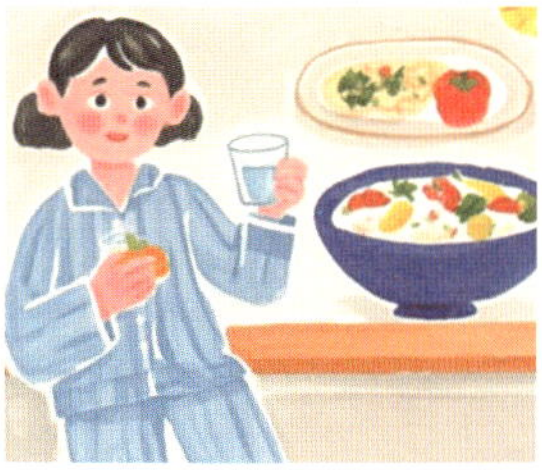

麻醉清醒后，无恶心、呕吐、腹痛、腹胀等不适，可少量多次饮水，若无胃肠道不适，可进食少量流质饮食，如米油、菜汤、果汁等。进食流质饮食后若无不适，可进食清淡、易消化的半流质食物，如米粥、烂面条等。若无不适，逐渐过渡至普通饮食，如瘦肉、鱼类、新鲜蔬菜和水果，以促进伤口愈合。注意避免食用牛奶、豆浆、甜食等易产气食物，以免引起腹胀等不适。宜少量多餐，如出现恶心、呕吐、腹胀等情况，应暂缓进食。

4.手术后一定要佩戴腰围吗?

腰椎术后佩戴腰围可限制腰部过度活动，减轻腰部负担，利于恢复。腰围一般佩戴1～3个月，具体时间由医生根据复查情况调整。

(1)选择腰围：透气性好、支撑性强，内衬有4条以上金属条，尺寸上缘达肋下缘，下缘至臀裂处，粘扣松紧适中。

(2)佩戴腰围：①术后早期：平卧位屈膝，轴向翻身至侧卧，将腰围卷成筒状放入身下，对齐脊柱，再翻身至平卧，展平腰围并粘贴，松紧以伸入一横指为宜。②腰背肌增强后：平卧位抬高臀腰部，将腰围平放于腰后，粘贴左右翼即可。

5.腰椎手术后应如何进行康复锻炼?

(1)踝泵运动：①屈伸运动：最大限度勾脚尖(保持3～5秒)后绷脚尖(保持3～5秒)。②环绕运动：以踝关节为中心做360°环绕。以上动作为一组，双腿交替或同时进行，每天3～4次，每次20～30组。

(2)绷腿锻炼：仰卧，绷直双腿，踝关节背伸，保持10秒后放松10秒。双腿交替或同时进行，每天3～4次，每次20～30组。

(3)抬腿锻炼：仰卧，伸直腿，抬高下肢20厘米，保持5秒后缓慢放下。双腿交替或同时进行，每天3～4次，每次20～30组。

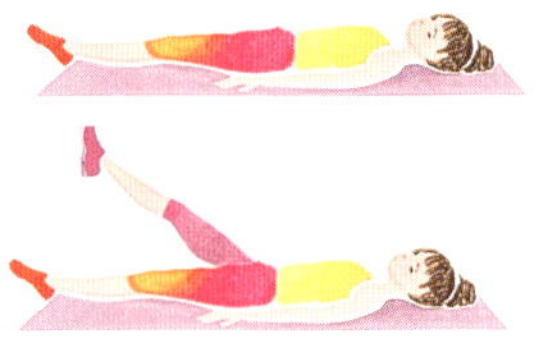

(4)腰背肌锻炼(五点支撑法)：仰卧屈膝，以头、双肘、双足为支点，抬起臀部、腰部及背部，保持3～5秒后缓慢放下。每次10～15次，每天3～4组。

温馨提示：运动频次可根据耐受能力调整。

6.患者出院有哪些注意事项?

(1)出院1个月内尽量以休息为主，下床活动时佩戴腰围，活动时间不宜过长，满足日常生活需要即可。

(2)腰围保护3个月，待骨质愈合达到一定强度，逐渐减少佩戴腰围的时间。

(3)日常生活中，避免长时间保持一个固定姿势，避免弯腰、扭腰等动作，下蹲时保持腰部直立，以减轻腰部负荷，避免腰背部损伤。

（4）密切观察切口愈合情况。切口愈合前，勿湿水，保持切口及敷料清洁干燥。如有红、肿、热、痛，切口处有分泌物等，需就医查看。

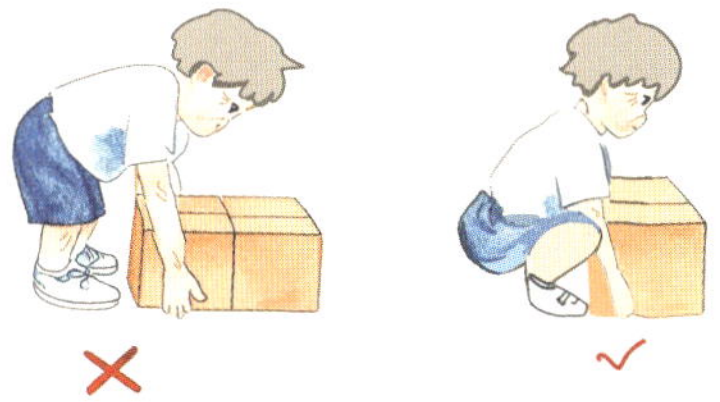

（5）定期复查。通常术后1.5个月、3个月、6个月、1年需返院复查，有不适时随时复诊。

颈椎前路手术篇

林女士（35岁）是一位忙碌的办公室白领，长期伏案工作让她的颈椎不堪重负。她开始频繁出现颈部疼痛，有酸痛的感觉，颈椎像在被无数根针扎，而且经常头晕眼花，注意力难以集中。她尝试过按摩、热敷等方法，起初稍有缓解，但没多久疼痛又会卷土重来，甚至出现了手臂麻木的症状。她来院就诊后，被诊断为神经根型颈椎病并办理入院。林女士提出了一系列问题，护士耐心地为她一一解答。

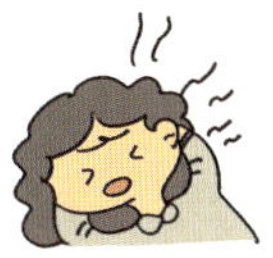

1.为什么手术前要学习功能锻炼和推移气管?

功能锻炼是脊柱手术后帮助神经功能恢复和防止疾病复发的重要环节。术前学习可提高对锻炼的认知和康复的信心，减轻心理焦虑。术后疼痛或不适可能影响锻炼学习，术前掌握方法便于术后有效康复。

颈椎前路手术需推移气管，术后易出现咽部不适或吞咽困难。术前练习推移气管可减少术后吞咽困难，避免气管、食管损伤及喉头水肿、痉挛，提高舒适度，降低并发症。

2.手术后一定要佩戴颈托吗?

术后需佩戴颈托1～3个月，以制动和保护颈椎，减少创伤性反应，维持生理弯曲，避免二次伤害，促进水肿和炎症消退。但不宜久戴，以免导致肌肉萎缩和颈椎僵硬，后期需遵医嘱逐渐减少佩戴时间或停用。选择和佩戴颈托的方法如下：

（1）选择颈托：根据颈围大小选择软质颈托，测量颈围长度（喉结节点水平）和高度（下颌骨角至锁骨距离）。

(2)佩戴方法：轴线翻身至侧卧，颈托后片垫毛巾放置颈后，上缘靠近枕骨，下缘靠近双肩；恢复平卧，将前片置于颈前，边缘压于后片上，下颌放入前片下凹槽内，固定松紧度以一指为宜，确保舒适且限制颈部活动。

3.颈椎手术后只能吃软的食物吗？

术后初期建议以软食为主，如米糊、南瓜粥、鸡蛋羹等，质地柔软易吞咽，可减少对食管和咽喉的刺激。待喉部异物感减轻、吞咽功能改善后，可逐步过渡到正常饮食，但需避免过硬、过粗的食物，以防对食管或手术部位造成不良影响。

4.颈椎手术后应如何保护颈椎？

(1)避免负重：术后初期不提重物，3～6 个月内手提重物不超过 2～3 千克。

(2)保持正确姿势：伏案工作时保持颈部正直，微微前倾，避免扭转或倾斜。每工作 1 小时休息几分钟，做颈部运动或按摩，缓解肌肉劳损。避免头靠床头或沙发扶手看书、看电视。

骨质疏松椎体压缩骨折篇

70 岁的王奶奶今天上午搬花盆的时候突然感觉腰部剧痛，躺下、坐起时疼痛都会加重，儿女们带她来医院就诊，检查诊断为“腰椎压缩性骨折”，需要住院手术治疗。王奶奶很困惑，平时身体不错，为什么会骨折了呢？带着疑问，王奶奶办理了入院手续。入院后，护士对王奶奶的疑问逐一进行了解答。

1.“骨水泥”手术前，患者需要做哪些准备？

如实告知医护人员既往病史、用药情况及药物过敏史，便于评估手术风险。完善血液检查、心电图检测、骨密度检测、CT 检查等。在护士指导下进行俯卧位训练，根据耐受力调整训练时间。

手术当天按要求禁食禁水，避免术中呕吐、反流或误吸，并可与家人或医护人员沟通，缓解术前焦虑。

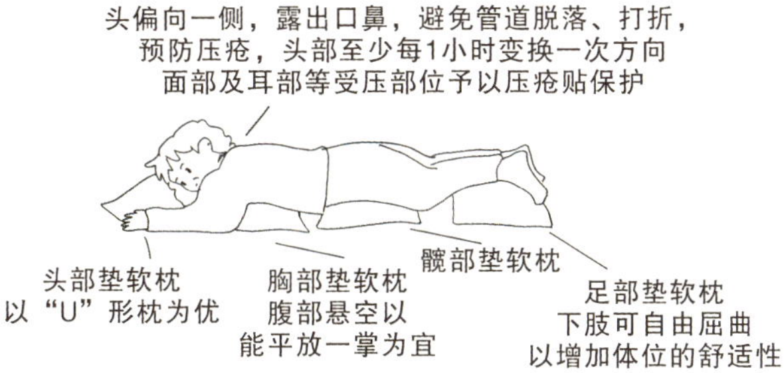

2.“骨水泥”手术后有哪些注意事项?

“骨水泥”手术后平卧 2 小时即可翻身，但翻身时候要注意保持轴线翻身，即肩背部、腰部、臀部在一条直线上，避免腰部扭曲。术后 24 小时无不适可佩戴腰围下床活动。首次下床活动要有护士协助，下床活动过程中如有头晕、眼花等不适，及时告知陪同人员，停止活动，预防跌倒发生。

术后若无恶心、呕吐、腹痛、腹胀情况，可以正常饮食，以清淡、易消化为主，避免辛辣刺激。若出现恶心、呕吐或腹痛及腹胀症状，可适当禁食，让肠胃得到休息，待症状缓解后尝试饮少量温水或米汤，若无不适，再逐渐增加进食种类和进食量，由流质饮食向半流质饮食和固体食物过渡，遵循由少到多的原则，直至恢复正常饮食。

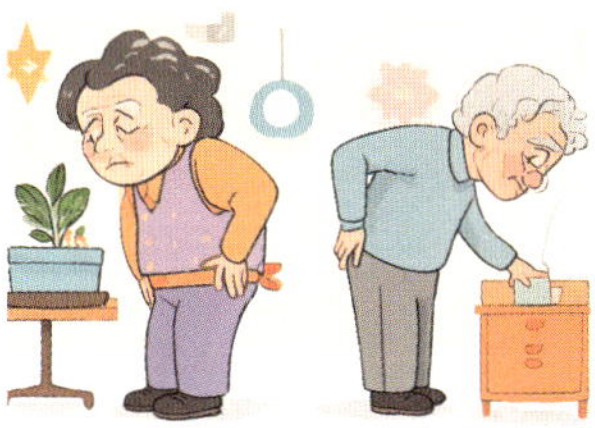

3.日常生活中应如何预防再次发生骨质疏松性骨折?

(1)多晒太阳：每天 11:00～15:00 暴露皮肤于阳光下，持续 20 分钟以上。

(2)均衡饮食：多摄入富含钙、蛋白质的食物，减少咖啡、碳酸饮料摄入，补充维生素 D。

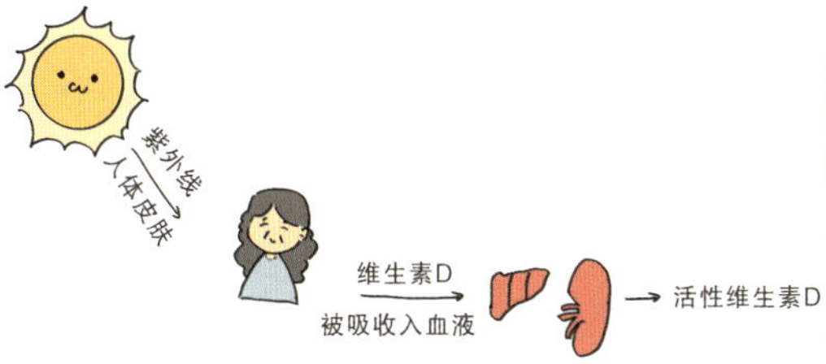

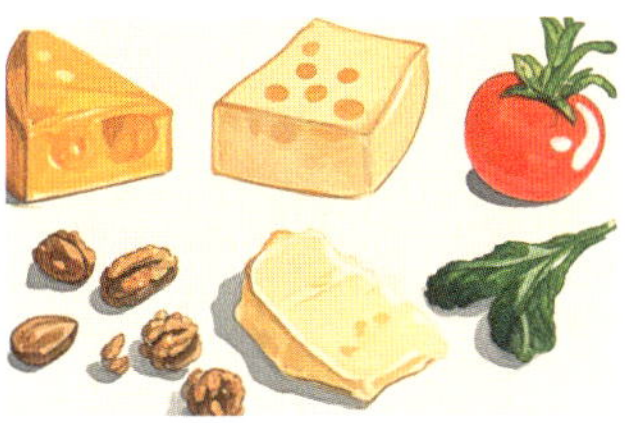

(3)适量运动：每周运动 3 小时以上，如慢跑、打太极拳、练瑜伽等。活动时避免弯曲背部，保持躯干、膝盖和脚趾方向一致。

(4)避免搬重物或腰部突然用力：搬重物时紧贴身体，提物时重量均匀分布双手；避免抖被子、用力排便等动作。

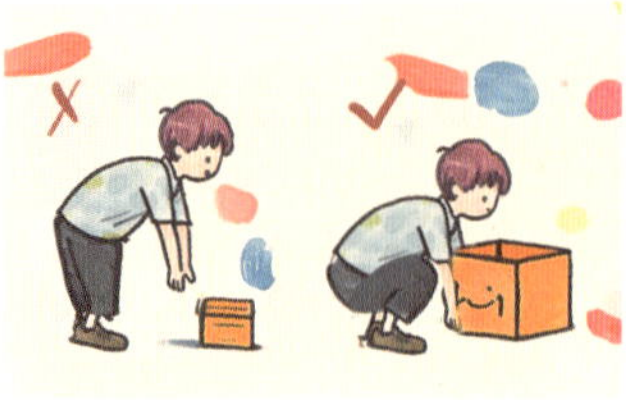

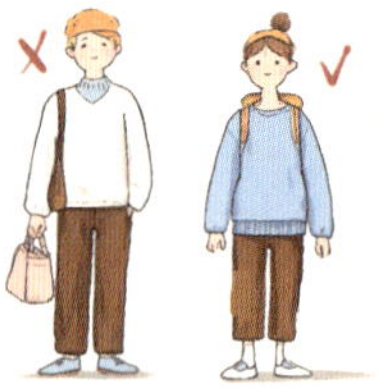

(5)保证环境安全：室内光线明亮、地面防滑，马桶安装扶手，通道无障碍；穿着舒适防滑的衣物和鞋子。起床时遵循“3 个 30 秒”：醒后 30 秒后坐起，坐起 30 秒后站立，站立 30 秒后行走。身体不适、疲劳或雨雪天气时避免外出活动。

踝关节骨折篇

68 岁的张爷爷买菜时被车撞倒，当时左下肢脚踝部位疼痛剧烈，不能站起。司机立即将张爷爷送医，经医生检查后诊断为踝关节骨折，需要住院行手术治疗。张爷爷提出了一系列问题，护士耐心为其解答。

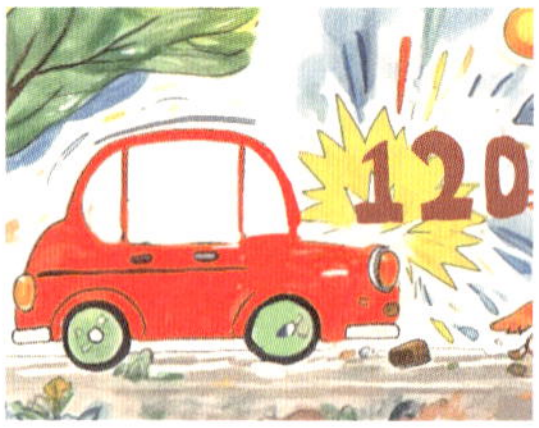

1.若患者不能被移动，要怎样处理？

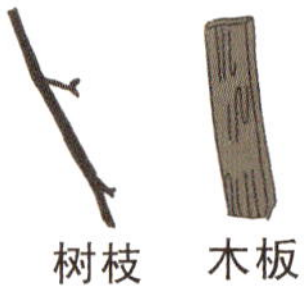

就地找两根小木棍或夹板置于患肢两侧，固定患肢，避免移动。骨折后患处稳定性差，夹板固定可防止骨折断端移位刺破皮肤，降低感染风险，同时缓解疼痛和肿胀。

2.患者回家后需要注意什么？

骨折后愈合期较长，一般要按“月”计算，充分愈合前尽量不要负重行走。回家后一定要适当活动，加强功能锻炼。双踝骨折从第 2 周开始，加大踝关节自主活动范围，并辅以被动活动。被动活动时，仅背伸及跖屈，避免旋转及翻转，以免导致骨折不愈合。2 周后，患者可扶拐下地轻负重步行。三踝骨折对上述活动步骤可推迟 1 周。患者可行踝关节旋转、斜坡练步、站立屈膝背伸和下蹲等自主操练，再逐步练习行走。骨质疏松的骨折患者，每日到户外晒太阳 1 小时，或补充维生素 D 等，以促进钙的吸收。多进食高蛋白质、高维生素、含钙丰富、刺激性小的食物。

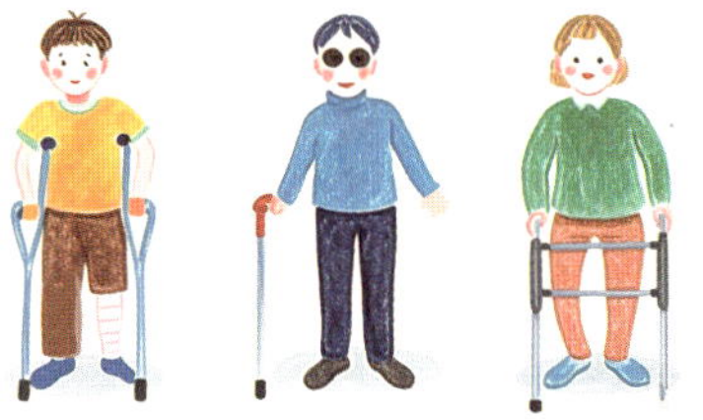

断肢再植篇

李先生(40 岁)6 小时前左手不慎绞入机器，致左手拇指离断伤入院，伤口疼痛，流血不止，工友拨打“120”，其间提出了一系列问题，护士耐心为其解答。

1.去医院途中应如何保存离断肢体?

离断肢体需干燥低温保存。用清洁干燥的手绢或丝巾包裹断指(趾)，放入清洁容器中，置于 4 ℃左右环境中冷藏(可用冰块或冰棒降温)。低温可降低组织新陈代谢，延长再植时限。离体断指(趾)常温下可存活约 6 小时，低温下可保存更长时间。

2.为什么不能让有吸烟史或者吸烟的人陪护?

因为香烟中的尼古丁会使此类患者患处微小血管产生痉挛，痉挛之后就会影响再植肢体的血运，使再植肢体的成活率大大降低，甚至导致手术失败。

3.手术后，患肢为什么要一直抬高?

抬高的目的是使患肢略高于心脏水平，确保患肢不受压，促进患肢修复血管的血液循环，利于静脉回流，减轻肢体的肿胀。

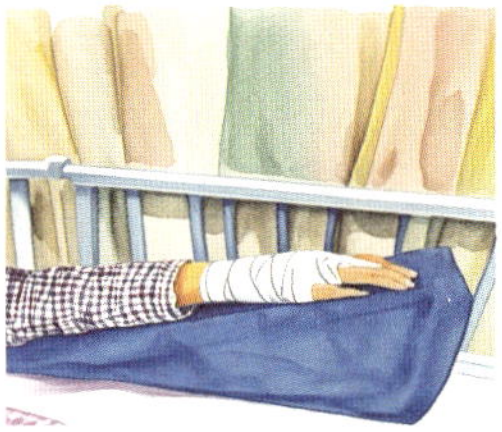

4.为什么要使用烤灯?

烤灯用于再植肢体保温，促进血液循环，缓解血管痉挛，帮助炎症吸收。通常使用 60～100 瓦烤灯，24 小时不间断照射，距离30～50 厘米（过近易烫伤，过远温度不足）。一般 10 天左右可确定血管成活情况，血管成活即表示手术成功。

5.患者回家后需要注意什么？

（1）保护患肢：避免接触锐利、硬物，防止擦伤或碰伤。

（2）保暖：用棉套保护患指，避免寒冷刺激导致血管痉挛。

（3）避免不良刺激：术后 3 个月内避免吸烟、过冷刺激，防止血液循环障碍。洗患肢时先用健手试温（约 45 ℃），再浸入水中。

（4）功能锻炼：长期坚持锻炼，定期复诊评估手功能恢复情况。

（5）及时就医：若患指出现剧烈疼痛、皮肤温度异常或颜色变化，立即就医。

（6）饮食调理：清淡易消化、高蛋白质、高热量、高维生素饮食，忌烟酒、辛辣食物及含咖啡因饮料，以防血管痉挛。

（季　红　秦　蕾）

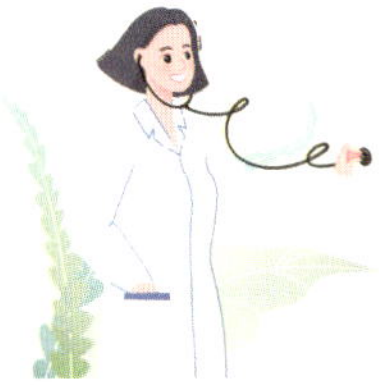

有关神经内科患者的高频问题

脑梗死篇

68 岁的李爷爷有多年的高血压病史，但未按时服用降压药。一天早晨，他起床时突然感觉右侧肢体乏力，无法走路，说话含糊不清，喝水呛咳，李爷爷的儿子怀疑他得了脑卒中，立刻拨打“120”将他送往医院。急诊医生为李爷爷安排了头颅 CT 检查，诊断为急性脑梗死，经过评估后立即给予了静脉溶栓，溶栓后，李爷爷从急诊室转至神经内科病房继续住院治疗，家人也稍微放下心来，但是心中仍有许多的疑问和担忧，想请病房护士为他们解答。

1.脑卒中就是脑梗死吗？

脑卒中俗称“脑中风”，包括缺血性脑卒中（脑梗死）和出血性脑卒中。脑梗死是最常见的卒中类型。

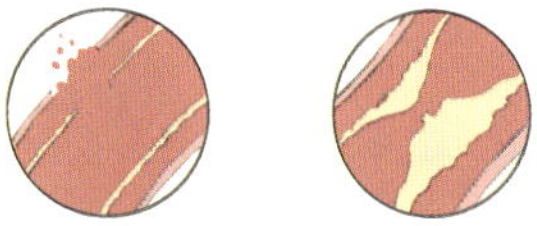

出血性脑卒中（脑血管破了）　缺血性脑卒中（脑血管堵了）

脑梗死本身不遗传，但高血压、糖尿病等基础病有遗传倾向，且家人常共享不良生活习惯，因此脑梗死患者的子女患病风险较高。

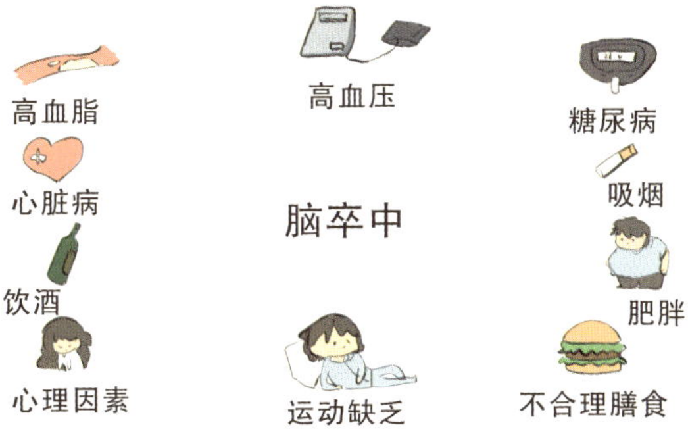

注意！脑梗死并非老年人“专属”，青壮年也可能患病。除高血压、糖尿病等基础病外，不良生活习惯也是重要诱因。据统计，我国脑梗死平均发病年龄为 66 岁，45 岁以下患者占 20%。

2.怎样判断患者是否得了脑梗死?

一定要记住“BEFAST”口诀:

(1)B(balance):平衡或协调能力丧失,突然出现行走困难或容易摔倒。

(2)E(eyes):突发的视力变化,如视力模糊、复视或一只眼睛看不见。

(3)F(face):面部不对称,一侧面部下垂,比如微笑时嘴角歪斜。

(4)A(arms):手臂无力或麻木,当双臂平举时,一侧手臂会下垂。

(5)S(speech):说话含糊不清或者理解语言困难。

(6)T(time):如果出现上述任何一种症状,都要及时拨打急救电话“120”,时间就是生命,要争取在最短的时间内得到救治。

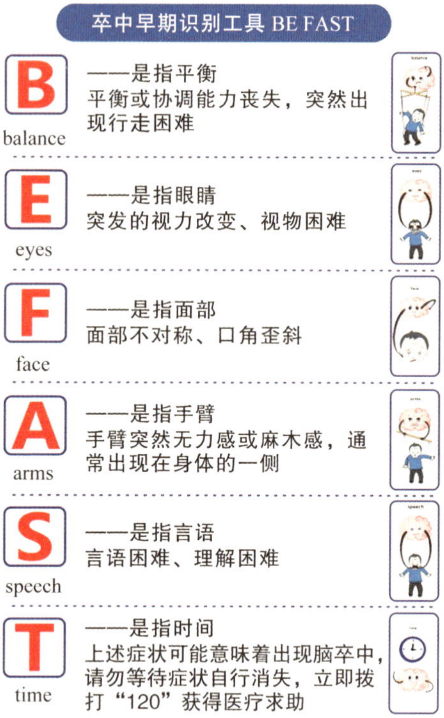

3.如果患者发生了脑梗死,应该如何处理?

★现场急救措施

(1)保持冷静:发现患者可能是脑卒中发作后,要保持冷静,不要惊慌,避免给患者造成心理压力。

(2)调整体位:使患者就地平卧,解开衣领,头偏向一侧,这样可以防止呕吐物堵塞气道而导致窒息。如果患者有假牙,也要及时取出。

(3)避免随意搬动:在急救人员到来之前,不要随意搬动患者,以免加重病情。

(4)记录发病时间:准确记录患者发病的时间,对判断病情和选择治疗方案非常重要。

★等待急救人员到来

在等待急救人员的过程中，观察患者的症状是否有变化，如呼吸、心跳、意识状态等。如果患者呼吸、心跳停止，要立即进行心肺复苏。如果患者出现抽搐，可以将毛巾等柔软的物品垫在患者牙齿之间，防止咬伤舌头，但不要强行按压肢体，以免造成骨折。

4.哪些因素会增加脑梗死的风险？

(1)血管相关因素：高血压、动脉粥样硬化、心脏病。

(2)生活方式因素：吸烟、酗酒、缺乏运动、不健康饮食。

(3)其他因素：糖尿病、高血脂等。

5.脑梗死能彻底治愈吗？

脑梗死后大脑毕竟受了损伤，想要彻底治好，概率是很低的，但是只要尽早接受治疗，后期坚持正确的锻炼康复，就有恢复的可能。

发病后的1周内，病情随时可能加重，应以治疗为主，康复只作为辅助，这时候可以做好良肢位摆放，为后期康复打下基础。

发病1周后至半年，病情基本稳定，也是恢复的最佳时间，康复的早期，接受医护人员的指导，也让患者主动去学习、锻炼，运动量要从小到大，循序渐进。

发病半年后，可能会有不同程度的后遗症，这时候应该主要学习生活中用到的技能，鼓励患者自己更衣、梳洗、吃饭等，提高自理能力，锻炼方法如下：

★床上功能锻炼

(1)翻身训练：鼓励患者在床上进行自主翻身练习，可先借助健侧肢体协助，逐渐过渡到完全自主翻身。

(2)桥式运动：患者仰卧，双腿屈曲，双脚平放在床上，用力抬起臀部，使身体呈“桥”状，以锻炼腰背部及臀部肌肉力量。

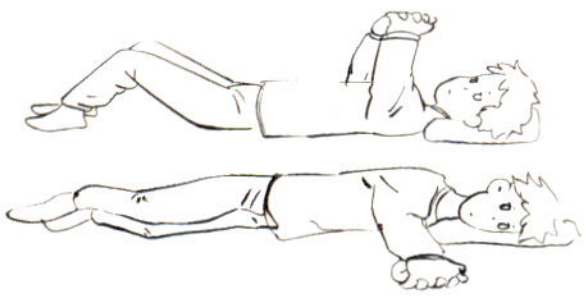

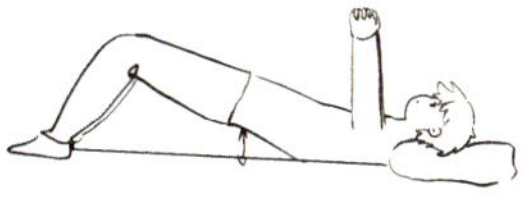

(3)四肢伸展运动：在家人或治疗师的帮助下，进行四肢缓慢伸展和屈曲，特别是患侧肢体被动活动，以防关节僵硬。

★坐位与站位训练

(1)坐位平衡训练：患者逐步从床上坐起，先在有靠背的椅子上练习，逐渐过渡到无靠背椅子，提高坐位平衡能力。

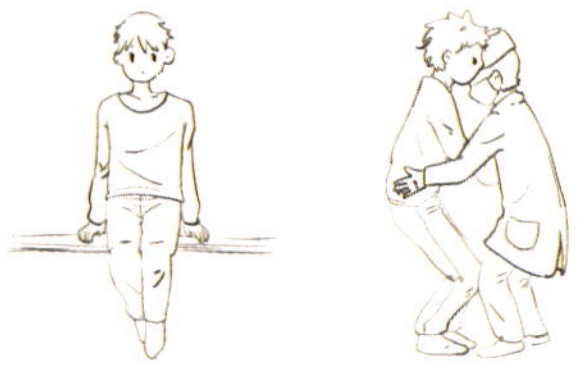

(2)站位训练：在他人保护下，让患者尝试站立，初期可借助助行器，逐渐增加站立时间和稳定性。

★行走与步态训练

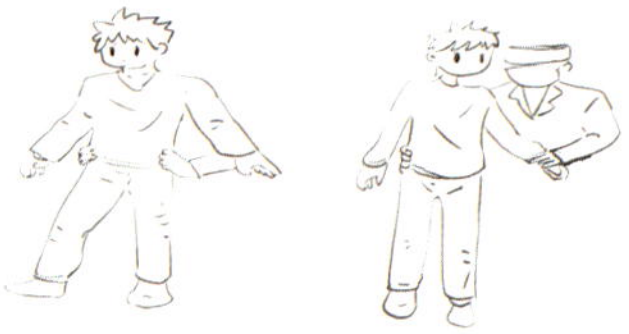

(1)迈步训练：在平地或利用步态训练器进行迈步练习，初期可由治疗师辅助或借助拐杖等助行器具。

(2)步态纠正：注意纠正患者异常的行走姿势，如足内翻、足下垂等，通过特定的步态训练或穿戴矫形器来改善。

★精细动作训练

(1)手部抓握训练：使用不同大小、形状的物体进行抓握练习，如球类、积木等，以提高手指灵活性和协调性。

(2)日常生活技能训练：如练习穿衣、吃饭、洗漱等，通过模拟日常生活场景进行训练，增强患者的自理能力。

6.脑梗死发作时为什么不能用降压药?

脑梗死发作后 48～72 小时为急性期，血压升高是大脑发出缺血信号，促使心脏加快泵血的结果。最新的治疗指南里，脑梗死急性期应将血压控制在 220/120 毫米汞柱以下，如果进行了静脉溶栓和动脉取栓，血压应控制在 180/110 毫米汞柱以下。使患者血压稍高是为了保证梗死区域血流量，减少脑细胞损伤，可不用降压药。病情稳定后，仍需坚持服药控制血压。

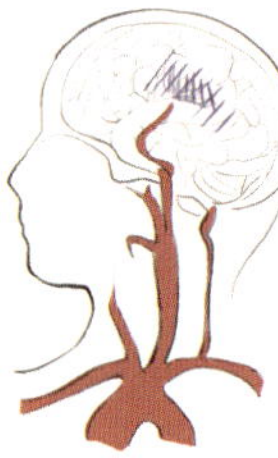

7.患者为什么会呛咳?

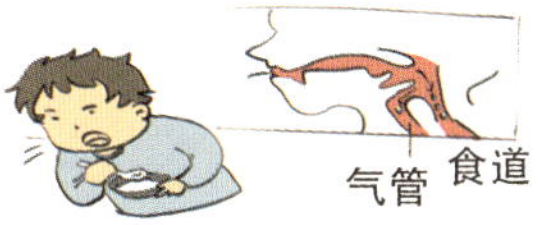

患者呛咳是因为大脑中负责吞咽的部分出现了问题。通过洼田饮水试验可以评估吞咽功能,若结果为 3～5 级,说明吞咽出现了问题,可能需要留置胃管。若呛咳轻微,可坐起进食,应选择易咀嚼食物(如鸡蛋羹、软饭),减慢进食速度,避免呛咳。

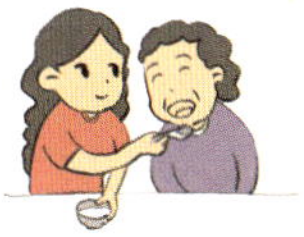

8.怎样预防脑梗死复发?

若血压控制不佳或生活习惯不良,脑梗死可能复发。预防措施如下:

(1)坚持服药:抗血小板药物(如阿司匹林、氯吡格雷)预防血栓形成,他汀类药物(如瑞舒伐他汀、阿托伐他汀)降脂、稳定斑块。

(2)控制血压:控制血压小于 140/90 毫米汞柱,避免血管壁受损、血栓形成以及动脉硬化等。

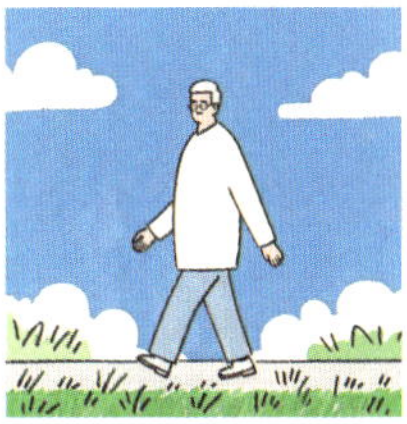

(3)调控血糖:血糖过高也会损伤血管内膜,让血管变得更加脆弱,增加脑梗死的风险。糖尿病患者空腹血糖控制在 4.0～7.0 毫摩尔/升,餐后两小时血糖 5.0～10.0 毫摩尔/升。非糖尿病患者空腹血糖控制在 7.8～10.0 毫摩尔/升,餐后两小时血糖 7.8～13.9 毫摩尔/升。

(4)戒烟戒酒:尼古丁和酒精会损害血管,增加血栓风险。

(5)避免受寒:寒冷刺激导致血管收缩、血压升高,增加复发风险。

(6)健康饮食,作息规律:摄入低脂、低盐、低胆固醇饮食;少吃动物脂肪、甜食;多吃蔬菜、水果、豆制品、鱼虾,适量饮茶。保持充足睡眠,避免过度劳累,保持乐观心态。

(7)适当的运动:坚持每天进行 30 分钟散步、打太极拳、练八段锦等适合自己的运动,避免长站久坐,否则血液循环减慢,大脑供血和供氧不足,损害脑细胞,也会促进血栓生成,堵塞脑血管。

(8)定期体检:监测血压、血脂、血糖、心电图等,及时处理危险因素。

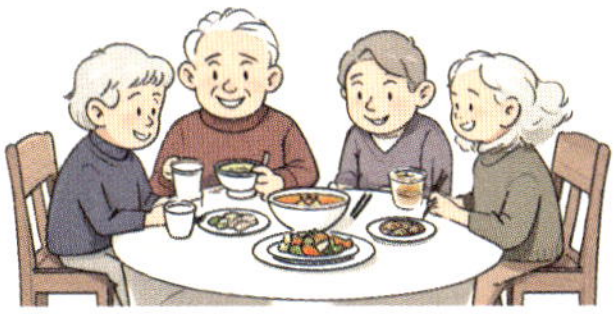

癫痫篇

15 岁的小明和父母在商场发生争执，生气离开时突然在高喊一声后摔倒在地，面色青紫、口吐白沫、四肢抽搐、双眼向左凝视。父母惊慌失措，边喊边摇晃小明。围观路人怀疑是“羊癫疯”，帮忙拨打“120”。父亲担心小明咬断舌头，情急之下用钥匙撬开他的嘴，结果导致两颗牙齿脱落，鲜血直流。医护人员赶到后，将小明头部偏向一侧，取出牙齿碎片。3 分钟后，小明停止抽搐，意识逐渐恢复，被送往急诊。经头颅 CT、脑电图等检查，确诊为癫痫，转入神经内科病房继续治疗。小明的父母心中充满疑问和担忧，护士耐心为他们解答。

1.什么是癫痫?

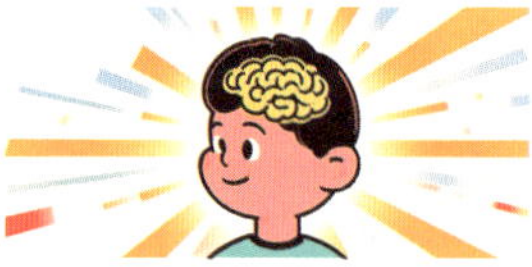

癫痫，俗称“羊癫疯”或“羊角风”，是大脑神经元受到某种刺激和损伤时，产生异常过度放电，导致短暂的大脑功能障碍的一种慢性疾病。

2.癫痫为何会突然发病?

癫痫可发生于任何年龄段，在儿童、青少年和老年人中更常见，发病突然，原因复杂，具体如下：

(1)遗传：癫痫有一定的遗传性，近亲有癫痫病史或基因突变可能会增加患病风险。

(2)脑部疾病：如大脑发育畸形、脑肿瘤、脑血管病、脑外伤等。

(3)新陈代谢异常：代谢出现问题会影响神经细胞的功能，诱发癫痫，如低血糖、低血钙、尿毒症等。

(4)免疫性疾病：如自身免疫性脑炎等。

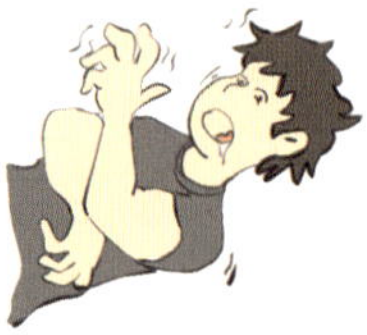

(5)脑部感染：常见的感染包括细菌、真菌、寄生虫等感染。

(6)其他：部分患者病因不明。

3.癫痫发作时有什么症状？

癫痫发作表现多样，根据异常放电神经元的位置和范围，分为全身性发作和部分性发作：

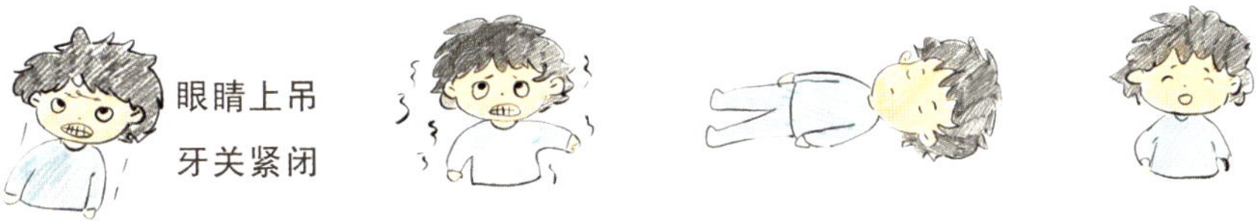

全身僵硬　　全身抖动　　无意识地躺着　　慢慢恢复

★全身性发作

（1）全面强直—阵挛发作（大发作）：突然意识丧失，全身肌肉僵硬、抽搐，伴舌咬伤、大小便失禁、口吐白沫，持续 5～10 分钟，清醒后无记忆。

（2）阵挛性发作：短暂快速的肌肉收缩，可能引起全身或局部抽搐。

（3）失神发作：①小发作：短暂意识丧失，动作暂停，双眼凝视，持续 5～30 秒，每日多次，清醒后无记忆。②非典型发作：意识丧失和恢复较慢，肌肉僵硬更明显。

★部分性发作

（1）单纯部分性发作：意识通常清醒，表现为口角、眼睑、手指等部位重复动作，或麻木、针刺感、幻觉等。

（2）复杂部分性发作：意识模糊，有不规则动作（如寻找、叫喊、奔跑），持续数小时至数天，清醒后无记忆。

（3）部分性发作可发展为大发作。

4.癫痫能被彻底治愈吗？

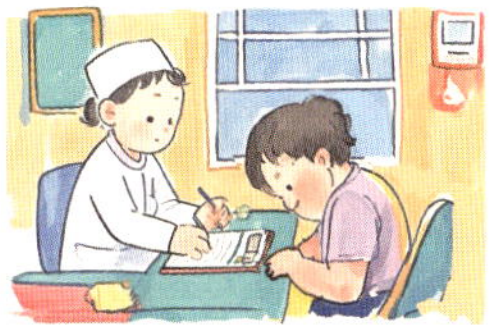

癫痫长期反复发作可能导致智力、记忆力下降，但它是可治疗的。通过正规药物或手术治疗，70%～80%的患者可得到控制，其中 60%～70%的患者经 2～5 年治疗后可遵医嘱停药。约 20%药物难治性癫痫患者可通过手术改善。因此，癫痫并非终生疾病，大部分患者病情可控制甚至治愈，但治疗过程可能需要3～5 年或更长时间。

5.癫痫发作时应如何处理?

癫痫的发病是突然的,没有规律可循,一旦癫痫发作,若处理不及时,常会发生多种意外伤害,错误的急救方式可能会对患者造成更大的伤害,家属应保持冷静并采取正确措施:

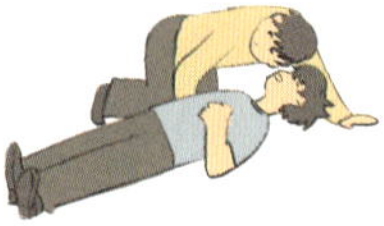

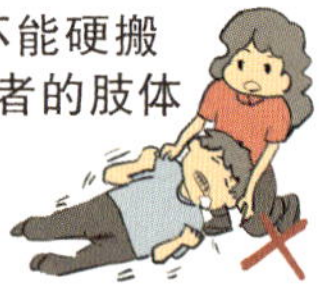

(1)保持冷静、防止受伤:首先,患者家属保持冷静,不要移动患者,应移开尖锐物品,保护患者头部和身体,避免围观。

(2)不强行控制:松解衣领、裤带,取出假牙和危险物品,避免掐人中、塞手指或撬嘴,防止骨折、窒息或牙齿损伤。

(3)侧卧位:轻轻地将患者翻到一侧或者头偏向一侧,保持呼吸畅通,防止呕吐物或唾液误入气道。

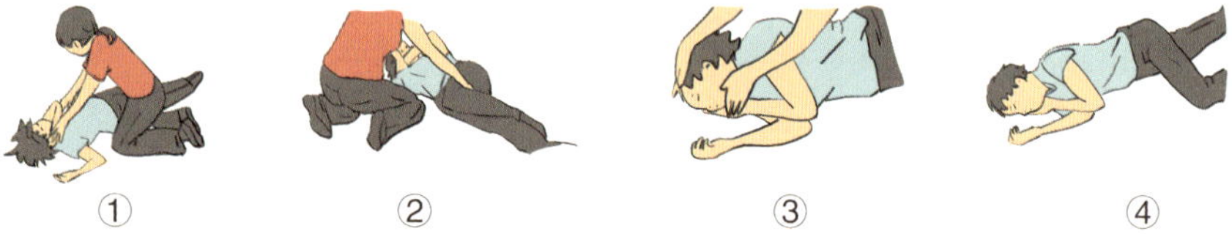

(4)观察记录:记录发病开始时间和持续时间。确保患者安全时可以用手机录下患者发病时的状态,以便向医护人员提供信息。

(5)呼叫急救:若发作超过 5 分钟或短时间内多次发作未恢复,立即拨打“120”。

(6)发病后护理:让患者安静休息,确认其清醒和恢复情况,提供情绪支持。

面神经炎篇

20 岁的小王身强力壮,生活“丰富多彩”,除了熬夜打游戏,还喜欢吃宵夜撸串。新年将至,他频繁参加饭局,大快朵颐后迎着冬风骑电动车回家。晨起洗漱时,他感觉右脸僵硬,刷牙时水从右侧嘴角流出,下午发现右眼无法闭合,说话漏风、嘴巴歪斜。这可把小王吓坏了,他急忙来到神经内科门诊,医生告诉他这是面瘫了。这下小王可想不通了,下文请护士来解答一下他的问题!

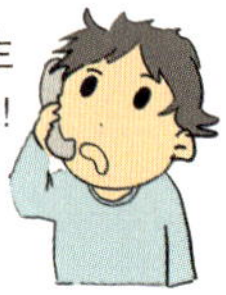

1.什么是面神经炎?

面神经炎(面瘫)是一种常见面神经瘫痪疾病,多为一侧脸部发病,起病急,任何年龄段均可发生。根据神经损伤部位,分为:

(1)周围性面瘫:症状较重,表现为口角下垂、人中歪斜、鼓腮漏气、饮水外漏,无法完成皱眉、闭眼、吹口哨等动作,额头纹变浅或消失。部分患者发病前有耳后疼痛。

(2)中枢性面瘫:表现为口角歪斜、人中变浅、说话漏风,但眼部以上功能正常,闭眼、皱眉、哭笑表情不受影响。中枢性面瘫通常由脑中风、脑肿瘤或炎症引起。

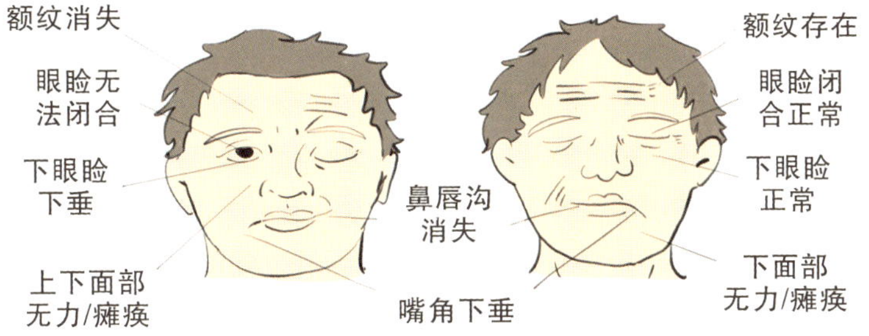

2.面瘫能治愈吗?

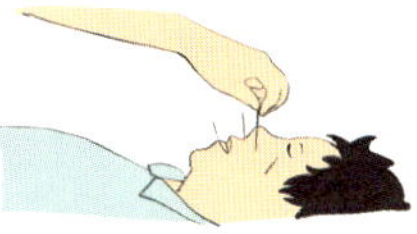

大多数面瘫患者经规范治疗后可恢复,少数可能遗留眼皮松弛、口角歪斜等后遗症。早期识别、及时治疗和坚持康复训练是关键。

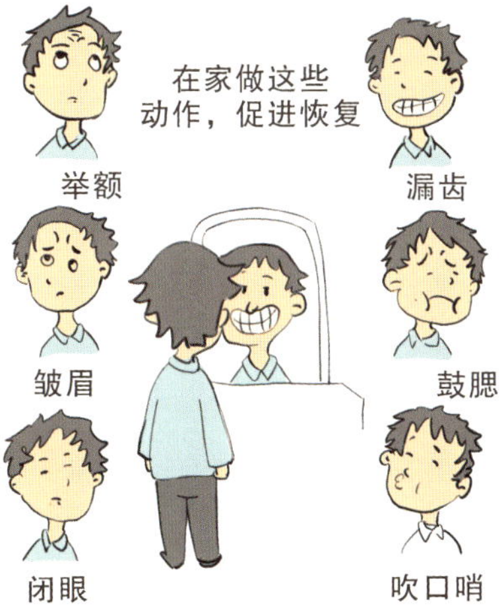

恢复方法如下:①遵医嘱服药,定期去医院复诊,直到完全康复。②健康饮食:少吃辛辣刺激的食物,避免吃坚硬的食物,用健侧吃饭,细嚼慢咽,饭后漱口,保持口腔的清洁。③减少用眼:睡觉时可戴眼罩,遵医嘱用眼药,防止结膜或角膜感染。④保暖:避免受到冷空气刺激,外出时戴好口罩。可对患病的脸部进行局部热敷,促进血液循环。⑤作息:保证充足睡眠,保持心情愉悦,锻炼身体以提高身体免疫力。

另外，还要重视脸部康复训练，具体方法如下：①龇牙训练：控制嘴角向两侧用力龇牙，每组10～20次。②努嘴训练：用力收缩嘴唇并向前努嘴，缓解流口水，每组10～20次。③抬眉训练：向上提眉部肌肉，恢复抬眉功能，每组10～20次。④闭眼训练：反复睁闭双眼，恢复闭眼功能，每组10～20次。⑤吹气/吹口哨训练：尽量吹出气或声音，评估肌肉恢复情况。⑥鼓腮训练：闭紧嘴巴鼓起脸颊，缓解刷牙漏水或流口水，每组10～20次。

3.如何预防面瘫的发生？

（1）生活起居：避免对流风，不要直吹、久吹空调、风扇；睡前头发一定要吹干。

（2）适当运动：提高机体免疫力，增强体质，适时锻炼，如打太极拳、练五禽戏、跳舞、散步等。

（3）预防感冒：病毒性感冒容易使面神经发生水肿、挤压，从而引起面瘫。

（4）情志调理：注意休息，保证充足睡眠，避免各种精神刺激和过度疲劳，保持心情舒畅。

（5）健康饮食：均衡营养，多食维生素含量较高的食物；少吃或不吃生冷刺激、不易消化、油腻滞胃的食品。

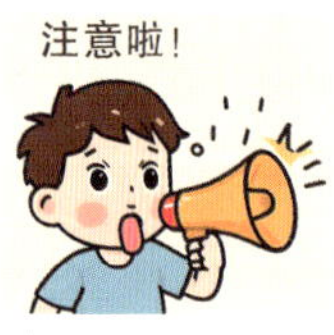

（6）定期体检：尤其是有高血压、糖尿病等基础疾病的患者，应预防全身疾病，防止发生面瘫。

（7）及时就医：发现面瘫征兆立即就医，以避免错过最佳治疗时机。

脑炎篇

32岁的杜先生是一名外卖员，工作辛苦，饮食不规律。几天前淋雨后出现流鼻涕、咳嗽、头痛，以为自己感冒了，自行服药后未休息。随后，他突然发热、胡言乱语、情绪躁动，甚至出现幻听、幻视。家人误以为他患了精神病，送往精神病院治疗无果，后转至神经内科。经腰椎穿刺、脑电图、颅脑MRI等检查，杜先生被诊断为病毒性脑炎。家人心中充满疑惑，护士耐心为其解答。

1.什么是脑炎?

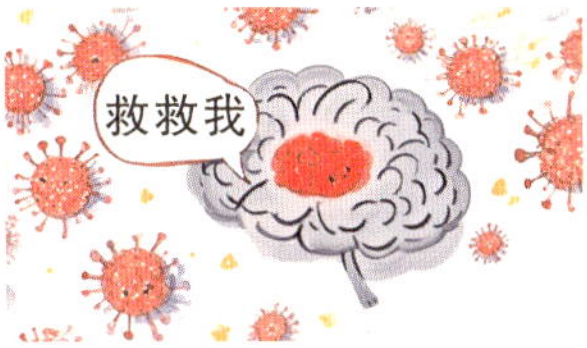

脑炎是指脑部发炎,影响大脑正常功能,类似电脑内存损坏导致系统紊乱。其根据病因可分为以下两类:

(1)感染性脑炎:由病毒、细菌、真菌或寄生虫感染引起,包括病毒性脑炎、细菌性脑炎等,其中病毒性和细菌性脑炎最常见。

(2)自身免疫性脑炎:占10%~20%,因免疫系统错误地攻击正常脑细胞所致。

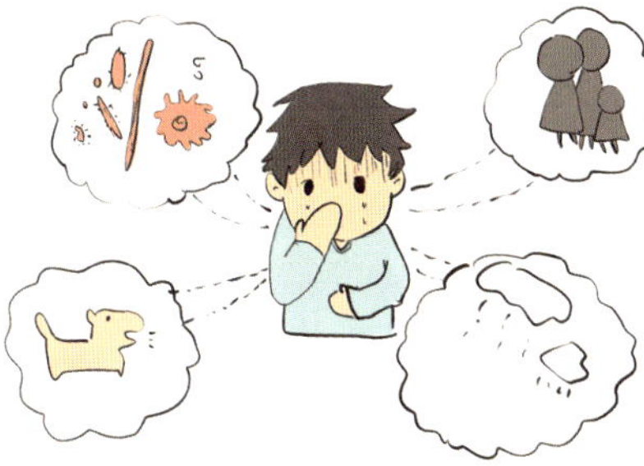

2.脑炎能被彻底治愈吗?

脑炎虽有一定致残率和致死率,但可防可治。大部分患者经早期诊断和积极治疗后可较好恢复。据统计,5%~26%的患者可能遗留并发症或后遗症,如癫痫、认知障碍、焦虑抑郁等,严重者可因脑水肿、脑疝而危及生命。因此,早期诊断和治疗是关键。

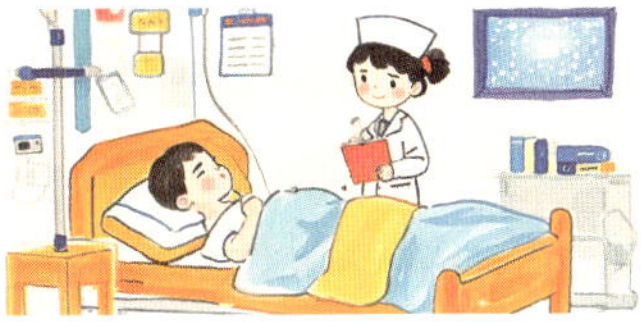

3.脑炎会传染吗?该怎样预防?

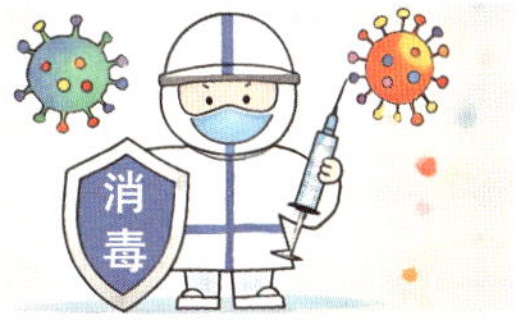

大部分脑炎不传染,但少数类型(如结核性脑炎、乙型脑炎)具有传染性,需隔离治疗。日常生活中的预防措施如下:

(1)避免蚊虫叮咬:蚊子是许多病毒和寄生虫的传播者。因此,避免蚊虫叮咬是预防脑炎的关键。使用驱蚊剂、穿长袖衣物、安装蚊帐等都是有效的防蚊措施。

(2)接种疫苗:接种针对特定病原体的疫苗是预防脑炎最有效的方法。例如,乙型脑炎疫苗可以有效预防乙型脑炎,降低感染风险。

(3)加强免疫力:保持健康生活方式,保持卫生、均衡饮食、适度运动,增强身体抵抗力。

(4)避免接触传染源:在脑炎高发季节或地区,避免前往人群密集场所,减少与感染者接触。

(5)及时就医:一旦出现高热、剧烈头痛、意识障碍等症状,立即就医,早期诊治至关重要。

帕金森病篇

62岁的李奶奶近几个月莫名出现四肢运动迟缓,像系鞋带、穿鞋子、穿衣这类日常精细动作做起来都十分困难,行走时呈“小碎步”,症状逐渐加重,记忆力也出现减退的迹象,这让她倍感焦虑与无助。于是,李奶奶来到神经内科就诊,经过检查,原来李奶奶得了帕金森病。在住院期间,李奶奶忍不住向护士表达了自己的疑惑……

1.什么是帕金森病?

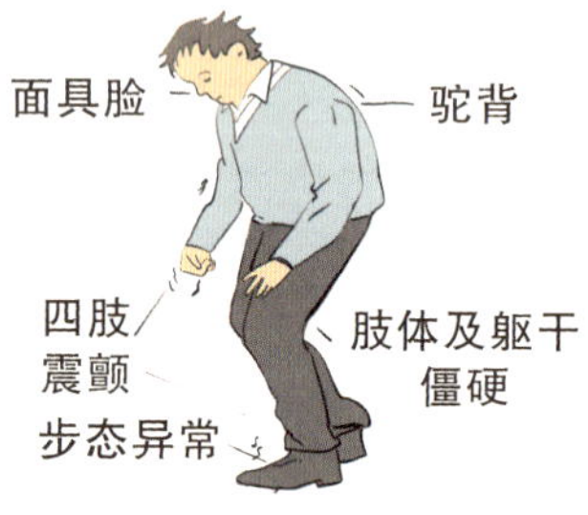

帕金森病是一种慢性神经退行性疾病,因中脑黑质多巴胺能神经细胞受损,导致多巴胺减少,大脑对肌肉的指挥能力下降。常见于中老年人,表现为静止性抖动、行动缓慢、肌肉僵硬、平衡障碍等,被称为中老年健康的“第三大杀手”之一。帕金森病病因尚不明确,遗传、环境、年龄过大等均可能诱发。遗传性帕金森病仅占5%~10%,总体遗传概率较低。

2.得了帕金森病会有什么症状?

虽然手抖是帕金森病的常见首发症状(大于70%患者),但并非所有手抖都是帕金森病。情绪激动、甲亢、老年性震颤、药物中毒等也可引起手抖。

帕金森病患者手抖的特点：静止时抖动明显，活动时减轻，紧张时加重，睡眠时消失；典型表现为拇指和食指“搓丸样”动作，从一侧手指开始，逐渐累及同侧腿、对侧肢体，甚至下巴、唇、舌和头部。

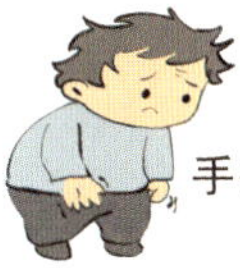
手抖≠帕金森病

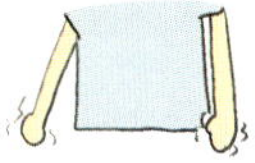
震颤手

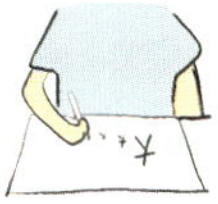
写小字

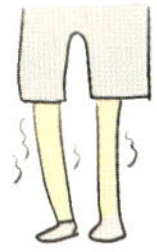
慌张步

除手抖外，若以下问题有 3 个以上答案为“是”，并伴有便秘、嗅觉下降、睡眠障碍、抑郁焦虑等症状，需警惕帕金森病，及时就医：①从椅子上起立困难吗？②写的字是不是变小了？③说话音量有没有明显降低？④面部表情是不是减少了？⑤脚有时突然像粘在地上一样抬不起来？⑥胳膊或者腿颤抖吗？⑦走路时是不是脚拖着地走小碎步？⑧走路容易跌倒吗？⑨自己系扣子困难吗？

3.帕金森病能被彻底治愈吗？

帕金森病是慢性进展性疾病，目前无法治愈，但可通过规范治疗控制和改善症状。大多数患者经治疗后 10 多年仍能保持较好功能。虽然疾病本身不直接缩短寿命，但中后期并发症（如跌倒、意外损伤）可能导致卧床不起，引发褥疮、肺部感染、骨折等问题，危及生命。

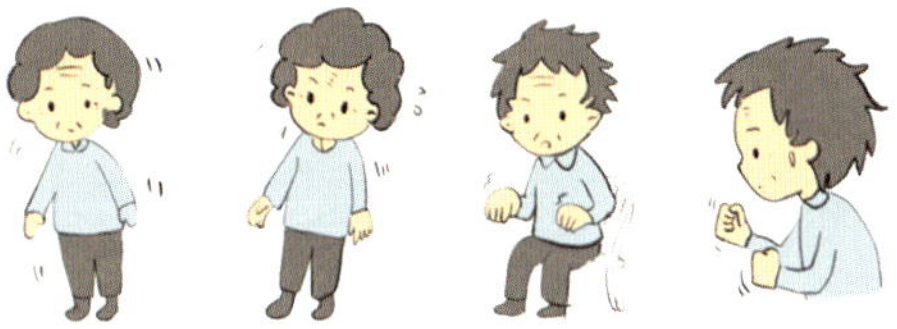

4.患者在家应该如何进行运动锻炼呢？

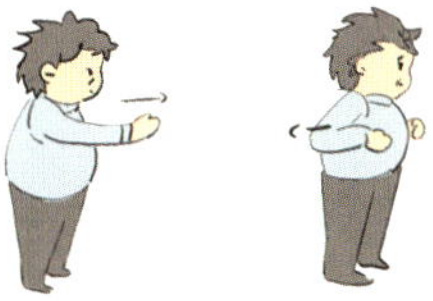

（1）放松和呼吸锻炼：深而缓慢的呼吸。肚子在吸气时鼓起，在呼气时放松，并想象放松全身肌肉。反复练习 5～15 分钟。

（2）面部动作锻炼：对着镜子做皱眉、睁闭眼、吹哨、大笑、噘嘴等动作，改善“面具脸”。

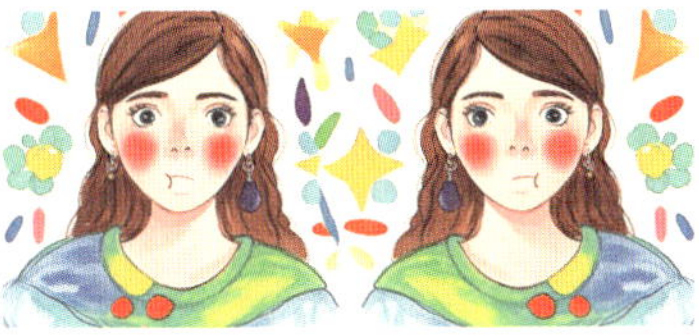

(3)拳操运动：如练八段锦、打太极拳，缓解肌肉僵硬，改善姿势稳定性和步行能力。

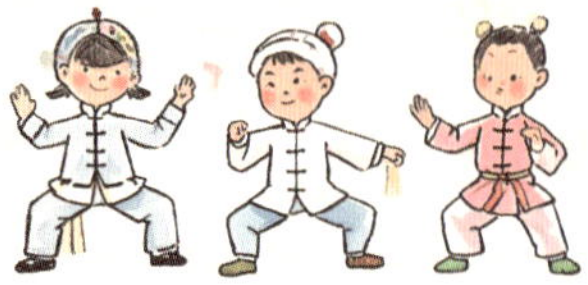

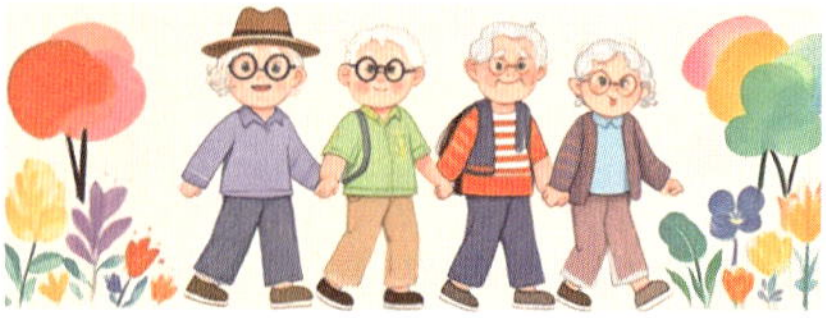

(4)上肢锻炼：鼓励患者自行穿脱宽松衣物，加强上肢活动及上下肢配合训练。

(5)步态及平衡锻炼：步行时两眼向前，身体挺直，手臂协调摆动，跨步要大，转弯时弧度要大，避免交叉步。

(6)语言障碍的训练：进行伸舌、绕舌等面部训练，大声朗读或唱歌，改善语言障碍。

5.帕金森病可以预防吗？

目前，没有特定的方法可以完全预防该病，不过，可以通以下方式减少患病的风险：

(1)避免接触有害物质：减少接触农药、杀虫剂、重金属，必要时做好防护。

(2)适度运动：如慢跑、步行，可延缓脑部衰老。

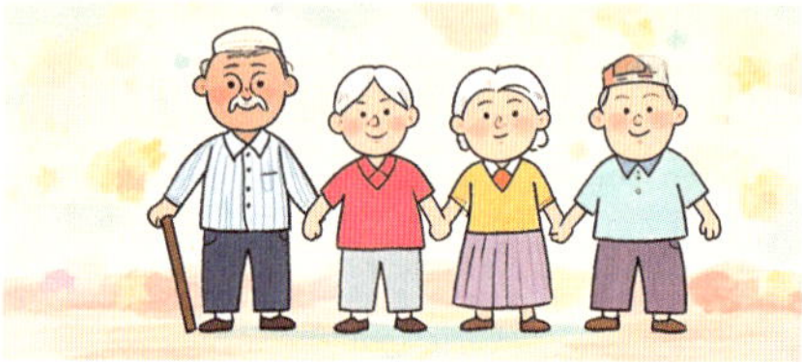

(3)健康饮食：多吃新鲜蔬果，适量摄入维生素 E、维生素 C，避免酗酒和接触毒品。

(4)良好睡眠：保持优质睡眠，降低患病风险。

(5)保持心情愉快：及时减压，遇到情绪问题及时寻求帮助。

(6)定期体检：保持血压、血糖、血脂在正常水平。

头晕篇

随着生活节奏加快，头晕成为常见症状，看似简单却可能隐藏复杂病因。它不仅影响日常生活，还可能是严重疾病的早期信号。那头晕需要重视吗？为什么会头晕？需要做很多检查吗？下文神经内科护士将为您进行一一解答。

1.头晕有哪些类型？

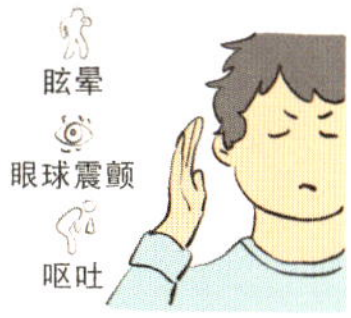

（1）眩晕：感觉自身或周围物体旋转、摆动，典型表现为"天旋地转"，常伴恶心、呕吐、出汗、面色苍白等。

（2）非眩晕性头晕：感觉身体摇晃不稳，大脑发胀发沉，脚踩棉花般，但无旋转或外界运动的错觉。

2.为什么会头晕？

头晕原因多样，部分为生理现象，休息可缓解；部分为疾病预兆，需重视。常见原因包括：

（1）前庭神经功能障碍：如梅尼埃病、前庭神经炎等，影响平衡信息处理。

（2）脑血管疾病：如脑出血、脑膜炎、脑肿瘤等，导致脑供血不足，伴肢体无力、言语不清等。

（3）血压不稳：高血压或低血压影响脑部血液循环。

（4）心脏疾病：如冠心病、心律失常，导致大脑供血不足。

（5）颈椎病：颈部肌肉紧张或脊髓受压，影响脑供血，伴头晕、恶心、手臂麻木等。

（6）贫血：如缺铁性贫血，导致大脑供血不足，伴疲劳、脸色苍白等。

（7）睡眠障碍：睡眠问题常引起头晕，需规范治疗。

（8）焦虑抑郁：心理疾病导致头晕，伴视物模糊、注意力不集中等。

（9）其他：低血糖、感染、药物中毒、精神压力等。

注意：头晕症状复杂，需结合具体情况和检查明确诊断，并非所有头晕都可通过吃药缓解。

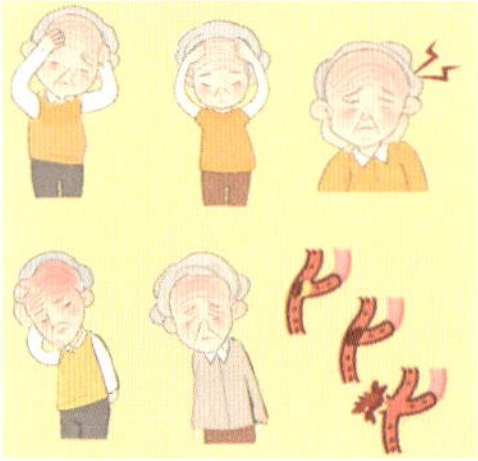

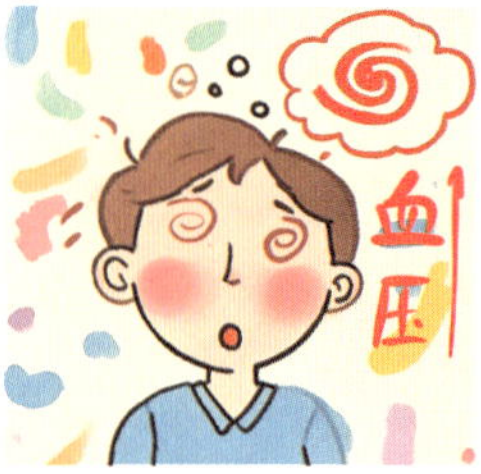

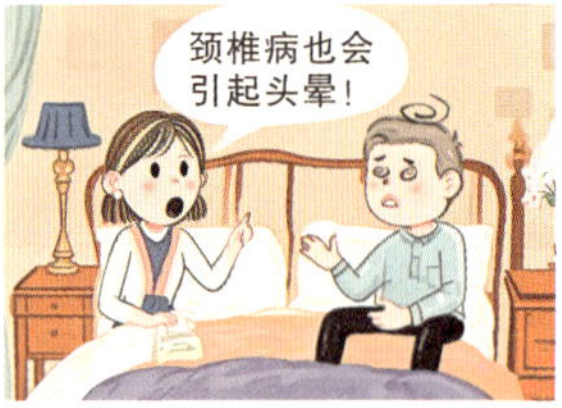

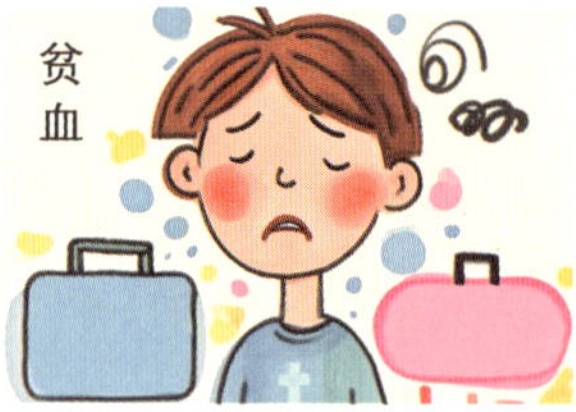

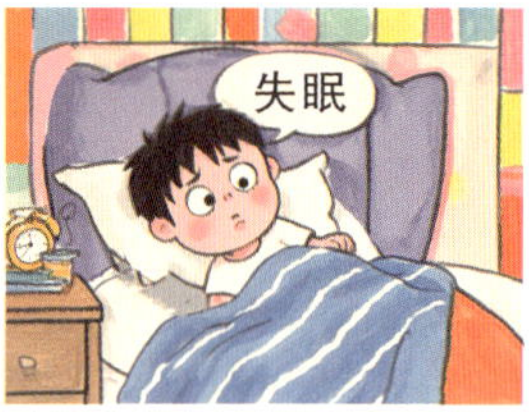

3.生活中该怎样缓解头晕?

(1)保持平稳的姿势:头晕发作时立即坐下或躺下,避免跌倒。记录头晕持续时间、严重程度及诱因,观察有无脑卒中症状(如肢体麻木、说话不清)。

(2)物理方法:①按摩、热敷促进局部血液循环。②起床时遵循“三部曲”:平卧 30 秒、静坐 30 秒、站立 30 秒后再行走。③缓慢深呼吸有助于缓解头晕。

(3)生活规律:保持饮食规律、适度运动、充足休息和良好睡眠。

(4)避免诱因:避免疲劳工作、过度运动、长时间暴露于强光下。

(5)健康饮食:清淡饮食,低盐低脂,多吃新鲜蔬果,戒烟酒,控制体重和总热量摄入。

(6)定期体检:维持血压、血糖、血脂在正常范围。

(7)保持情绪稳定:通过听音乐、与他人沟通等方式转移注意力,减少不良情绪刺激。

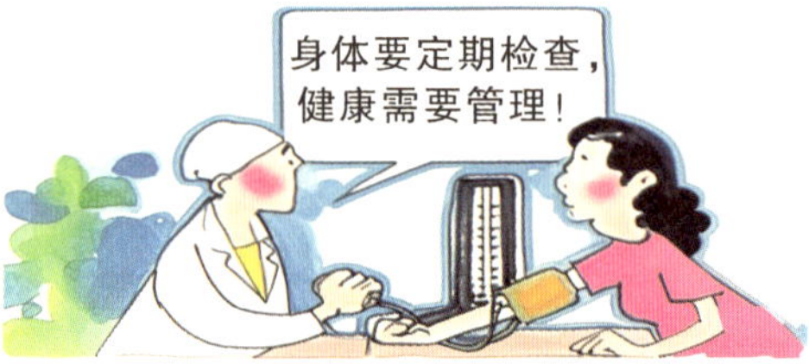

(刘　盎　肖　红)

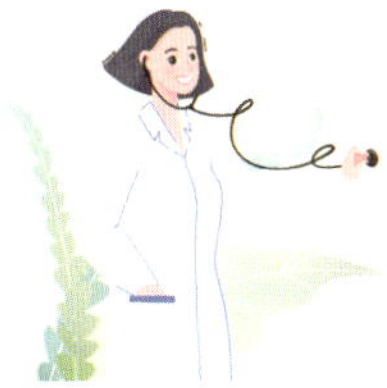

神经外科篇

脑出血篇

李先生(40岁)因突发意识不清3小时,急症CT示脑出血,遂急诊收入院治疗。入院后,患者家属心中有许多的疑问和担忧,想请护士为他们解答。

1.脑出血是由什么原因引起的?

(1)高血压:这是造成脑出血的最常见原因,长期高血压会使脑内小动脉硬化,变脆弱,当血压突然升高时容易破裂。

(2)血管畸形:如脑动静脉畸形,这是一种先天性脑血管发育异常,血管壁厚薄不均,容易破裂出血。

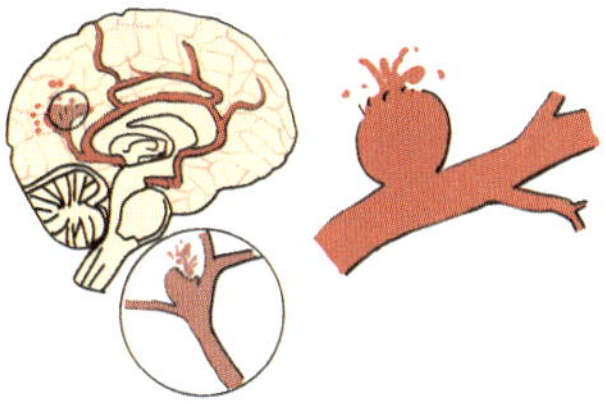

(3)颅内动脉瘤:动脉局部管壁薄弱,像吹气球一样膨出,当瘤体破裂时就会导致脑出血。

(4)其他因素:血液系统疾病(如血小板减少性紫癜、凝血因子缺乏)、长期使用抗凝药物、脑肿瘤等也可能引发脑出血。

2.都是脑出血,为什么大家症状都不一样?

脑出血根据出血部位不同,表现出来的症状也不同,最常见的有以下症状:

(1)头痛:剧烈且突然,如头部被重击般。

(2)呕吐:多为喷射性,因颅内压升高刺激呕吐中枢。

(3)肢体无力或麻木:出血部位影响对侧肢体。

(4)言语不清:出血影响语言中枢,导致说话含糊或失语。

(5)意识障碍：从嗜睡到深度昏迷，与出血量、速度及部位有关。

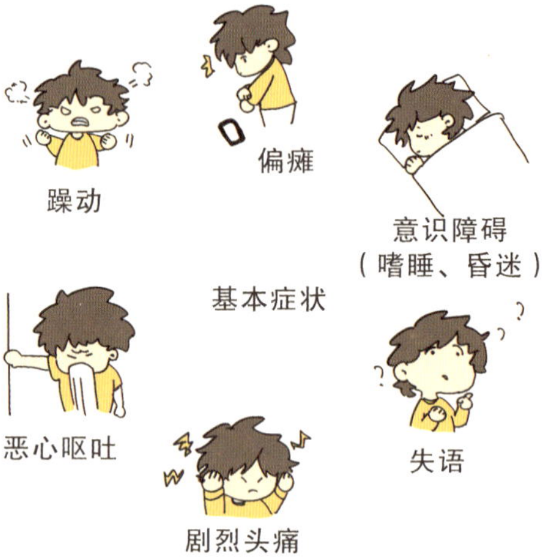

3.脑出血保守治疗期间应该注意什么？

脑出血保守治疗主要适用于出血量较小、患者状态相对稳定等情况。

(1)一般治疗：卧床休息，保持安静环境；抬高头部，减轻脑水肿；密切监测生命体征（体温、脉搏、呼吸、血压）、意识状态、瞳孔、肢体活动的变化。

(2)控制血压：血压过高可能导致再出血，过低影响脑灌注；通常控制在140～160/90～100毫米汞柱，具体目标根据患者情况调整。

(3)控制脑水肿：使用甘露醇等脱水剂减轻脑水肿，降低颅内压；监测肾功能和电解质，避免不良反应。

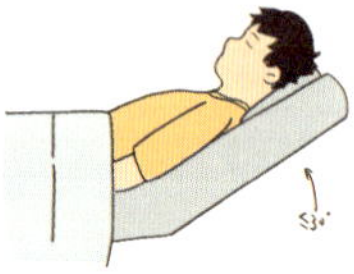

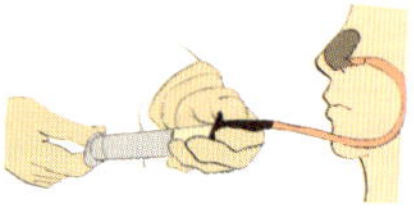

(4)营养支持：保证营养摄入，不能自主进食者可通过鼻饲或静脉给予营养支持。

4.脑出血手术后做康复训练需要注意什么？

(1)尽早开始：病情稳定后尽早介入，初期强度和时间适度，逐步增加。

(2)个性化训练：根据患者的身体状况和功能障碍类型来确定。肢体运动障碍：关节活动度、肌肉力量训练，从被动到主动运动。语言障碍：发音练习、口语理解和表达训练。

(3)安全防护：训练环境安全，使用辅助设备，专人保护防止摔倒。

(4)心理支持：关注患者心理状态，给予鼓励和支持，缓解沮丧和焦虑。

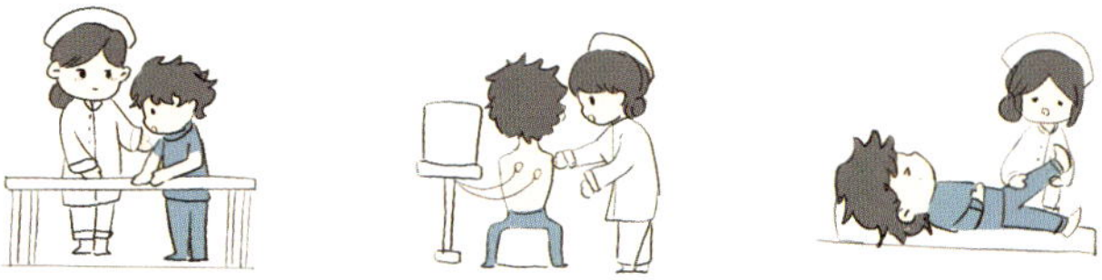

5.如何预防脑出血复发？

★控制基础病

(1)血压控制：定期监测，规律服药，目标血压小于140/90毫米汞柱。

(2)血糖管控：合理饮食，经常运动，规律监测，遵医嘱服药。

(3)控制血脂：低脂饮食，必要时服用降脂药，降低血液黏稠度。

★培养生活习惯

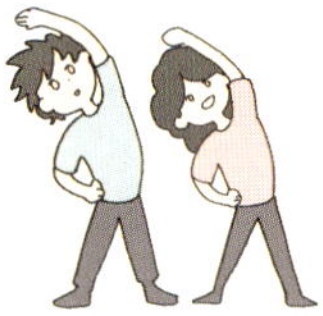

(1)戒烟戒酒：避免刺激血管和血压升高。

(2)保持良好的作息：避免过度劳累和情绪激动，导致血压波动。

(3)适当运动：如散步、打太极拳等，能增强体质，但要避免剧烈运动。

★定期复查

通过头颅CT等检查了解脑部情况，按照医生的建议调整治疗和预防方案。

垂体瘤篇

43岁的王先生视物模糊伴头痛2年，加重1周，来我院就诊。眼科门诊医生初诊后推荐他前往神经外科就诊，经多种激素检测及头部MRI检查，明确诊断为“垂体瘤”，于是给王先生安排了住院治疗。王先生和家属在初步了解自己的病情后心中仍有许多的疑问和担忧，想请病房护士为他解答。

1.什么是垂体瘤？

垂体瘤是长在垂体上的一种肿瘤，属于内分泌系统肿瘤，患病率为10%～20%。大部分为无功能性微小垂体瘤，无症状；功能性腺瘤虽会引起症状，但多为良性，手术效果良好。

2.垂体瘤患者有哪些症状?

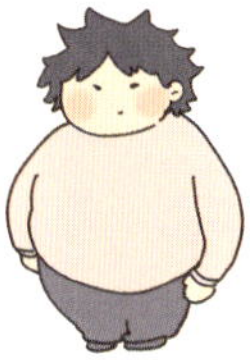

垂体瘤症状因激素分泌异常和压迫部位不同而异。

★激素分泌失调导致的症状

(1)促肾上腺皮质激素分泌型垂体瘤:引发库欣综合征,表现为躯干肥胖、四肢纤细、圆脸、紫纹、高血压、高血糖等。

(2)生长激素瘤(GH 瘤):成年患者表现为肢端肥大症(前额突出、手脚增大等),儿童表现为巨人症。

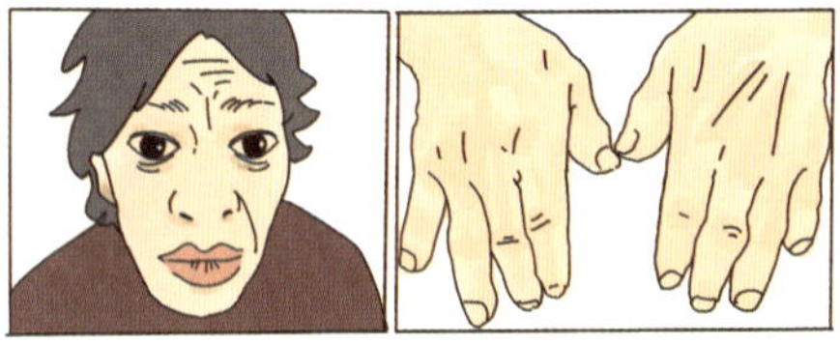

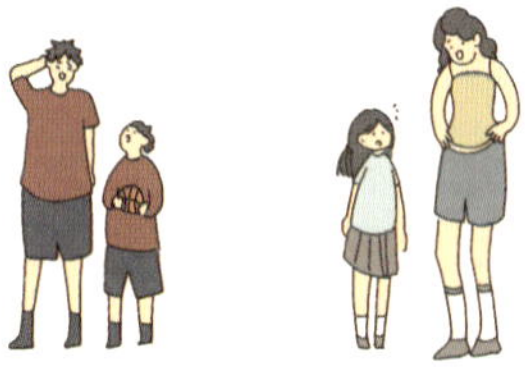

(3)泌乳素瘤:女性出现月经不调、不育和泌乳等,男性会出现勃起功能障碍、性欲丧失、乳房发育等。

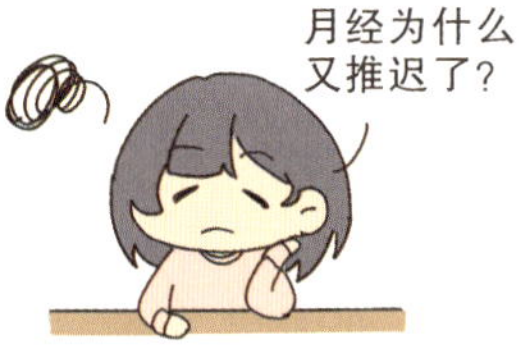

(4)促甲状腺激素分泌瘤:引发甲亢,表现为体重减轻、心慌、烦躁、出汗过多等。

★压迫症状

(1)垂体瘤会对周围的脑组织造成压迫而形成“占位效应”,最常见的症状为头痛和视力下降,进一步还可能出现视野缺损和失明,晚期患者甚至出现面瘫、脑积水等。

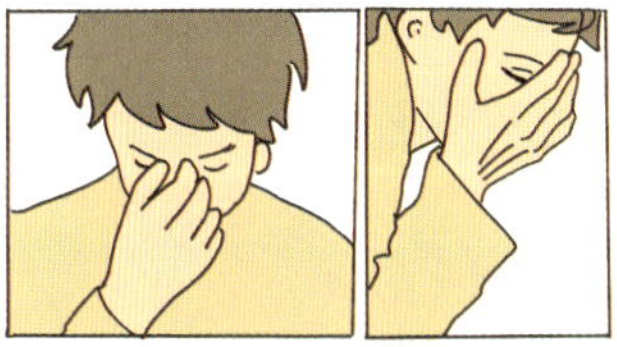

(2)垂体瘤内出血或缺血都可能引发“垂体卒中”,表现为突发剧烈头痛、呕吐、反应迟钝、思维不清晰,甚至昏迷。

3.垂体瘤有哪些治疗方法?

(1)药物治疗:适用于泌乳素瘤,常用溴隐亭,效果不佳时需手术。

(2)手术治疗:多采用经鼻蝶窦入路神经内镜手术,切口在鼻腔内,创伤小,效果显著。

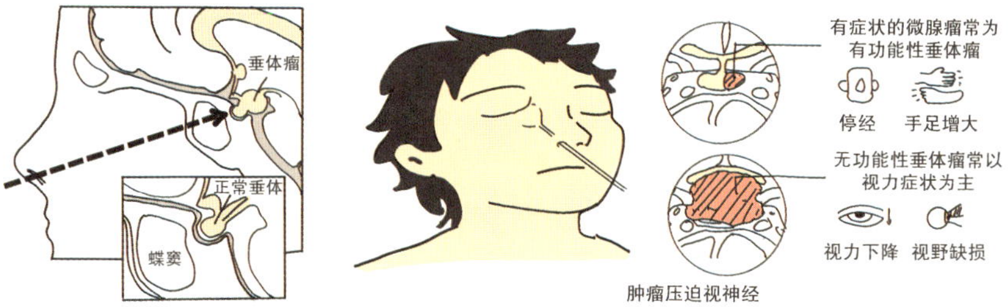

(3)放射治疗：适用于术后残留、复发、手术禁忌或拒绝手术者，可能引起垂体功能低下。

4.垂体瘤术后应怎样护理？

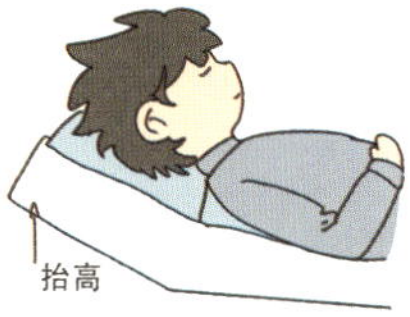

(1)饮食护理：术后 6 小时饮水，无呛咳后进食半流质饮食(如米粥、鱼汤)，逐步过渡到普通饮食，避免辛辣刺激食物。尿多者少量多次饮水。

(2)体位要求：经鼻蝶术后取平卧位，鼻腔无液体流出后可抬高床头 15°～30°。

(3)尿量监测：监测每小时尿量，若连续 2 小时尿量大于 300 毫升，及时报告医生，预防尿崩症。

(4)鼻腔护理：术后如出现鼻塞、少量血性分泌物或黏稠物，属正常现象。术后避免用力咳嗽、打喷嚏、擤鼻涕、排便等。如出现持续清亮液体流出，应及时报告医护人员，查看是否出现脑脊液漏等情况，尽量卧床休息，可用纸巾擦拭，但不要堵塞或擤鼻，以免引起逆行感染。

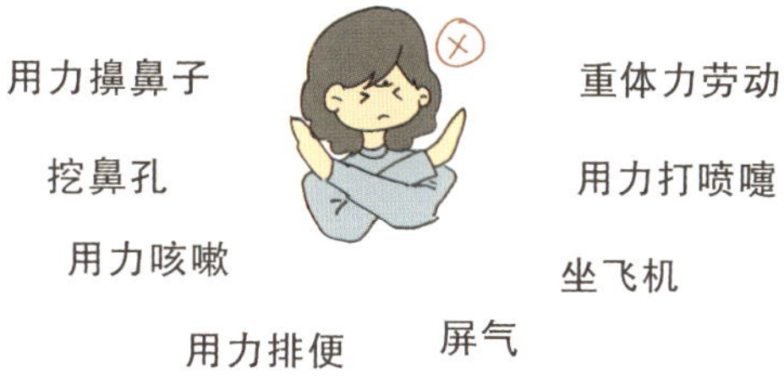

(5)保证安全：有视力障碍患者外出时需家属陪同，避免单独行动及一些不安全因素，预防跌倒的发生。

5.患者出院后有哪些注意事项？

★鼻腔日常护理

(1)术后三个月内不要用力擤鼻涕、用手抠鼻孔，如鼻痂过多，可到耳鼻喉科就诊，使用鼻内镜清理鼻腔。

(2)尽量避免增加鼻腔压力的动作：用力打喷嚏、快速转头或低头、提重物、抱小孩、用力排便、憋气。

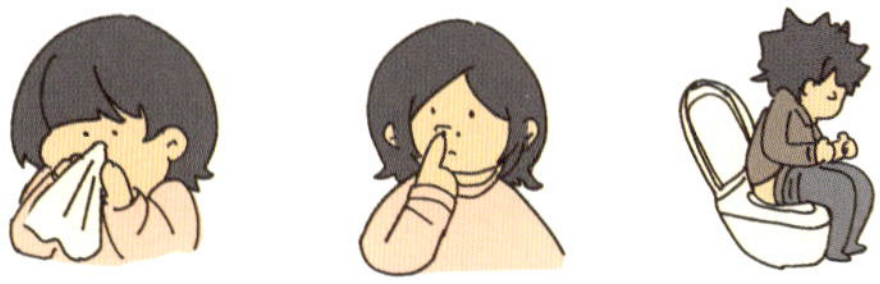

(3)留意鼻腔是否有渗液流出，黏液性液体属于鼻腔分泌物，请不必担心。若有清亮、水滴样液体持续流出，请卧床休息，并尽快到最近的医院就诊。

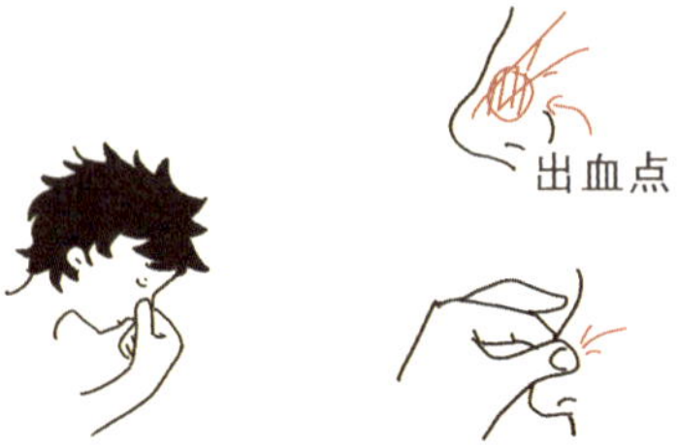

正确的鼻衄止血方式

(4)若鼻腔内有血液流出，请用手捏住鼻腔双侧 2～3 分钟止血，若出血不止，请立即到耳鼻喉科就诊。

★药物指导

垂体瘤术后明确是垂体功能减退者，需遵医嘱定时定量行激素替代治疗，出院后并按时复查激素水平，评估用药剂量是否合适，剂量不合适要及时调整。

★定期复查

术后遵医嘱定期复查，术后复查周期大致安排如下，具体遵医嘱：

(1)术后 1 周：垂体增强 MRI/垂体激素检测/电解质。

(2)术后 3 个月：垂体增强 MRI/垂体激素检测/血生化。

(3)术后 6 个月：根据 3 个月随访结果进行选择性复查，如 3 个月复查结果良好，那 6 个月就不需要复查，如果出现激素水平异常则需要复查。

(4)术后 1 年：垂体增强 MRI/垂体激素检测/血生化。

★日常生活指导

(1)预防感冒，保持大便通畅，合理饮食(戒烟酒，清淡饮食)。

(2)术后 3 个月内避免重体力劳动，3 个月后再游泳。

(3)保持良好情绪，学会放松，缓解压力。

脑外伤篇

王先生(30 岁)在上班途中不幸发生车祸,伤及头部,鼻腔及左外耳道有血性液体流出,拨打“120”送至急诊,家属随后到达医院,非常担心,心中有许多的疑问和担忧,想请护士为他解答。

1.患者术后头上的引流管要如何护理?

头上的引流管是为了清除血肿、积液或血凝块,根据病情一般留置 1～2 天。在床上变换体位(翻身、活动、进食、排便)时,一定要注意检查管路固定是否牢固,防止过度牵拉导致脱管;引流装置要妥善放置在正确位置;若引流液突然增多超过 30 毫升,或颜色转为鲜红色,要及时通知医生。

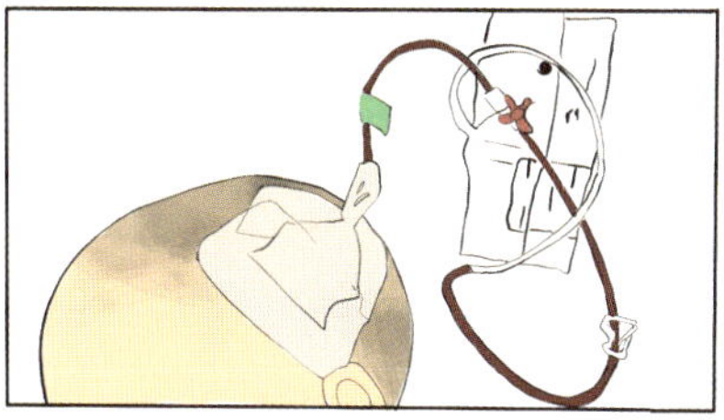

2.为什么术后患者要摇高床头 30°?

床头摇高 30°也称“斜坡卧位”,是神经外科“黄金体位”。该体位有利于颅内静脉回流,减轻脑水肿,降低颅内压,同时能减轻头痛和术后眼睑水肿。

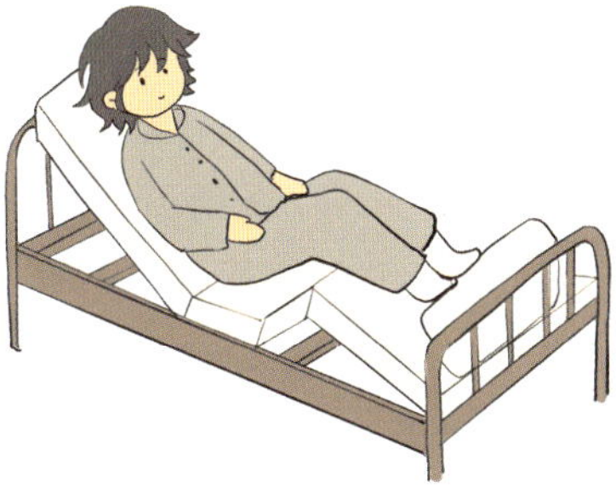

3.缺失的颅骨什么时候可以修补？

手术中去除的颅骨，医生会交还家属，放冰箱冷冻保存即可。伤口愈合3～6个月可回院进行颅骨修补术，一般选用钛板材料。未进行颅骨修补前，患者一定要注意头部保护，术后翻身时动作要轻，用手护着骨窗，避免挤压。患者可佩戴专业的颅骨缺失保护帽。保持手术切口及周围皮肤的清洁干燥，如有红肿、渗液等，及时告知医生。

颅内动脉瘤篇

李女士，因突发头痛、呕吐2小时行CT检查显示蛛网膜下腔出血、急诊以颅内动脉瘤收入院。患者头痛剧烈，家属非常担心，心中有许多的疑问和担忧，想请护士为他们解答。

1.为什么患者会突发头痛？

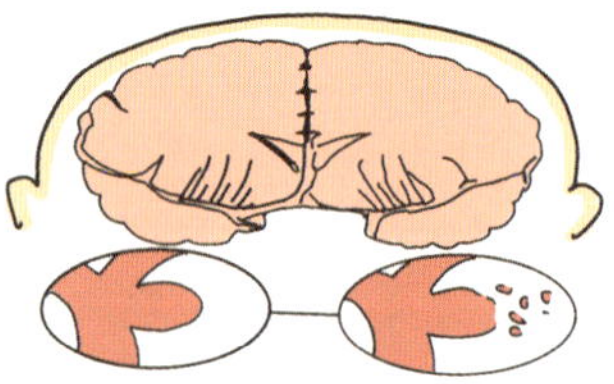

动脉瘤破裂后，血液进入蛛网膜下腔会导致剧烈头痛，可能由于硬脑膜受血液刺激或者动脉瘤的占位效应导致颅内压升高引起。除头痛外还会伴随恶心、呕吐，严重者甚至昏迷。

2.如何治疗颅内动脉瘤？

颅内动脉瘤必须通过手术治疗。手术分为两种，一种是开颅夹闭术，就是在瘤体根部进行结扎，让血流无法进入瘤体，瘤体若没有血供，慢慢就会萎缩。另一种是介入栓塞治疗，就是将瘤体内部用弹簧圈填满，让血流不能进入瘤体。两种方式都可以达到彻底治愈，介入栓塞治疗创伤更小。

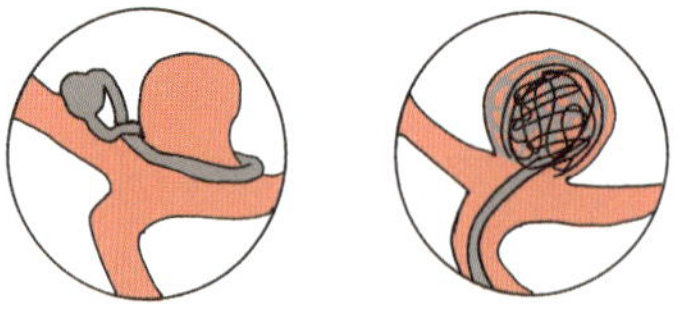

开颅夹闭术　介入栓塞治疗

3.做完手术后，患者多久可以下床？

介入手术一般选择右侧股动脉穿刺，术后用压迫器压迫止血，一般术后8～12小时拆除，如合并凝血功能障碍，压迫时间会适当延长。如压迫时间或力度不够，可能会导致局部穿刺动脉处出血，从而引起皮下血肿、假性动脉瘤。压迫器拆除后穿刺处无出血及皮下血肿，第二天可下床适量活动，活动期间应观察穿刺处有无出血，卧床期间应行踝泵运动等预防深静脉血栓。

4.颅内动脉瘤术后会复发吗？

颅内动脉瘤是血管壁的凸起，并非真正的肿瘤，术后通常不会复发。但需注意以下情况：

★复发可能

(1)新发动脉瘤：若高血压或动脉硬化未控制好，其他部位可能新发动脉瘤。

(2)原部位复发：因血管壁钙化、夹闭不全或弹簧圈填塞不密实，血流冲击导致原部位动脉瘤重新鼓起。

★复查与处理

术后 3～6 个月行脑动脉造影复查：

(1)新发动脉瘤：采用开颅夹闭术或介入栓塞治疗。

(2)原部位复发：若动脉瘤无明显增大，可控制血压并进行观察；若明显增大，需再次手术。

三叉神经痛篇

一个宁静的清晨，李女士(38 岁)醒来时突然感觉右侧脸颊如被千万根细针同时刺入，那剧烈的疼痛感让她不由自主地捂住脸庞，眉头紧锁。这种疼痛并非持续不断，而是时隐时现。起初李女士以为这是暂时的神经痛，或是年龄增长而带来的自然反应。然而，随着时间的推移，疼痛的频率和强度都在不断增加，她开始意识到问题的严重性。看过医生才知道原来是三叉神经痛在捣鬼。

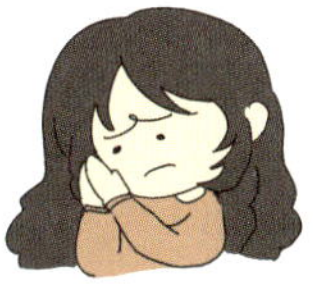

1.什么是三叉神经痛？

三叉神经痛多见于成年人，女性多于男性，常发于右侧面部。疼痛表现为“刀割”“针刺”“电击”样剧痛，发作短暂且无规律，间歇期无不适感。随着病情进展，疼痛加剧且持续时间延长。

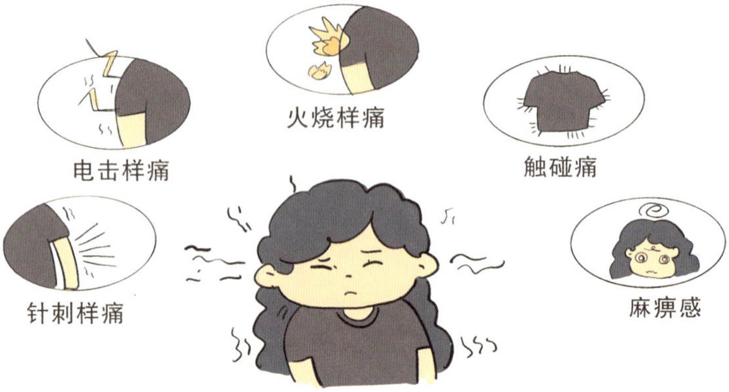

2.三叉神经痛有哪些治疗方式?

（1）药物治疗：三叉神经痛首选药物治疗，治疗药物首选抗癫痫药（如卡马西平、奥卡西平），减轻神经过度兴奋。疼痛剧烈时可使用镇痛剂（如布洛芬、普瑞巴林）。注意长期用药可能引起头晕、恶心、肝功能异常等不良反应，需遵医嘱使用。

（2）中医物理治疗：冷热敷、拉伸按摩、针灸、服用中药等可缓解疼痛和肌肉紧张。针灸需在专业人员指导下进行。

（3）手术治疗：适用于药物和非手术治疗无效者。①微血管减压术：为最有效方法，可分离压迫三叉神经根的血管，根治疼痛。②半月神经节经皮射频热凝术：通过射频电流破坏三叉神经半月节，缓解疼痛。③γ 刀治疗：用 γ 射线照射三叉神经，降低其敏感性，减轻疼痛。④经皮三叉神经半月球囊压迫术：选择性损伤痛觉的神经纤维，治疗三叉神经痛。

3.日常生活中需要注意哪些方面?

（1）避免刺激：三叉神经痛属于神经病理损伤，应避免动作或温度刺激，冬季外出时注意面部保暖，并用温水洗脸、刷牙。

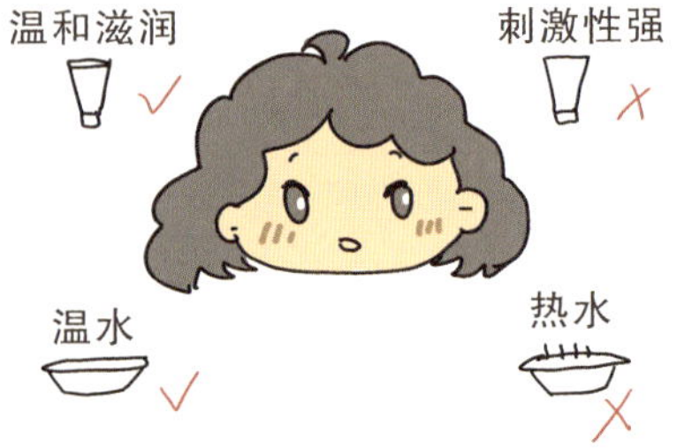

（2）规律作息：压力、紧张、焦虑可能诱发疼痛。保证充足睡眠，避免神经功能紊乱。

（3）合理饮食：①多吃质软易嚼、营养丰富、清淡易消化的食物，多摄入蔬果。②忌吃坚硬、生冷、辛辣刺激性食物，戒烟戒酒。

(4)适当运动：量力而行，以增强免疫力，避免过度劳累。

(5)规律服药：遵医嘱按时按量服药，不可因病情好转而自行停药。

颅脑肿瘤篇

35岁的王先生最近头痛得厉害，他觉得自己可能是感冒了、没休息好，只到药店买了一些药吃，但效果很差。没想到头痛持续了两个多月，他无奈去医院检查，才发现头痛的罪魁祸首是他脑子里长的一个瘤。

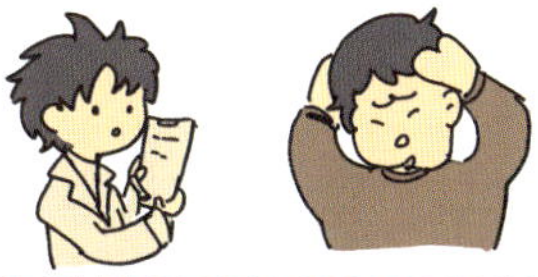

1.怎样才能确诊颅脑肿瘤？

★影像学检查

(1)颅脑CT：可初步判断肿瘤的位置、大小、形态等，对钙化灶显示较好。

(2)MRI：对软组织分辨力高，能更清晰地显示肿瘤与周围脑组织的关系，是颅脑肿瘤诊断的重要手段。

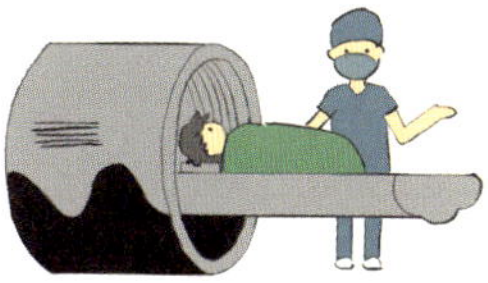

★病理检查

通过手术切除或穿刺获取肿瘤组织，在显微镜下观察细胞形态、结构等，确定肿瘤类型，这是诊断的“金标准”。

2.确定要做脑瘤手术了，有哪些需要注意的？

(1)药物调整：告知医生用药情况，调整抗凝药物（如阿司匹林、华法林等）。遵医嘱服用降糖药、降压药、抗癫痫药，不可随意停用。

(2)情绪调整：患者需调整心态，树立信心；家属和护士给予情感支持。必要时遵医嘱服用安眠药，保证充足睡眠。

(3)饮食方面：术前补充各种营养物质，以提高手术耐受度，术前6～8小时需禁食禁水。

(4)理发准备：根据手术要求剃光头发并清洁，确保手术区域无菌。

(5)术前训练：进行深呼吸、有效咳嗽咳痰、吞咽训练。练习床上大小便，保持大便通畅。

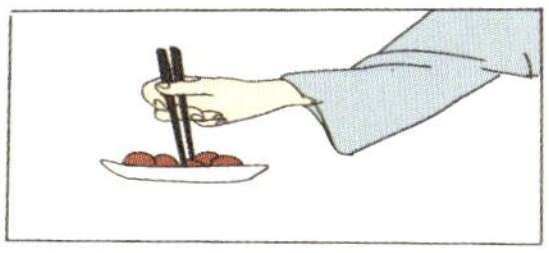

(6)术日准备:术日晨穿病号服,排空大小便,摘下饰品,等待手术。

3.出院患者需要注意什么?

(1)保持情绪稳定,睡眠充足,避免情绪过于激动和劳累。

(2)遵医嘱按时按量服药,预防并发症,促进脑神经功能恢复。

(3)加强营养,制订合理饮食计划,增强机体抵抗力。

(4)保护好伤口,避免污染、潮湿,不可抓、挠伤口。

(5)保持大便通畅,可多食蔬菜水果,必要时可适量服用缓泻剂,避免大便用力引起颅内压增高,发生意外。

(6)继续进行肢体功能锻炼,以主动训练为主,可适当辅以针灸、按摩、理疗、高压氧等治疗,以最大程度恢复肢体功能。

(7)如果需要术后放化疗,需听从医生安排,进行下一阶段治疗。

(8)按时复查脑 CT 或 MRI,如有剧烈头痛、频繁呕吐、意识模糊、视力和视野的改变等,应及时就诊。

(黄梅英　路洪珍)

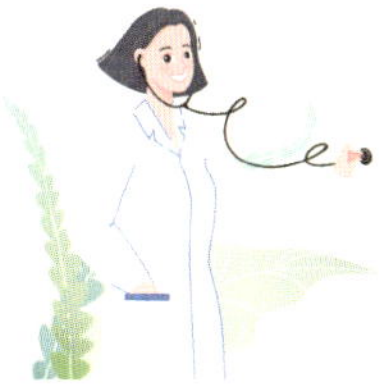

有关妇科的高频护理问题

术前篇

张女士(45 岁),体检时查出较大的卵巢囊肿,医生建议手术切除。一听说要手术,张女士心里充满了恐惧与茫然,特别是术前一系列特殊准备,更是让她一头雾水,满心抵触,为什么要禁食、喝泻药、灌肠、备皮?相信不少女性碰上妇科手术,都和张女士一样茫然无措,今天就把这些事儿说明白。

1.手术前为什么要禁食、禁水?

禁食禁饮的主要原因之一是防止麻醉插管引起逆流窒息,使术后肠道得以休息,促使肠功能恢复。气管插管时,若胃里有食物,容易刺激喉部,引起咽喉反射,甚至出现胃部食物反流、呕吐等,致使气道堵塞或食物入肺,引起呼吸困难或肺部感染。另外,由于手术操作刺激腹膜或内脏,加之麻醉药物对消化系统的不良影响,术后可能出现腹胀及呕吐。

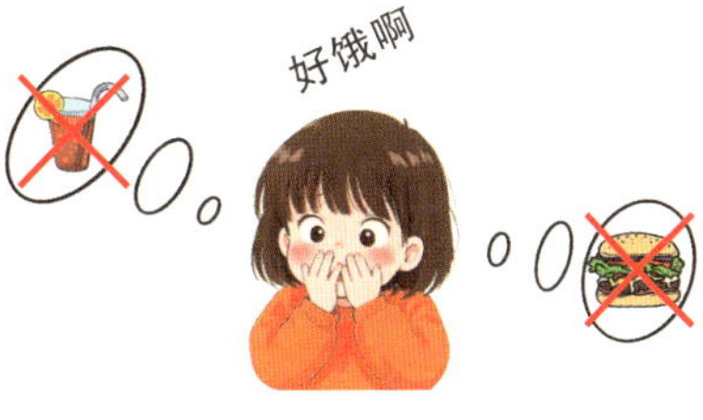

2.手术前为什么要喝泻药?

妇科手术肠道准备可以防止术中由于肠管膨胀而致误伤,也可以防止术中麻醉引起肛门括约肌松弛,导致患者排便而污染手术。

常用泻药为聚乙二醇电解质散,为容积性泻剂,在清肠过程中不影响肠道吸收和分泌,通过排空肠内液体达到清肠目的,是肠道清洁准备的理想选择。

服用清肠剂期间，应多走动，以促进胃肠蠕动，加快胃内清肠剂下排，增进清肠效果。

服用泻药当日，午餐进食面条、稀饭，禁食水果、蔬菜，晚餐进食稀饭、牛奶等无渣流质食物。

术后篇

张女士（48 岁），刚做完子宫肌瘤切除术，满心疑惑且身体不适，肩膀酸痛难忍，还需要带着引流管，人都不敢活动了。张女士的老公也一头雾水，不知道该怎样照顾她，想赶紧问问护士！

1.术后口干舌燥，不能马上喝水，该怎么办？

术后口干是常见现象，但全麻后需等待 2 小时完全清醒后才能喝水，以防呛咳或误吸。以下方法可缓解口干：

（1）黄瓜片贴敷：将 3～4 片黄瓜片贴于口唇及口周，既能湿润皮肤，又能刺激唾液分泌，减轻口渴感。

（2）柠檬水喷雾：100 毫升温开水加 2 片柠檬，浸泡 15～30 分钟，装入小喷壶。口干时头偏向一侧，张嘴抬舌，向左右颊黏膜各喷一次。柠檬微酸，可刺激唾液分泌。

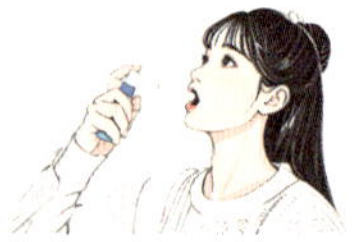

（3）穴位按摩：

水泉穴：双足内侧，内踝后下方（内踝尖与跟腱间凹陷直下 1 寸，1 寸≈3.33 厘米）。

鱼际穴：拇指本节后凹陷处，第一掌骨中点桡侧。

尺泽穴：手臂肘部，肘横纹中，肱二头肌桡侧凹陷处。

每个穴位按摩 5～10 分钟，左右交替进行。

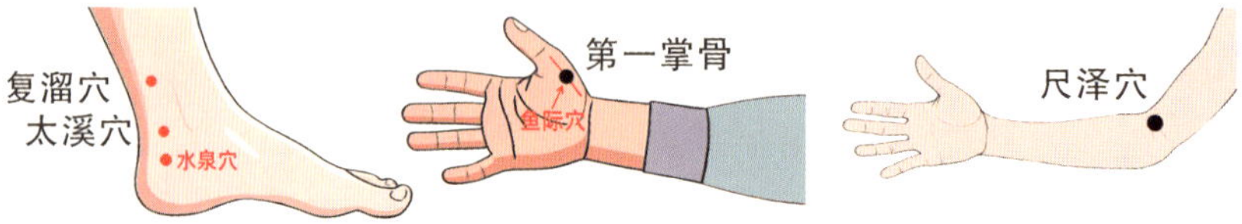

2.为什么腹腔镜手术后肩膀会疼?

腹腔镜手术后，患者会出现肋骨、胃区及肩部疼痛，或感觉腹部有气体，是因为术中向腹腔充入二氧化碳气体，部分气体刺激膈肌及周边神经，导致肩膀疼痛。疼痛通常在术后 24 小时达高峰，1 周内随气体消散而缓解。

缓解方法如下：

(1)肩颈部按摩、热敷。

(2)深呼吸训练，如腹式呼吸、缩唇呼吸。

(3)上肢活动，如握拳、屈肘、旋肩、扩胸运动，以及抬臀、翻身活动。

(4)术后一天尽早下床活动。

(5)必要时给予低流量吸氧。

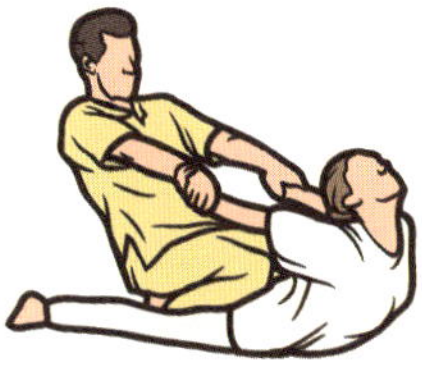

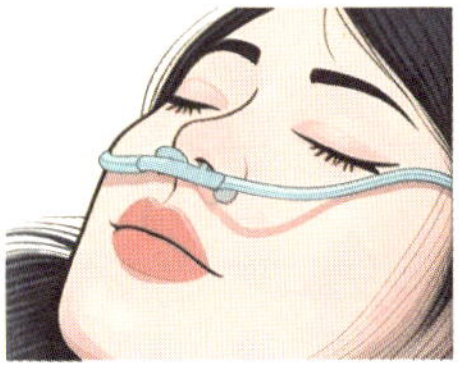

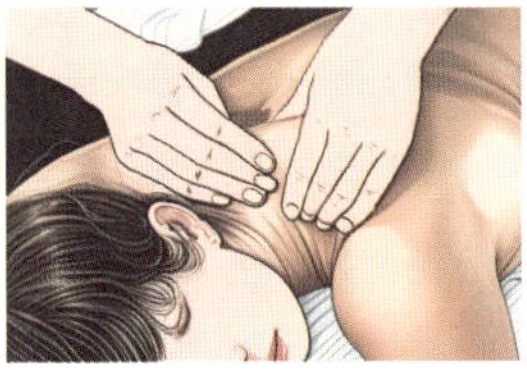

3.为什么术后患者应尽早下床?

手术后尽早下床活动有诸多好处：可以促进血液循环，减少血栓风险；刺激胃肠蠕动，促进排气排便，预防肠道粘连；改善肺通气，利于排痰，预防肺部感染；增强下肢肌肉力量，促进康复。

4.手术后多久可以洗澡? 什么时候可以有性生活?

宫腔镜手术后第二天就可以淋浴，但需避免使用沐浴露直接冲洗阴道，术后一个月内不可坐浴、盆浴、游泳，以免细菌进入阴道和子宫，增加感染的风险。腹腔镜术后 7～10 天去除腹部敷料，观察刀口，若无红肿、渗液即可淋浴，一个月内不可坐浴、盆浴、游泳。一般宫腔镜、腹腔镜(如子宫肌瘤切除术、卵巢囊肿切除术、宫外孕手术)术后 1 个月禁性生活，子宫切除术后 3 个月禁性生活，以免阴道顶端的刀口裂开。

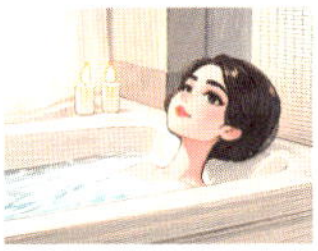

盆浴

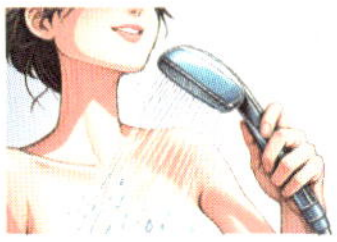

淋浴

5.手术后为什么会有阴道出血?

(1)宫腔镜手术后可能出现阴道少量流血和轻微下腹痛,持续 1 周左右,最长 10～15 天。若出血超过 15 天或量明显多于月经量,需及时就诊。

(2)宫颈锥切手术后 1～2 周,因宫颈创面脱痂,少量出血,4～6 周自行停止。若出血量超过月经量,应及时就诊,防止贫血或休克。

(3)子宫肌瘤切除手术后伴随少量褐色或红色阴道出血,持续不超过 2 周。若出血颜色、性状、量异常,应及时报告医生。

(4)子宫全切手术后 15 天内如果有少量黄色分泌物或血性分泌物,可暂时观察。如出血时间长,量多超过平时的月经量或有异常分泌物等,要及时处理。

(5)异位妊娠(俗称“宫外孕”)及卵巢囊肿剥除术后阴道出血多为激素撤退性出血,月经可能提前。若出血超过 1 周或与平时月经明显不同,应及时就诊。

日间手术篇

张女士(38 岁),因月经异常就诊,发现子宫内膜息肉,医生告知这种情况需要进行手术治疗,建议行日间手术,当日入院当日手术,不影响正常生活和工作,并由护士向她介绍了日间手术的相关事宜。

1.什么是日间手术?

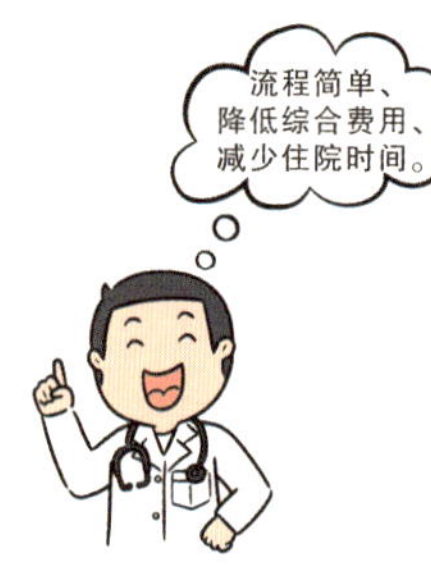

日间手术是指患者按照诊疗计划在 24 小时内完成入院、手术、出院,甚至无需在医院过夜的新型手术模式。对于因病情需要延期住院的特殊病例,总住院时间也不超过 48 小时。

与传统手术相比,日间手术有许多优势:①缩短住院时间,节省医疗费用;②手术创伤小,术后恢复快;③减轻陪护负担;④有助于缓解“住院难,手术迟”的问题,提高优质医疗资源的利用率。

2.哪些妇科疾病可以选择日间手术模式?

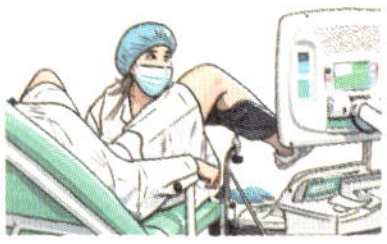

日间手术适用于手术时间短、出血少、恢复快的患者。妇科常见日间手术包括宫腔镜手术、宫颈锥切术、宫颈环形电切或冷刀锥切、腹腔镜手术。

3.日间手术完成后,患者可以吃饭或直接下床吗?

(1)饮食指导:①静脉麻醉:术后 2 小时无恶心、呕吐可饮水,无不适后进食普通食物(如粥、面条、米饭),避免辛辣刺激、活血化瘀食物。②全身麻醉:术后 2 小时清醒后可饮水,6 小时后进食米油,术后 1 天排气后进食米粥、烂面条,逐渐过渡到普通饮食,以清淡易消化为主。

(2)活动指导:①静脉麻醉:若无头晕不适,尽早下床活动。②全身麻醉:术后1 天下床活动。第一次起床、如厕时遵循下床活动“三部曲”:床边半卧位 3~5 分钟,坐床边双腿下垂 3~5 分钟,床边站立 3~5 分钟。无不适后在家属陪同下步行。若出现眩晕,应及时寻求帮助。

4.日间手术完成后,患者会出现哪些不良反应?

宫腔镜手术后可能出现少量阴道出血和轻微下腹痛,通常不超过月经量。若出血时间长或明显多于月经量,应及时就诊。此外,由于麻醉药物及手术刺激,可能会有头晕、恶心、呕吐等情况,随着麻醉药物的代谢,会自行好转。手术后还可能会有下腹部轻微坠痛等不适,可能与宫腔镜手术中少量膨宫液反流至盆腔以及子宫收缩痉挛有关,应注意休息和保暖,可于术后数日逐渐缓解,不需要特殊处理。

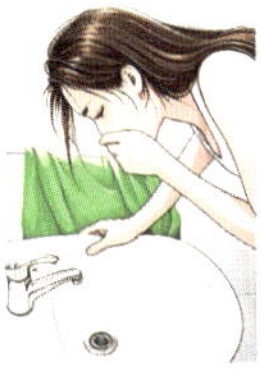

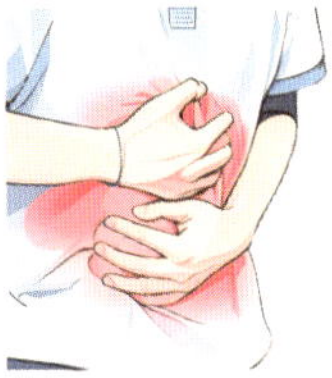

异位妊娠篇

28 岁的张女士月经向来规律,此次推迟了十多天,还时不时恶心、犯困,她满心欢喜,以为自己怀孕了,也没在意腹部隐隐作痛。谁知,有天晚上她突然腹痛加剧,家人急忙将其送医,确诊为输卵管异位妊娠破裂出血,行急症手术治疗。

1.为什么会发生异位妊娠?

异位妊娠俗称“宫外孕”。正常情况下,精子和卵子是在输卵管中结合成受精卵的,受精卵会从输卵管落到子宫内着床。可若是子宫内有损伤、输卵管发生障碍或运输动力异常等,阻碍了受精卵前进的道路,那受精卵可能就原地发育或是转移到其他地方着床,发生宫外孕。

最常见的异位妊娠类型为输卵管妊娠,大约占异位妊娠的95%,还有卵巢妊娠、宫角妊娠、腹腔妊娠等罕见部位妊娠。

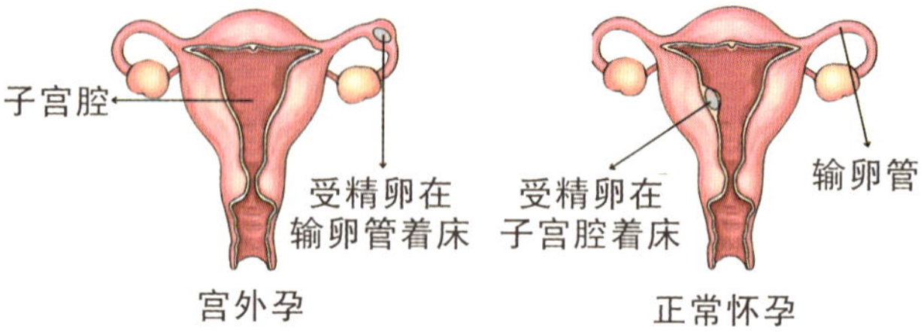

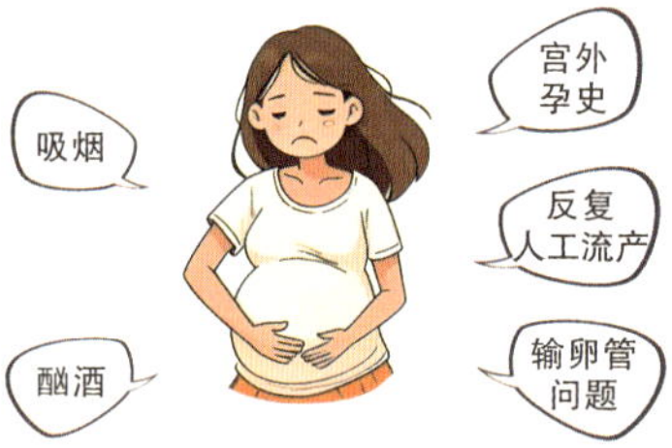

异位妊娠与以下因素有关:①输卵管炎症;②输卵管妊娠史或手术史;③输卵管发育不良或功能异常;④辅助生殖技术;⑤避孕失败;⑥子宫肌瘤或卵巢肿瘤压迫输卵管;⑦子宫畸形、子宫肌瘤、子宫内膜异位症等;⑧吸烟、酗酒。

2.异位妊娠初见端倪,女性如何预知风险、及时应对?

发现停经后,若还有腹痛、阴道异常流血,应立即前往正规医院,抽血查人绒毛膜促性腺激素(HCG)。正常怀孕情况下,HCG水平在孕早期会迅速上升,通常每两天翻倍增长;而异位妊娠时,HCG水平增长较缓慢。通过定期监测HCG水平,对比其增长速度,可以初步判断是否存在异位妊娠的可能。

孕5~6周左右安排子宫附件超声检查。如果超声显示子宫内没有孕囊,而在输卵管、卵巢等子宫外区域发现可疑的包块,那就需要高度警惕异位妊娠。

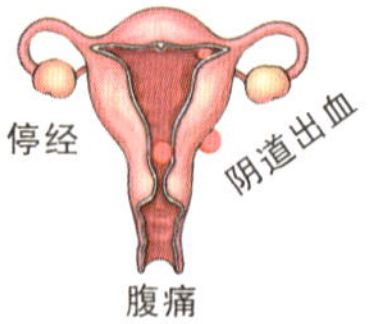

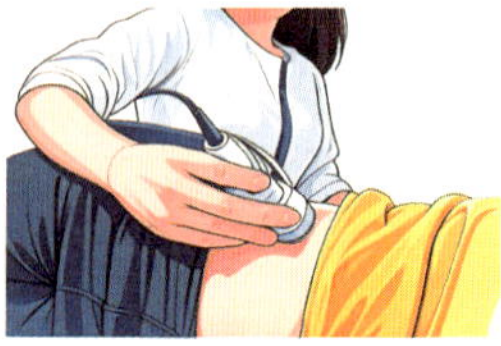

3.患了异位妊娠该怎样办?

(1)药物治疗:如果病情比较稳定,异位妊娠包块小,HCG 水平相对较低,可以选择药物治疗,常用的药物是甲氨蝶呤。在药物治疗过程中,需要定期复查 HCG 水平及子宫附件超声,观察 HCG 水平下降情况及包块大小的变化。同时,还需要关注是否有药物的不良反应,如口腔溃疡、胃肠道反应等。保守治疗期间如发生急性腹痛,出汗畏冷、头晕眼花、便意等输卵管破裂症状,应马上报告医护人员。

(2)手术治疗:行腹腔镜下输卵管切开取胚术或输卵管切除术。手术后,残余滋养细胞有可能继续生长,再次发生出血,引起腹痛等,称为持续性异位妊娠。出院后每周门诊复查血 HCG 水平直至正常。

(3)期待治疗:适用于病情稳定、血清 HCG 水平较低(小于 1500 国际单位/升)且呈下降趋势者。

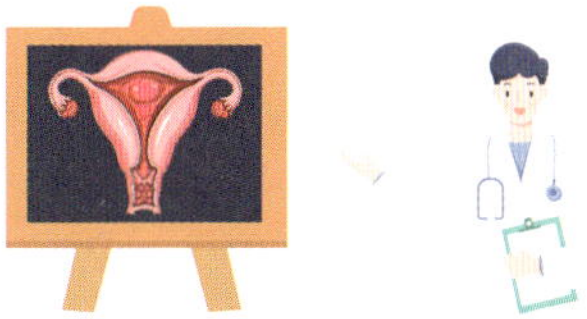

4.宫外孕后应该如何备孕?

(1)宫外孕治愈后,一般应避孕 6 个月以上再考虑怀孕。

(2)及时治疗生殖系统疾病。

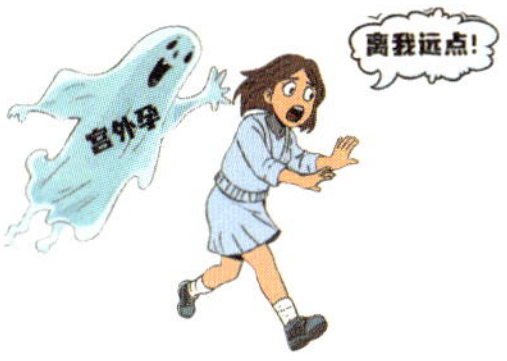

(3)怀孕前建议做输卵管造影等相关检查对输卵管进行评估。

(4)再次怀孕后及时行血液 HCG 检查及子宫附件超声检查,以便在早期消除隐患。

宫颈癌篇

张女士(40 岁),1 个月前无明显诱因出现同房后接触性出血,到医院检查确诊宫颈癌。办理住院后立即做了根治性子宫切除术,住院期间面临一系列问题,护士为她详细解答。

1.为什么会得宫颈癌？

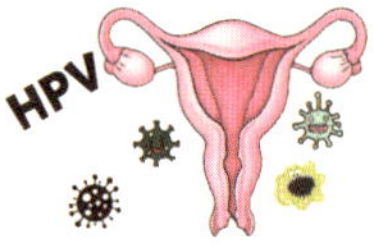

首先是因为病毒感染。高危型人乳头状瘤病毒（HPV）的持续感染是宫颈癌的主要致病因素。最常见的高危亚型为HPV16和HPV18，70％的宫颈癌与这两种亚型有关。

其次是性行为因素。如果性生活开始过早（如16岁之前），或者有多个性伴侣、与高危男子（阴茎癌、前列腺癌患者或其性伴侣曾患子宫颈癌）性接触，都会增加患宫颈癌的风险。另外，初产年龄小、多孕多产等也与宫颈癌的发生密切相关。还有其他行为因素，如吸烟、营养不良、卫生条件差也可引起疾病发生。

2.怎样预防宫颈癌？

（1）接种HPV疫苗。这能有效预防高危型HPV感染，建议适龄女性在青春期或成年期早期接种HPV疫苗。男性也可以考虑接种疫苗，以预防相关癌症。

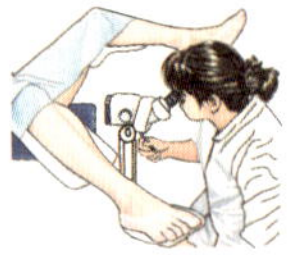

（2）定期进行宫颈癌筛查。有性生活的女性应定期做妇科检查、宫颈细胞学检查和HPV检测，以便早期发现宫颈病变，及时治疗。

（3）保持健康的生活方式。避免过早开始性生活，减少性伴侣数量，拒绝多个性伴侣的男性，正确使用安全套。同时，戒烟限酒，均衡饮食，规律作息，注意个人卫生，保持外阴清洁，适当运动，以增强身体免疫力。

3.术后如何使膀胱功能尽早恢复？

（1）进行盆底肌锻炼，也叫凯格尔（Kegel）运动，这是基础且重要的康复手段。有意识地收缩和放松盆底肌肉，就像在憋尿和排尿一样，每次收缩肌肉3～5秒后放松10秒，重复进行，能增强盆底肌肉力量，利于膀胱功能恢复，每天可进行3～4组，每组10～15次。

Kegel训练

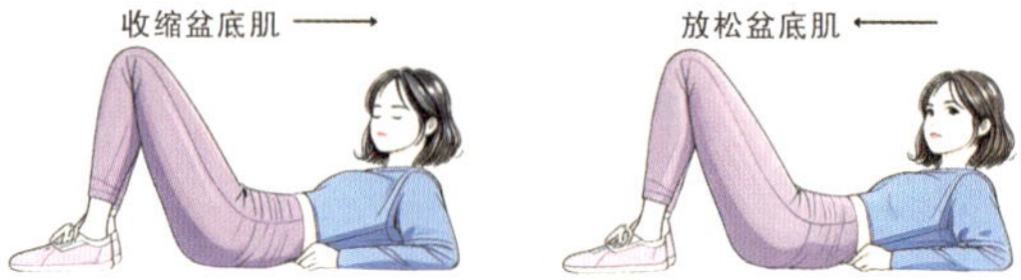

（2）保证充足的水分摄入，每天饮水 1500～2000 毫升。多喝水能够增加排尿次数，对膀胱起到冲洗作用，可预防泌尿系统感染。但应避免短时间内大量饮水。

（3）通过间歇性导尿来帮助膀胱功能恢复。间歇导尿是指定期经尿道插入导尿管帮助排空膀胱的方法。它能避免膀胱过度充盈，同时让膀胱肌肉得到适当的锻炼，慢慢恢复自主排尿功能。

（4）可以利用低频电流刺激膀胱周围肌肉，改善控尿能力、膀胱功能、神经功能及性功能。生物反馈治疗则是借助仪器辅助，通过将测压装置放入阴道内，协助训练。

（5）针灸治疗也可改善膀胱功能，促进膀胱功能康复。

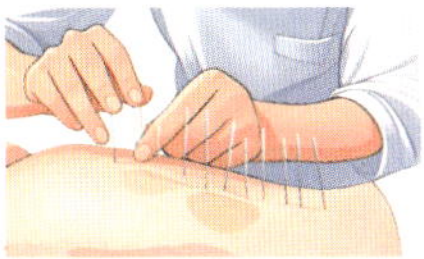

（6）药物治疗可通过改善膀胱逼尿肌收缩功能或减少尿道阻力，促进膀胱功能的恢复。临床上所推荐使用的药物有促乙酰胆碱释放类药物（如新斯的明、西沙必利）和 α 肾上腺素能受体阻滞剂（如坦洛新）。

4.拔除尿管后小便排不出来该怎么办？

（1）尝试听流水声，如打开水龙头，让水流的声音刺激排尿反射，使身体自然产生尿意。

（2）尝试用温水冲洗会阴部，这种温热的刺激可以帮助放松局部肌肉，也能在一定程度上唤起排尿的感觉。

（3）尝试改变姿势，比如从躺着改为坐起或者站着排尿。如果身体允许，可以在病房里适当走动一下再尝试排尿。

（4）采用手法和增加腹压等方式促进排尿，主要包括瓦尔萨尔瓦法和挤压手法。

1）瓦尔萨尔瓦法：坐位，放松腹部，身体前倾，屏气 10～12 秒，向下做排便动作，同时双手抱膝或大腿，心脏病患者慎用。

2）挤压手法：双手拇指置髂嵴部，其余手指在膀胱顶部（脐下方），逐渐用力向内下方压，也可握拳于脐下 3 厘米深按向耻骨方向滚动。加压时需缓慢轻柔，避免使用暴力和在耻骨上直接加压，过高的膀胱压力可导致膀胱损伤和尿液反流到肾脏。

（张　欣）

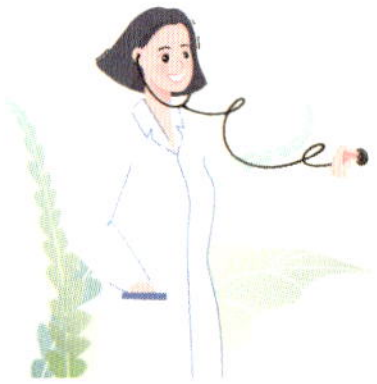

有关产科的高频护理问题

产前篇

张女士(28 岁),停经 45 天,做 B 超发现自己怀孕了,家人都非常开心,像呵护宝贝一样爱护着她,生怕她有什么闪失。那么,这 10 个月有什么需要注意的吗?

1.如何应对早孕反应?

怀孕初期,半数妇女停经 6 周左右会有早孕反应,如晨起恶心、呕吐、头晕、乏力、食欲减退、嗜睡等,这可能与胃酸分泌减少及胃排空时间延长有关,一般至12 周左右自然消失,不需要进行特殊治疗。

早孕反应严重者应避免空腹或过饱,避免进食难以消化的食物,可选择自己喜爱的、清淡、无特殊刺激气味的食物。如果妊娠 12 周以后仍继续呕吐,甚至影响孕妇营养时,应考虑住院治疗。

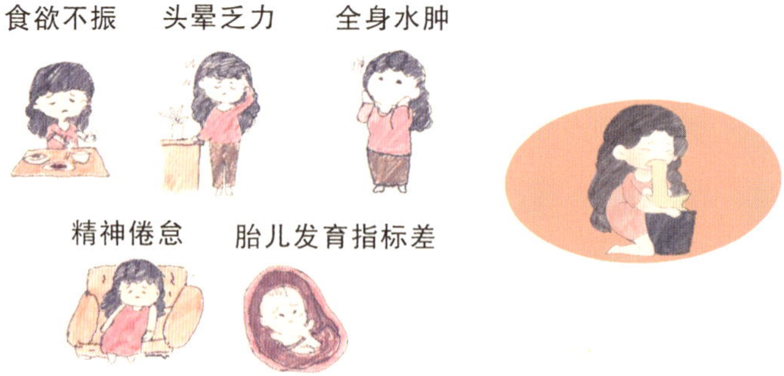

2.孕期都需要做哪些检查呢？

孕期检查项目

检查次数	必查项目
第1次检查(6～13周+6天)	血常规、尿常规、空腹血糖、血型、肝肾功、甲功、感染指标、早孕超声(确定宫内妊娠和孕周)；妊娠11～13周+6天超声检查测量胎儿颈后透明层厚度(NT值)、心电图
第2次检查(14～19周+6天)	孕中期非整倍体母体血清学筛查(15～20周)、无创产前检测(NIPT，12～22周+6天)
第3次检查(20～24周)	胎儿系统超声筛查
第4次检查(25～28周)	75克口服葡萄糖耐量试验
第5次产前检查(29～32周)	产科超声检查、血常规、尿常规
第6次检查(33～36周)	B族链球菌(GBS)筛查(35～37周)、无应激试验(NST)(34孕周以后)
第7～11次检查(37～41周)	NST检查(每周1次)、宫颈检查(Bishop评分)

3.孕期如何科学监测胎儿活动？

孕妇常在20周左右自觉胎动，孕妇应掌握好数胎动的科学方法。

数胎动的方法：孕妇每天早、中、晚固定一个时间数胎动，每次数1小时。3次胎动数乘以4为12小时胎动数，胎动次数大于30次为正常；20～30次时，注意次日胎动计数；如果下降至20次以下，及时去医院就诊。

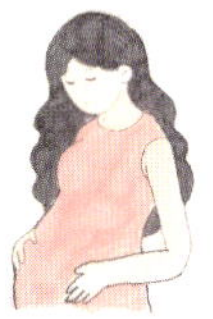

4.孕妇应如何饮食？

(1)增加蛋白质摄入，如肉、蛋、奶类。

(2)每天摄入大于等于五种不同颜色的果蔬，以保证维生素和矿物质的摄入，也可以缓解孕期便秘的症状；但水果摄入不能过量，以免引起体重增加过快或者妊娠糖尿病。

(3)选择全谷类而非精白谷类，以增加膳食纤维摄入。

(4)少吃高脂、高糖食品，避免过多油炸和烤炸食品。

(5)多喝水，保证足够的水分摄入。

(6)适量食用五谷杂粮，如小米、燕麦、玉米、糙米、豆类等。

5.什么是妊娠糖尿病?

一般会在妊娠 25～28 周时,让孕妇做 75 克口服葡萄糖耐量试验来确诊是否患有妊娠糖尿病。以下三项若有任何一项血糖值达到或超过下述标准即诊断为妊娠糖尿病:①空腹:低于 5.1 毫摩尔/升。②服糖后 1 小时:低于 10.0 毫摩尔/升。③服糖后 2 小时:低于 8.5 毫摩尔/升。

孕妇一经确诊,饮食、运动是关键。孕妇应减少糖类和脂肪的摄入,适量增加纤维素和维生素的摄入,既能保证胎儿生长发育所需的营养,又能控制孕妇孕期血糖和体重。孕妇运动首选散步,建议进食 30 分钟后开始,从 10 分钟起逐步延长至30 分钟,每次运动时间控制在 30～40 分钟。经饮食和运动治疗效果不佳者,遵医嘱行胰岛素治疗。

6.怀孕后为什么会脚肿?

孕妇于妊娠后期常有踝部及小腿下半部轻度水肿,经休息后消退,属正常现象。这是因为在怀孕中后期子宫增大,压迫下腔静脉影响血液回流,导致回流异常,从而引起的。

卧床休息时可取左侧卧位或抬高下肢以改善血液回流,解除子宫对下腔静脉的压迫,减轻水肿;避免久站或久坐,以免加重水肿的发生。避免穿过紧的长筒袜和衣裤,饮食咸淡适宜。若经上述处理水肿不消或加重,应考虑妊娠期高血压、妊娠合并肾脏疾病等原因,需进一步检查和治疗。

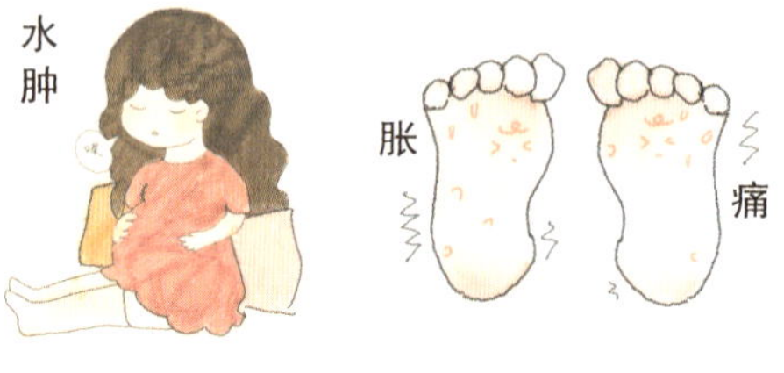

7.怀孕后为什么会有尿频、尿急的症状?

怀孕尿频是妊娠期间常见的现象,是正常的早孕反应之一,主要原因如下:

(1)妊娠期胎儿代谢产物要从母体排出,这增加了母体肾脏的负荷,导致怀孕后尿量增加,出现尿频现象。

(2)妊娠期间,由于胎儿在宫腔内发育,子宫逐渐增大,压迫膀胱导致小便次数增加，出现尿频症状。

若无其他不适症状，可多休息，缓解尿频症状。一般在怀孕三个月后，子宫增大突出于盆腔，进入腹腔，解除了对膀胱的压迫和刺激，症状就会缓解。如果尿频同时伴有明显的尿痛，需要到正规医院进行检查，排除尿路感染等其他疾病。

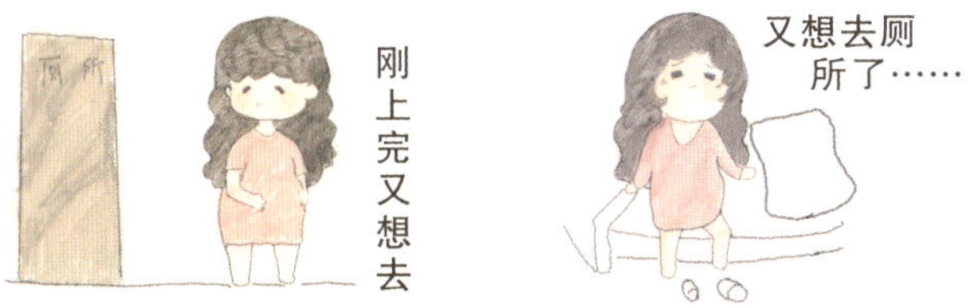

产时篇

李女士(29 岁)，32 岁，初产妇，因破水 30 分钟急诊入产房，医生书写病历后签字选择催产素引产，让我们一起看看李女士都遇到了什么问题，应该如何解决吧！

1.孕妇出现哪些症状时需要进入产房待产？

(1)胎膜早破：立即平卧，垫高臀部，然后以最快的方式入院进产房待产。要正确区分是破水还是漏尿，避免白跑一趟！

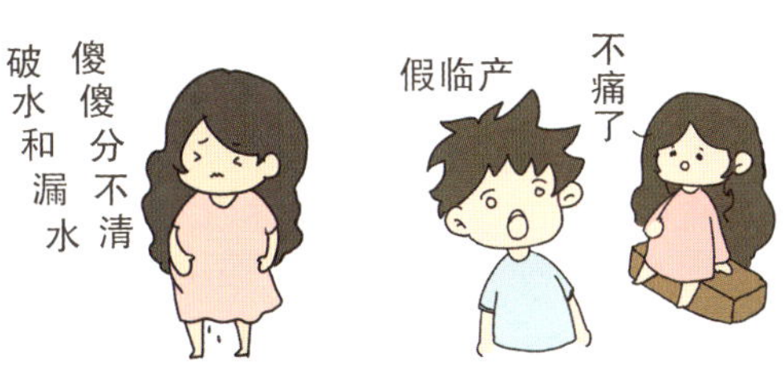

(2)规律宫缩：当开始规律宫缩，每 5～6 分钟 1 次，每次持续 30 秒以上时就可以进入产房待产了。但需注意分娩发动前的假临产，其特点为宫缩持续时间短(小于 30 秒)且不恒定，间歇时间长而不规则；常在夜间出现，白天消失。因此，当出现假临产的时候，是不需要立即进入产房待产的，可以再耐心等待一会儿。

(3)因自身情况需要进入产房催产:有些孕妇因为各种原因不适合再继续妊娠,这时候就需要进入产房催产,医生会根据孕妇情况,选择合适的催产方式。

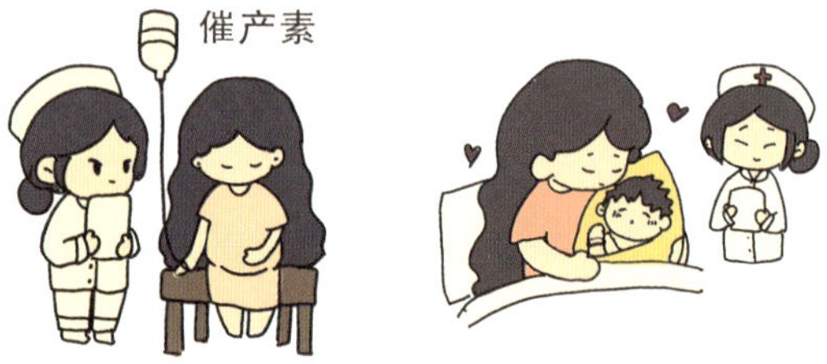

2.什么是B族链球菌阳性?

孕妇在分娩过程中可能会将B族链球菌传播给新生儿,导致新生儿出现感染。这些感染可能在出生后的早期表现出来,如出生后的3天内,可能引发肺炎、败血症或脑膜炎等严重疾病。孕妇B族链球菌阳性很常见,不必过于担心,为了降低新生儿感染的风险,助产士会在产程中预防性应用抗生素,防止新生儿感染,而且在新生儿出生后也会常规进行耳拭子检查。

3.催产方式知多少!

催产方式可分为药物催产(包括缩宫素、地诺前列酮栓、米索前列醇引产)和物理催产(包括水囊引产、人工破膜引产)。根据宫颈Bishop评分确定分娩方式,总分13分,6分以下者选择药物或水囊方式促宫颈成熟,6分及以上者可选择缩宫素静滴催产。

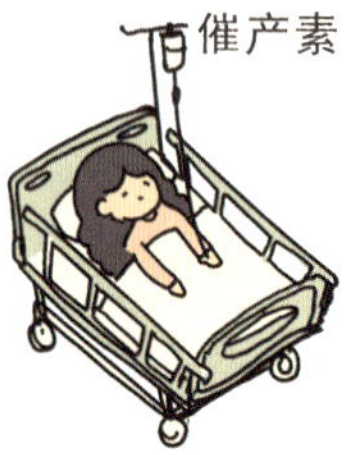

缩宫素需要在宫颈条件改善的情况下应用,对于足月胎膜早破,无明确剖宫产指征,破膜后2~12小时内的产妇,应积极引产;对于宫颈条件成熟、破水的产妇,应用缩宫素催产会更安全,还可以减少感染,它通过引起规律性子宫收缩,使宫颈管缩短和宫颈口扩张,并推动胎儿向下、向骨盆方向下降,从而帮助催产。

确定催产方式,一般是根据宫颈评分进行的,大家可以通过下图了解一下!

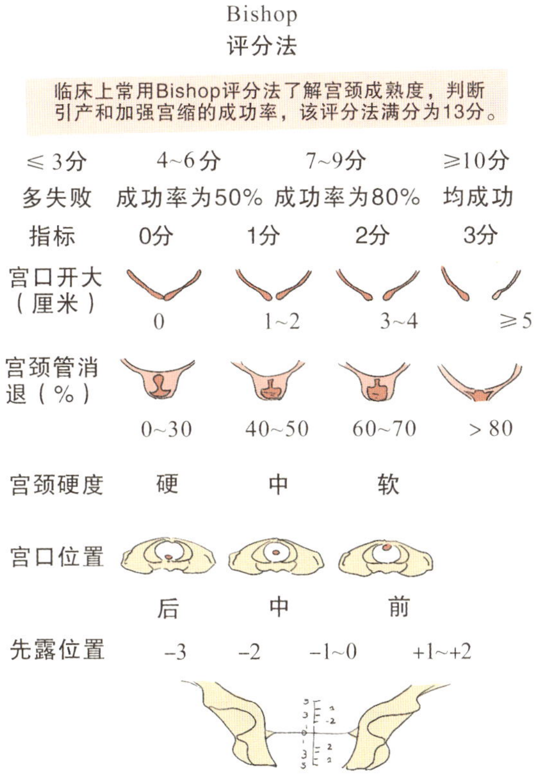

4.终于熬到了宫口开全，可以不侧切吗？

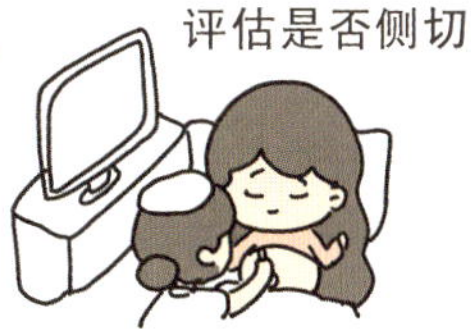

正常情况下，助产士上台接生时会根据孕妇、胎儿、产力、产道及产程进展等具体情况综合评估，尽可能优先选择自然分娩。多数情况下，在助产士的细心指导和孕妇的良好配合下，是可以自然分娩而不需要侧切的。

分娩时，若遇胎儿巨大，会阴弹性差、有炎症、水肿或产程延长等导致会阴有严重裂伤风险，或出现胎心异常、胎儿窘迫、孕妇妊娠期高血压或心脏病等需要尽快结束分娩的情况，为保障母婴安全，则需要进行会阴侧切。

5.生产完为什么还要在产房观察 2 小时？

这 2 小时很关键，关乎产妇生命安全。产后大出血、产后子痫、羊水栓塞等并发症易在此时突发，严重危及生命。若出现这些问题，留在产房或手术室医生能更快处理。在这期间，医生主要做以下这些事情：

(1)密切监测产妇的生命体征，如血压、脉搏、体温等。

(2)观察宫缩及流血量，判断子宫收缩情况，如收缩不好，可能会注射缩宫素。

(3)观察膀胱情况，让产妇及时排小便，避免膀胱充盈影响子宫收缩。

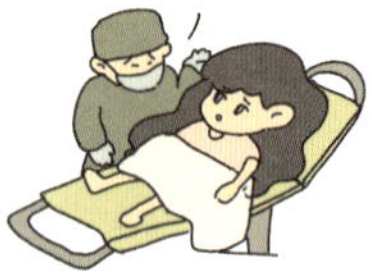

(4)查看胎盘娩出情况，如果30分钟内没有完整娩出，需要人工剥离胎盘。

(5)教产妇如何开奶、哺乳。

若2小时后无异常，医生通常会送产妇和婴儿一起回病房。

产后篇

> 张女士(29岁)，足月39周妊娠，剖宫产一名男婴，体重3500克，母子平安。分娩后，各种问题接踵而至。张女士的老公、妈妈、婆婆、公公，各有各的建议，她真不知道怎么办了！迎接新生儿的喜悦都被冲淡了，这可怎么办啊！

1.剖宫产后为什么要按肚子?

“压肚子”是剖宫产术后重要环节，其主要目的是促进子宫收缩、止血和防止出血。

促进子宫收缩：分娩后，子宫需要尽快收缩，恢复至孕前大小，对腹部的按压可以刺激子宫的自发性收缩，帮助收缩血管，减少出血。

加速恶露排出：产后子宫腔内可能会有残留的血液，俗称“恶露”，按压肚子可以帮助这些恶露排出，避免造成感染或其他并发症。

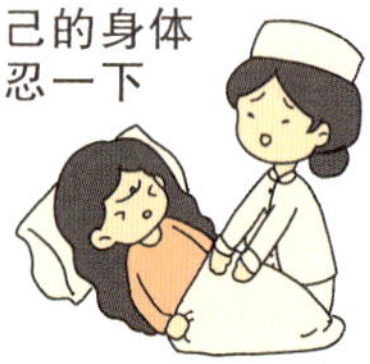

评估子宫复原情况：通过腹部按压可以了解子宫的硬度和位置，评估子宫收缩和恢复情况，若发现异常，有利于及时采取相应措施。

总之，剖宫产后“压肚子”是一种重要的护理措施，有利于产妇的康复。

2.为什么术后不到 1 天就要拔导尿管?

术后早拔除导尿管,可减少尿潴留发生,降低泌尿系统感染的风险,有助于早活动,促进肠功能恢复,有利于消化系统与泌尿系统恢复。

术后早期下床活动有助于减少呼吸系统并发症,减轻胰岛素抵抗,降低下肢深静脉血栓形成的风险,缩短住院时间。

科室施行产科快速康复之前,剖宫产术后拔除导尿管时间:产后24小时,逐渐缩短到12小时。

施行快速康复后,确定剖宫产术后8~10小时拔除导尿管,无特殊情况术后8小时拔导尿管,患者下床活动自解小便,促进胃肠蠕动,降低肠胀气。

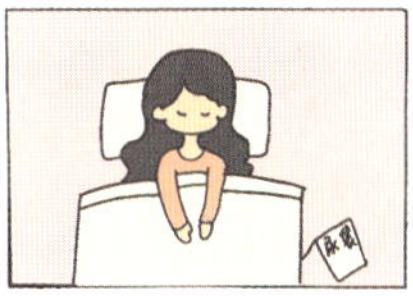

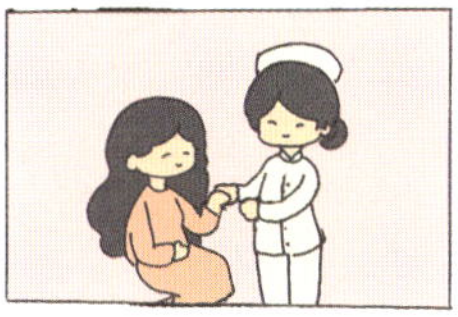

3.为什么产妇需要尽早排尿?

产后尽早排尿非常重要,可预防产后出血,原因如下:

(1)膀胱与子宫的位置相邻,产后增大的膀胱会压迫子宫,影响子宫收缩,诱发产后出血。因此,产后 2～4 小时内应督促产妇尽早排尿。

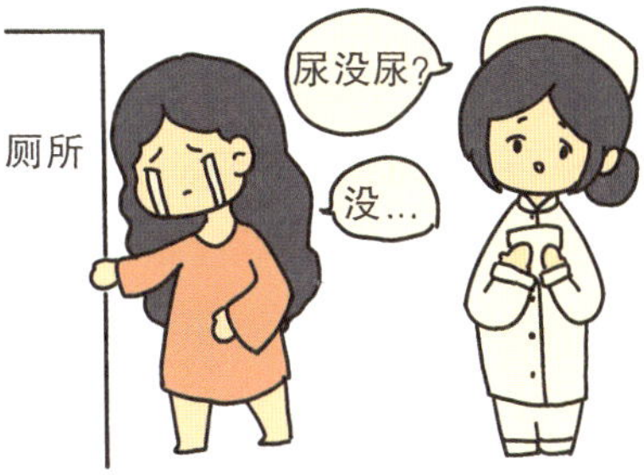

(2)分娩后,胎头压迫膀胱,导致膀胱黏膜充血、水肿及肌张力降低,使膀胱的敏感性降低;会阴伤口疼痛让产妇不敢用力排尿;产程中会阴受压过久,区域阻滞麻醉及不适应床上排尿等因素,均可导致产后尿潴留。

4.产后恶露期间怎样预防感染?

月子期间应保持外阴清洁,勤换内裤,避免盆浴,便后用温水清洗外阴,避免细菌滋生。同时,要注意伤口的清洁和消毒,避免伤口感染。如果月子期间出现发热、腹痛、恶露增多、有异味等情况，应及时就医。

正常的恶露有血腥味，但不臭，持续 4～6 周，总量为 250～500 毫升，可分为下列三种情况：

(1)血性恶露：量较多，颜色呈鲜红色，共持续 3～4 天。

(2)浆液恶露：所含血液减少，颜色变为淡红色或黏稠状液体，共持续 10 天左右。

(3)白色恶露：含大量白细胞，质黏稠，恶露呈白色或淡黄色，性状如白带，但是较平时的白带多些。共持续约 3 周干净。

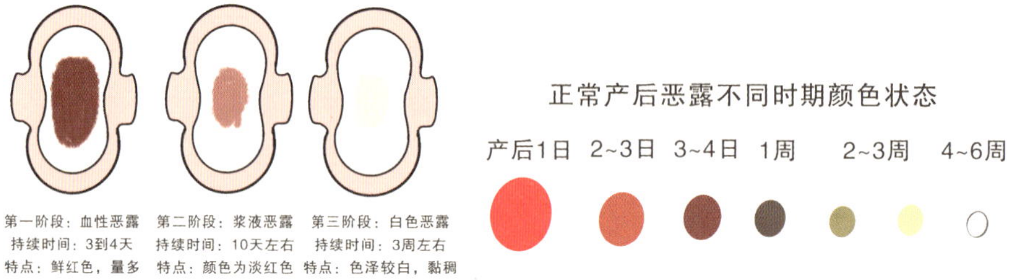

5.生产完为什么会腰疼？

★原因

(1)生理性因素：产妇在生产后，子宫和盆腔有明显充血，在宫缩刺激下，会反射性地引起腰部疼痛。此外，哺乳时姿势不当可加重腰部肌肉紧张，也会引起腰疼。

(2)麻醉针孔创伤：如果产妇生产时采取的是腰部麻醉，麻醉针孔可能会导致腰疼，这种情况较为常见，通常会在几天内缓解。

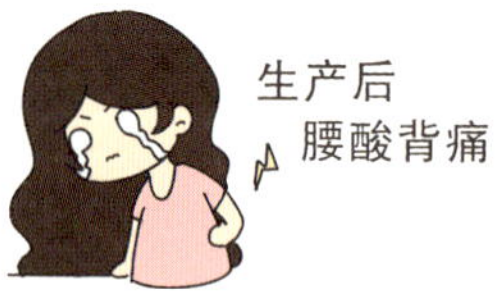

(3)腰部肌肉劳损：产妇在生产过程中，腰部肌肉可能会受到过度牵拉，导致肌肉劳损，引起腰疼。

(4)腰椎间盘突出：如果产妇在怀孕期间出现腰椎间盘突出，生产后可能会加重病情，引起腰疼。

因此，产后若出现腰疼，不一定是无痛分娩导致的，要积极寻找原因。

★缓解方法

(1)产后尽量少弯腰，避免久站、久蹲。

(2)采取正确的喂奶姿势：尽量采用卧位哺乳，减少坐位和站位。

(3)适当补钙、注意休息和腰部保暖，可按摩、热敷疼痛处，促进血液循环，改善腰部不适。

(4)严重者可采用针灸、推拿等方式治疗。

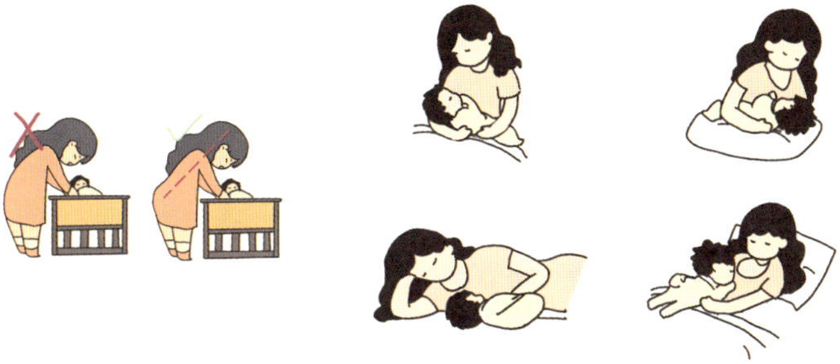

6.产后下腹部出现阵痛，这是怎么回事？

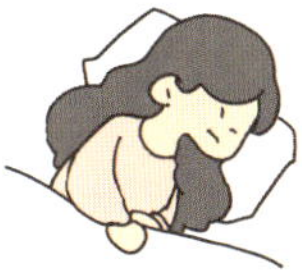

产褥早期，由于子宫收缩引起下腹部阵发性剧烈疼痛，称为产后宫缩痛。产后1～2日出现，3～4日后自然消失，经产妇多见，哺乳时疼痛加重，不需用药处理。

7.剖宫产术后饮食知多少！

剖宫产手术对胃肠道功能影响小，术后2小时开始少量多次进食流质饮食，术后6小时进食半流质饮食，肛门排气后恢复普通饮食。术后尽早恢复进食、饮水可促进肠道运动功能恢复，有助于保护肠黏膜，防止菌群失调和移位。

母乳喂养篇

分娩后，李女士(28岁)陷入了母乳喂养的困境，奶水不足、乳头皲裂等问题让她焦虑不已，尽管孕期她阅读了母乳喂养的资料，也参加了医院的产前课程，但当真正面对婴儿时，她却发现理论和实践之间似乎有一道难以跨越的鸿沟。再加上家人对她的喂养方式各执一词，李女士感到身心俱疲，甚至开始怀疑自己是否真的能胜任母乳喂养。对于这些问题，护士为其一一解答。

1.产后怎样快速下奶？

因为乳房从妊娠后期开始泌乳，大量泌乳发生在分娩后，这一过程是自然的生理反应。婴儿是天然的催乳师，产后立即哺乳，通过婴儿的吸吮刺激，母亲体内泌乳素水平上升，有助于乳腺开始分泌乳汁。

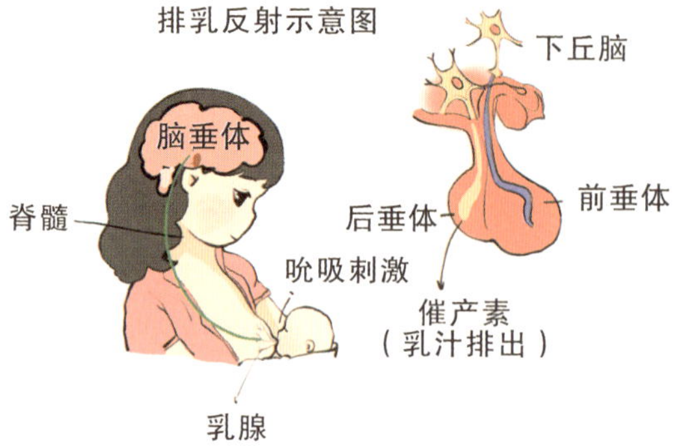

产妇可以通过以下方式增加乳汁分泌：

(1)坚定母乳喂养的信心。家属尤其是爱人应充分支持和鼓励新手妈妈，尤其要在夜间帮助新手妈妈完成哺乳，保证新手妈妈获得充足的休息，以减轻焦虑和压力，保持心情愉快，有利于乳汁的分泌。

(2)增加婴儿有效吮吸的频率。通常建议每24小时至少哺乳8～12次，可以促进乳腺分泌更多乳汁。

(3)合理增加富含优质蛋白质的食物，如肉类等，增加乳汁的分泌。

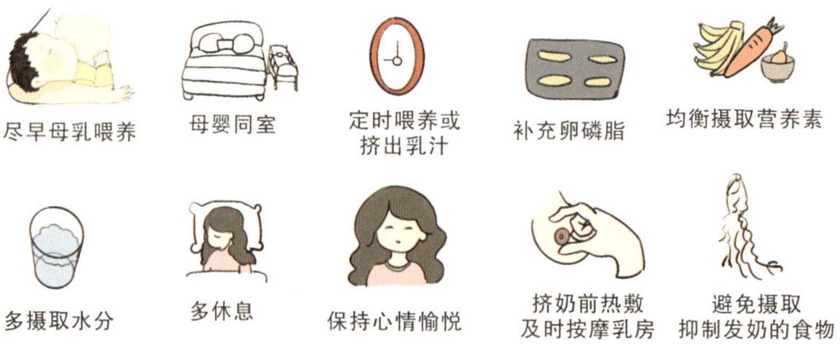

2.新生儿总睡觉该怎么办？

新生儿还在摸索吃奶的技巧，以及适应吃奶的环境，所以在最初的几天，吃奶时比较容易因为疲劳而入睡，新生儿睡觉时间长达18～22个小时。

当出现上述情况时，应首先检查新生儿的大小便、体重及精神状态。如果新生儿的大小便、体重及精神正常，通常不需要过于担心，只需要继续耐心按需喂养就好。

如果新生儿嗜睡或唤醒困难、哺乳效率持续较低，可以尝试脱掉新生儿厚重的外衣或包被，帮助其清醒，也可协助其趴在妈妈身上持续做肌肤接触。

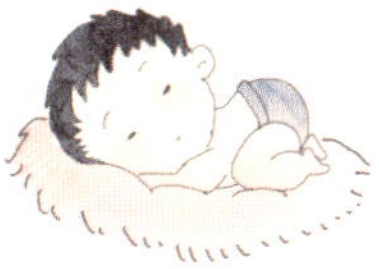

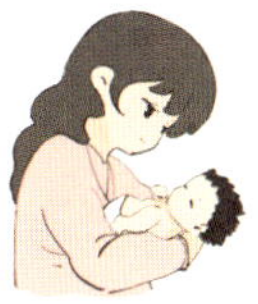

3.新生儿为什么总吐奶？

新生儿吐奶是指出生后28天内的婴儿在吃奶后不久，奶汁从口鼻喷出的现象，多数情况下是正常的。这是由于新生儿食管下部括约肌较松弛，胃呈水平位，吃奶后容易出现逆蠕动，导致吐奶。大部分婴儿在出生1个月内会有轻微吐奶，通常出生3个月后逐渐好转，出生6个月左右消失。如果新生儿频繁吐奶，并伴有厌食、腹胀或哭闹等症状，可能是病理性吐奶，需及时就医。

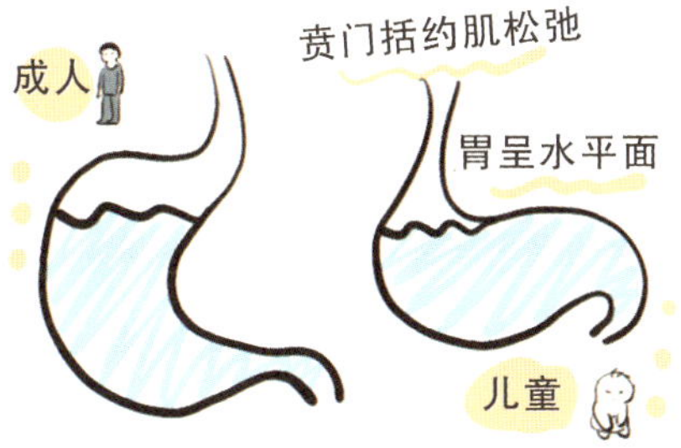

4.如何缓解乳头疼痛、皲裂？

乳头疼痛和皲裂通常由婴儿含乳不正确引起，无需中断母乳喂养，以下方法可帮助缓解：

（1）调整哺乳姿势：尝试半躺式哺乳，帮助婴儿更好含接。先从疼痛较轻的一侧开始哺乳。

（2）正确分离乳头：喂奶结束后，轻按婴儿下颌，待其张嘴后缓慢移出乳头，避免用力牵拉。

（3）护理乳头：哺乳后挤出少量乳汁涂抹乳头和乳晕，或使用羊脂膏促进愈合。

（4）严重情况处理：若疼痛剧烈，可使用水凝胶敷料，加速愈合并缓解疼痛。

5.乳头扁平凹陷，要怎么进行母乳喂养？

（1）无需产前纠正：多数乳头问题在分娩后会自行改善，婴儿仍可能顺利含接。

（2）哺乳前准备：可按摩乳头或使用吸乳器、乳头矫正器，帮助乳头挺立，便于婴儿含接。

（3）严重凹陷处理：在医护人员指导下，使用超薄硅胶乳盾辅助含接，确保正确使用。

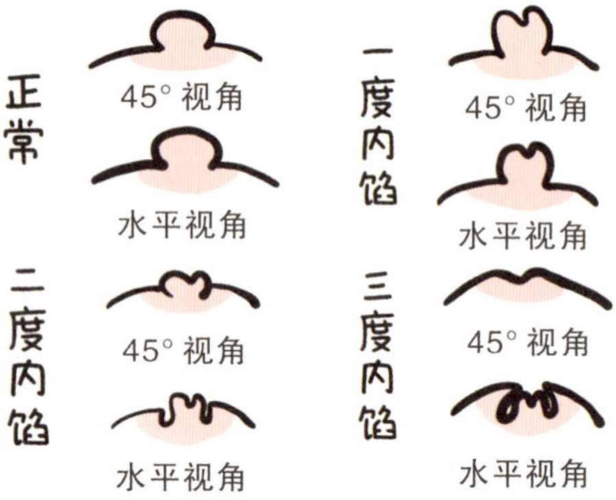

6.怎样保存母乳？

母乳的保存主要分为常温保存、冷藏保存和冷冻保存三种方式，从母乳活性成分保留程度来看，新鲜母乳优于冷藏母乳，冷藏母乳优于冷冻母乳。以下是详细的保存时间和保存方式：

母乳保存方式

保存位置	温度	保存时间
室温	16～29 ℃	4 小时最佳 清洁条件下可接受 6～8 小时
冷藏室	4 ℃	4 天最佳 清洁条件下可接受 5～8 天
冷冻室	低于－18 ℃	6 个月最佳 清洁条件下可接受 12 个月

冷冻保存时，需注意母乳在冷冻后会膨胀，储存量应不超过容器体积的 3/4。解冻母乳时，应该将其放在冷藏室缓慢解冻，勿用微波炉或热水加热，以

免破坏母乳营养。解冻后室温存放小于4小时,冰箱冷藏小于24小时,不要再次冷冻。

7.母亲吃药了,还可以母乳喂养吗?

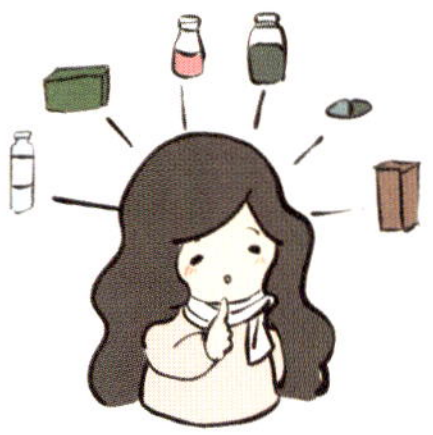

最好不要自行用药

母亲血液中的药物理论上可以进入乳汁,但乳汁中的药物浓度约为血液浓度的1%,通常对婴儿影响较小。大多常用药(如青霉素、头孢菌素、感冒药)在推荐剂量下是安全的,可在医生指导下使用,避免耽误病情。但在使用庆大霉素、链霉素、化疗类药物、放射性药物、抗结核药物等时,需要暂停哺乳。

新生儿护理篇

十月怀胎,一朝分娩。张女士(30岁)在39周时顺利经阴分娩一名3400克的男婴,母子平安,全家欣喜不已。然而,喜悦还未持续半天,新的担忧又接踵而至:孩子一会儿要打疫苗,一会儿又开始打喷嚏。面对这些新生儿护理问题,张女士和家人手足无措,不知该如何应对……

1.新生儿出生后老打喷嚏,是感冒了吗?

不一定,这是因为:①生理因素:新生儿打喷嚏是正常现象,可帮助排出鼻腔内的羊水或分泌物,属于保护性反射。②环境因素:新生儿鼻黏膜敏感,外界温度、气味、灰尘或冷空气刺激可能引发打喷嚏。③呼吸道感染:若打喷嚏频繁并伴有咳嗽、发热等症状,需及时就医。

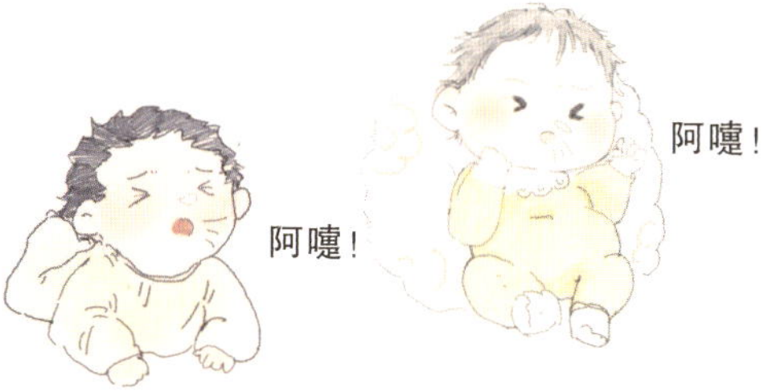

2.新生儿体重下降,是正常现象还是喂养问题?

新生儿体重下降,又称暂时性体重下降,属于正常现象。出生后1周内,因奶量摄入不足、水分丢失(如皮肤蒸发、胎粪和尿液排出)等原因,新生儿体重会暂时下降。随着环境适应和奶量增加，新生儿体重会在 1 周后逐渐回升并增长。

3.新生儿黄疸知多少！

新生儿黄疸（新生儿高胆红素血症）是因为血液中红细胞遭到破坏导致胆红素升高，当血清总胆红素值超过 5～7 毫克/分升时，肉眼可见黄疸。

大部分新生儿出生后会出现生理性黄疸，2～3 天出现，4～5 天达高峰，两周内自行消退，通常无需特殊干预，按需哺乳、促进排便即可缓解。然而，早产、感染、胎便延迟、喂养不足或母婴血型不合溶血病等因素可能加重新生儿黄疸。对于存在高危因素的新生儿，需每 4 小时监测 1 次，包括夜间，以确保及时干预。

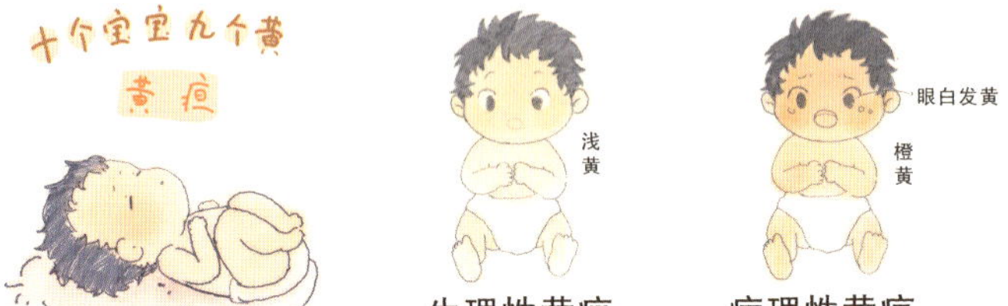

生理性黄疸　　病理性黄疸

4.新生儿的脐带每天都要消毒吗?

需要，新生儿脐带消毒频率取决于脐带脱落前还是脱落后。新生儿脐带一般 3～7 天自然脱落，部分新生儿需要 2 周左右。

脐带脱落前：建议每天至少进行 1～2 次消毒，保持清洁干燥，避免被尿液、粪便污染。

脐带脱落后：建议每天进行 1 次消毒，直到完全愈合。消毒时应彻底清洁脐窝内的分泌物，特别是脐带根部。

肚脐消毒棉签擦拭顺序

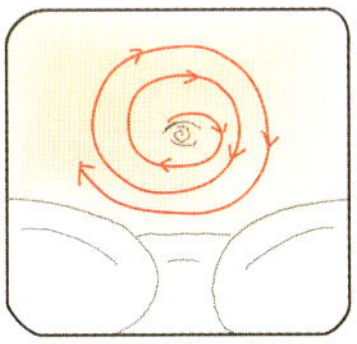

5.新生儿为什么会“一抽一抽”的?

这是新生儿的“莫罗反射”（惊跳反射），属于正常现象。当新生儿受到声音或动作刺激时，会突然抖动身体，尤其是胳膊和腿。这是由于神经系统发育尚未完善，属于无意识的自我保护行为，通常会在 3～5 个月内消失。

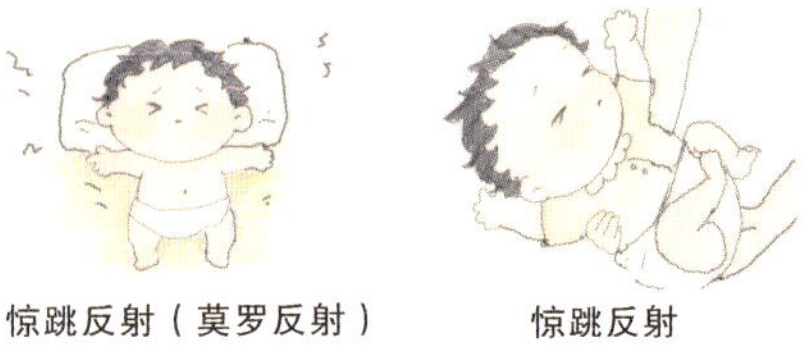

惊跳反射（莫罗反射）　　惊跳反射

6.为什么要给新生儿做抚触?

能通过有规律的按摩,可以促进新生儿健康发育并增进亲子关系,优点包括:

(1)促进身体发育:刺激神经系统发育,增强感觉器官敏感度。

(2)增强消化功能:促进胃肠道蠕动,促进消化吸收,减少吐奶、腹胀等。

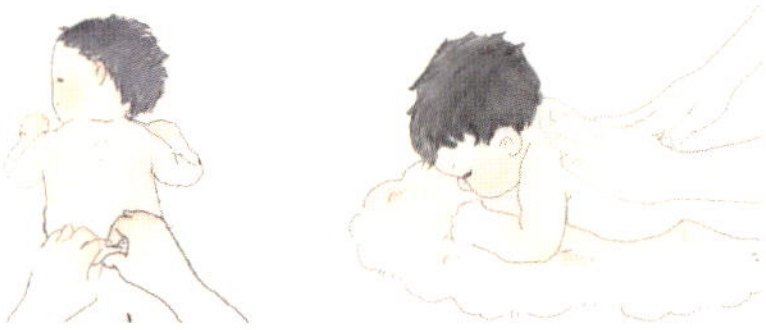

(3)改善睡眠质量:帮助宝宝放松,建立规律的睡眠,减少哭闹。

(4)促进血液循环:增强器官的血液供应,有助于维持正常生理功能。

(5)增强免疫力:刺激免疫系统发育,提高免疫力。

(6)增进亲子感情:通过亲密接触,让宝宝感受父母的关爱,增强情感连接。

7.新生儿为什么要进行足底采血?

新生儿足底采血是在出生 48~72 小时并充分母乳喂养 6 次后,从足跟采血,将血滴在特殊滤纸卡片上,送筛查中心检测。新生儿可免费筛查 40 种遗传代谢病,包括苯丙酮尿症、先天性甲状腺功能减退症、先天性肾上腺皮质增生症、葡萄糖-6-磷酸脱氢酶缺乏症,以及 36 种代谢疾病(如氨基酸代谢异常、脂肪酸氧化异常、有机酸代谢异常等)。

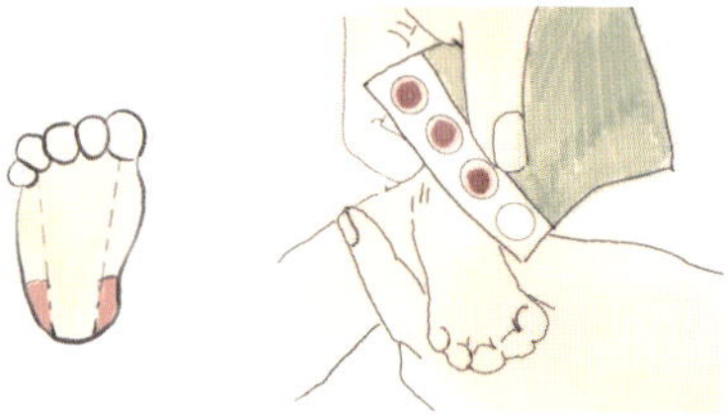

(季　红　曹丹凤)

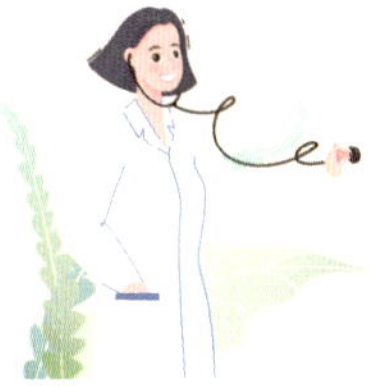

有关儿科的高频问题

发热、惊厥篇

2岁的小贝反复高热2天，其间还惊厥了1次，小贝的爸爸妈妈急忙带她来医院就诊。

1.孩子体温多高时可以使用退烧药?

一般，当孩子腋温高于38.2 ℃时可以用退烧药;若孩子有惊厥史，在体温38 ℃时就可以给孩子服用退烧药;若孩子体温接近38 ℃，同时伴有四肢末梢凉或精神状态欠佳，可以给孩子服用退烧药，因为这时体温上升迅速，而退烧药发挥作用的时间一般为30～40分钟。

2.发热时，除了用退烧药，还有其他的退烧方法吗?

除用退烧药外，还可通过多次饮用温水、减少衣物、足浴、洗温水澡或温水擦拭等物理方式降温，根据孩子体温所处时期采取不同措施。

孩子四肢末梢凉时，往往正处于体温上升期，有些孩子有畏寒、打寒战的现象，可以适当减少衣物，给予温水，但要注意手脚保暖，可以给孩子泡脚、穿上袜子和手套，揉搓手脚。待孩子手脚心都开始发热，甚至颜面部出现潮红时，表明体温达到高峰。在此期间，除了多饮水，还可以进行温水擦浴、洗温水澡。

温水擦拭法即用温热毛巾沿大血管走向的位置如腋下、腹股沟等部位反复擦拭。若2月龄以内的婴幼儿发热，建议松解包被、减少衣物，不建议使用温水擦浴。对于儿童，也不主张采用酒精擦浴。

若进行以上措施时孩子不配合，建议直接服用退烧药，但这不意味着单纯地追求退烧，而是为了提高舒适度。

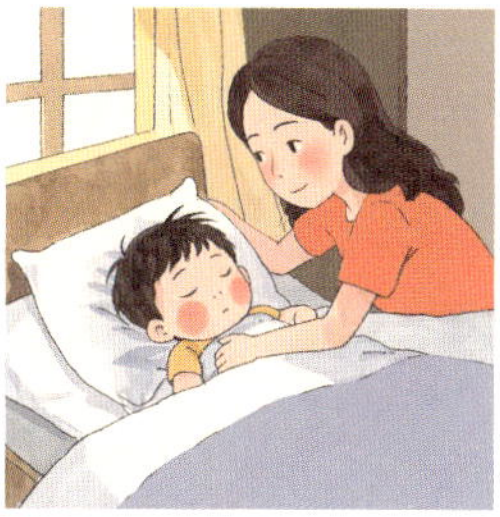

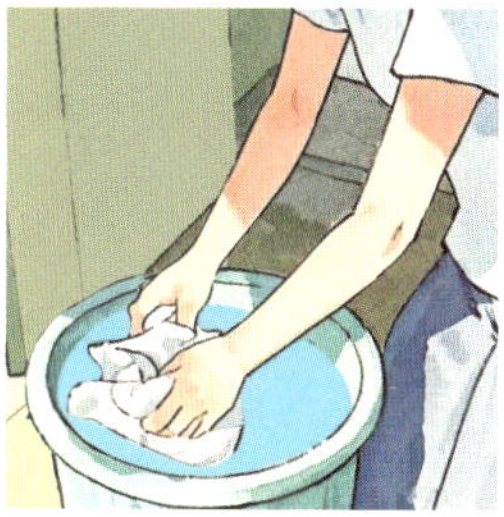

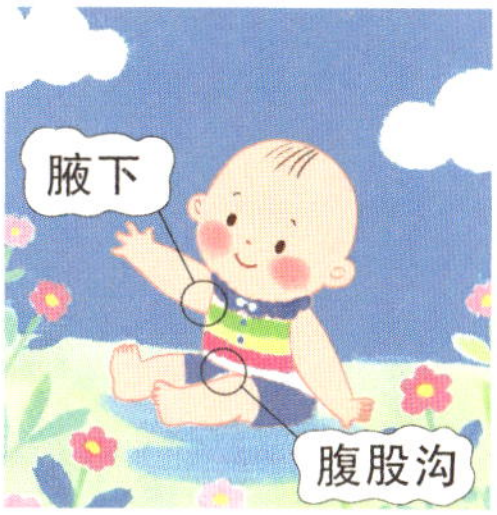

3.孩子如果在家里发生惊厥，可以采取什么措施？

孩子如果在家里发生惊厥，家长要保持冷静，不要惊慌，可以按平、松、清、静、记、医六字口诀处理。

(1)平：惊厥时将孩子放在平整的表面上，如地板或床上，去除孩子周围的坚硬或尖锐物体，以防抽搐时产生二次伤害。

(2)松：松解过紧衣物，解开颈部扣子。将孩子去枕平卧，头偏向一侧，或取侧卧位。

(3)清：及时清理口鼻腔分泌物，防止孩子吸入呕吐物或分泌物，但不要强行探入孩子口中。观察口唇颜色，防止窒息。

(4)静：避免声、光、摇晃、喂水等刺激，也不要掐人中、撬牙关、强行按压孩子四肢。

(5)记：若情况许可，用手机记录孩子抽搐的样子以及持续的时间。

(6)医：一般抽搐持续时间为 3～5 分钟以内，如果持续时间超过 5 分钟，请立即送医或拨打“120”。

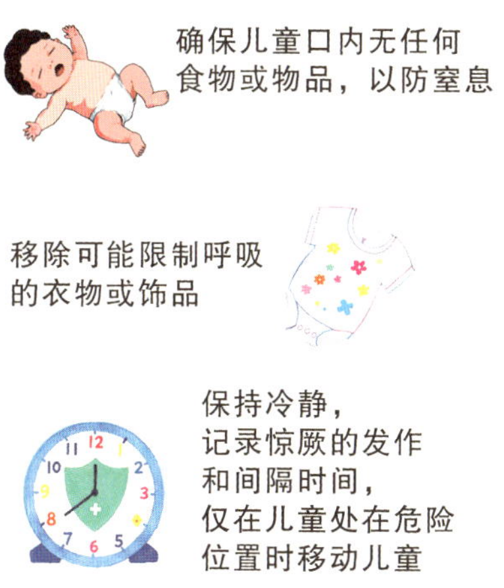

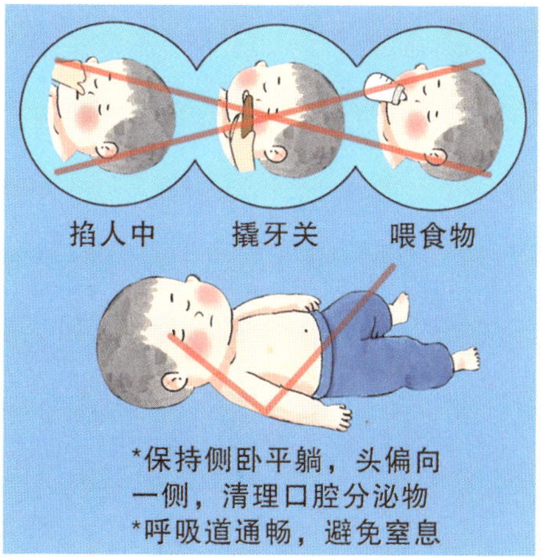

腹泻、红臀篇

5月龄的嘉嘉这两天精神蔫蔫的，不吃奶，还腹泻，一天大便七八次，每次肛门排气都带出少许大便，周围的皮肤又红又湿，疼得他“哇哇”直哭，小脸都瘦了一圈。嘉嘉妈妈带孩子就医，在医院给嘉嘉紧急静脉补液，孩子精神才好一些。

1.引起儿童腹泻的因素有哪些？

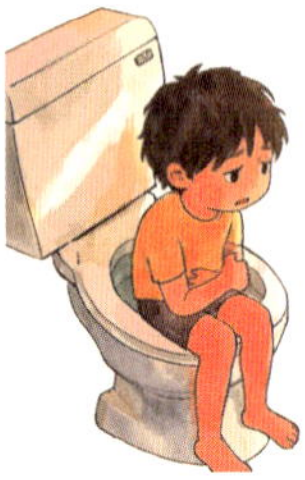
小儿腹泻

小儿腹泻是一种常见的小儿消化道疾病，主要表现为大便次数增多、大便性状改变、腹痛、发热等症状。

引起小儿腹泻的原因有以下几个：

(1)感染：常见于因使用不洁食具、进食不洁或霉变食物或不注意手卫生(比如有吸吮手指的习惯)引起的消化道细菌或病毒感染。

(2)牛奶或其他食物过敏，或进食过凉的食物或过浓的果汁。未注意腹部保暖。

(3)长期使用抗生素导致肠道菌群失调。

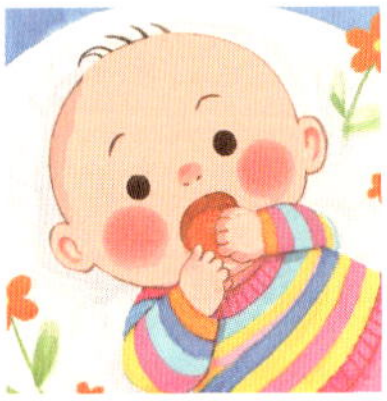

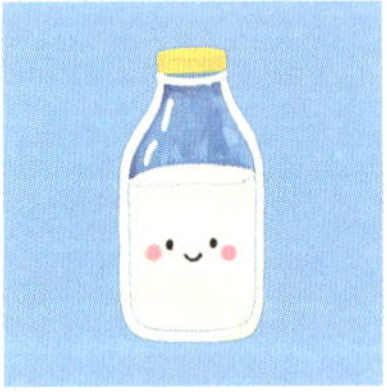

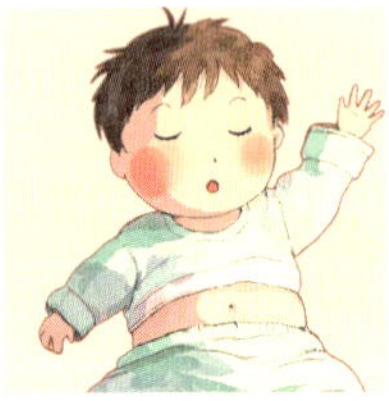

2.腹泻时，在饮食上需要注意什么？

(1)婴幼儿应继续母乳喂养。如果腹泻是由肠胃紊乱引起的，可以继续母乳喂养，并且增加喂养的频次及延长单次喂养的时间。

(2)调整辅食。对于已经开始添加辅食的婴幼儿，应避免高脂肪、高糖和高蛋白质的食物。建议逐渐引入易于消化的食物，如稀粥、面条等。

(3)饮食控制，避免食用生冷、辛辣、油腻的食物。暂时不吃鸡蛋、奶制品、豆制品和肉类等高蛋白质食物。少食多餐，避免一次摄入过多食物。

(4)补充水分和电解质，腹泻可能导致体内水分和电解质失衡，若孩子食欲差，可以使用口服补液盐或静脉补液。

(5)益生菌和抗腹泻药物，可以考虑使用益生菌帮助调节肠道菌群，或使用抗腹泻药物如蒙脱石散来缓解症状。

(6)注意食物卫生，确保食物和餐具的清洁，避免病毒和细菌的感染。

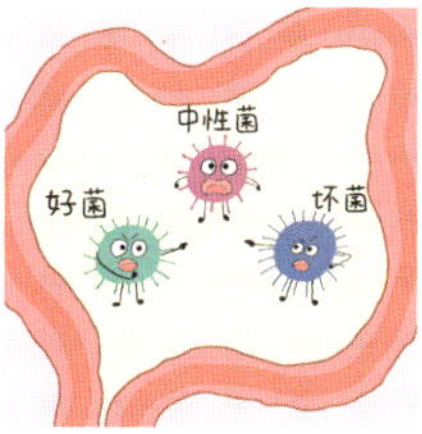

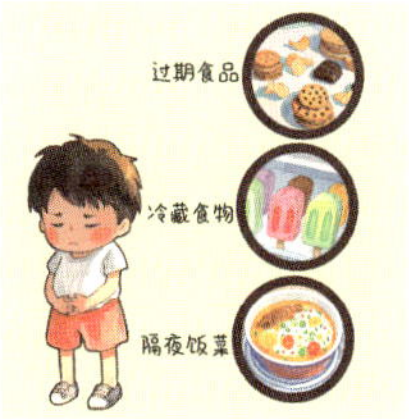

3.如何护理尿布性皮炎?

孩子屁股红在医学上叫尿布性皮炎，常因尿布被尿液、粪便浸湿未及时更换，皮肤长期潮湿导致屏障功能削弱，引发刺激性皮炎，严重者可溃烂、剥脱。家长可选择高吸收性、透气性好、质量可靠、型号合适、松紧适宜的纸尿裤。若孩子对纸尿裤过敏，可使用柔软棉质尿布。

家长应掌握好更换纸尿裤的时机：新生儿每 2 小时，婴幼儿每 2～3 小时更换一次；敏感性皮肤患儿增加更换频率，排便后及时更换；使用利尿剂后 1 小时更换；每天固定时间暴露臀部 30～60 分钟，每天 3 次，注意保暖。排便后用 37～40 ℃温水和软棉布或婴幼儿湿巾清洁皮肤，动作轻柔。不同程度尿布性皮炎的处理措施：

0 级(无皮炎)：清洁后涂抹滋润油(如凡士林)，避免使用爽身粉。

1 级(轻度皮炎)：在发红处涂抹不含乙醇的皮肤保护剂(如乳膏、软膏)，隔离刺激物。

2 级(中度/重度皮炎)：有渗出液时先处理渗出液，再涂抹吸收性粉状药物(如羧甲基纤维素钠粉末)，最后涂抹不含乙醇的皮肤保护剂。

合并真菌感染：涂抹抗真菌粉剂后使用皮肤保护剂，或遵医嘱使用抗真菌药物。

注意事项：若 72 小时后无改善或恶化，应及时就医。避免常规使用抗生素药膏和局部激素类药物。

肺炎咳嗽篇

6岁的轩轩因反复发热、咳嗽来医院就诊，肺部CT提示左肺实变，咽拭子提示肺炎支原体阳性，被诊断为肺炎支原体肺炎。

1.什么是肺炎支原体肺炎？

肺炎支原体是一种大小介于细菌和病毒之间的病原微生物，主要经飞沫传播，其感染一年四季均可发生，秋冬时节是高峰期。

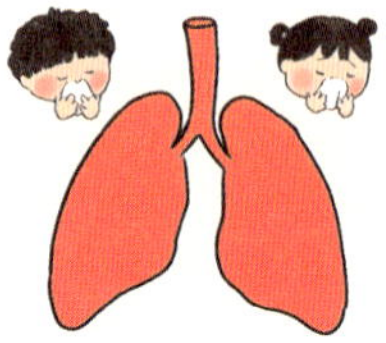

儿童感染肺炎支原体后症状有轻有重。轻者无明显症状，只有少部分发展为肺炎支原体肺炎。其主要症状有发热、咳嗽，部分患儿可有咽痛、胸痛、胸闷等。其中，刺激性干咳为突出表现，病程后期可出现少许痰液。

2.如何给孩子拍背排痰？

(1)孩子取侧卧位或坐位，叩击者五指并拢拱成杯状，利用腕力有规律地从下至上，由外向内，轻轻叩击背部，叩击时发出一种空而深的“啪啪啪”拍击音则表明叩击手法正确。频率为120～180次/分，每个肺叶拍3～5分钟。左侧有2个肺叶，右侧有3个肺叶。

(2)拍背时机：早晨是拍背的最佳时机，餐前30分钟或餐后2小时，可避免拍背引起呕吐或不适，雾化治疗后拍背可以帮助湿化呼吸道，稀释痰液。

(3)拍背注意事项：①拍背时应穿着轻薄衣物，避免直接叩击引起皮肤发红，并避开脊柱及肾区。②拍背时避免佩戴手表、手链或留长指甲，以免造成伤害。力度适中，以不引起疼痛为宜。③密切观察孩子的面色和呼吸情况，及时清理鼻腔和口腔分泌物，保持呼吸道通畅。④如孩子出现面色潮红、呼吸浅促等不适症状，应立即停止拍背。

3.如何更好地保护留置针？

(1)孩子皮肤薄嫩，绷带固定太紧会造成皮肤压力性损伤，不建议使用绷带固定留置针。

(2)给孩子输液时可以暂时使用较硬的板子进行局部固定，但也需要家长密切观察，避免孩子局部活动造成皮肤损伤。

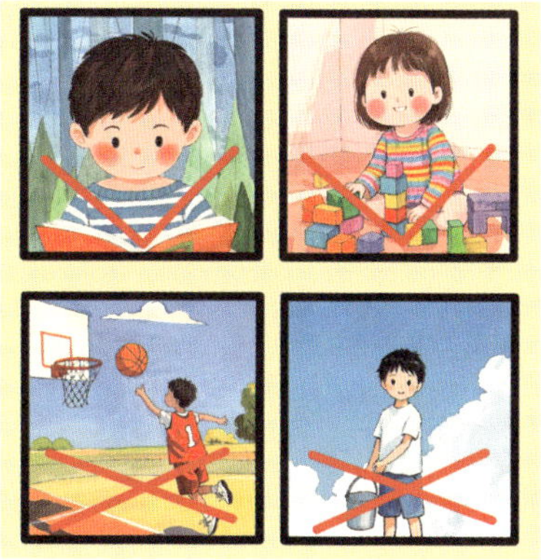

(3)输液完毕后，可以戴宽松的手套或棉袜作局部防护。

(4)穿衣服时应先穿留置针侧肢体，再穿另一侧肢体，脱衣反之，避免留置针的牵拉或脱落。

(5)留置针在头部时，防止孩子将针拔出，避免头部出汗过多；睡觉时，头不要偏向一侧。留置针在手上时，有针的手不要剧烈运动；留置针在脚上时，减少脚部活动，避免过多运动，睡觉时双腿之间可放衣服或用软垫分开两脚。

(6)洗手、洗澡时不能直接接触水。

4.患儿治疗期间的饮食需要注意什么？

(1)多补充水分以及富含水分的食物。3～6 岁患儿每日饮水量 600～800 毫升，6～10 岁患儿每日饮水量 800～1000 毫升。发热情况下可酌情加量，若孩子胃口欠佳，可以饮用梨水或在水中加入少量果汁调味。

(2)补充优质蛋白质，如乳制品、精瘦肉、鸡蛋、大豆及其制品等，推荐 3～6 岁患儿每天摄入优质蛋白质食物 50～75 克，6～10 岁患儿每天摄入优质蛋白质食物 80 克。有过敏症状的孩子避免进食鱼、虾等海产品。

(3)多吃富含维生素的蔬菜、水果，一些易致敏的水果如芒果等不宜食用，也可以多摄入富含维生素 A 的食物，如胡萝卜、菠菜、番茄等，保护呼吸道黏膜，预防感染。

5.如何预防肺炎支原体感染？

(1)规律作息增强免疫力：早睡早起、不挑食、适当多饮食，加强体育锻炼。

(2)不去人群密集的场所，如商场、密闭式的游乐场所等。

(3)出门戴口罩。

(4)勤洗手，保持手部卫生。

(5)居家时勤开窗通风。

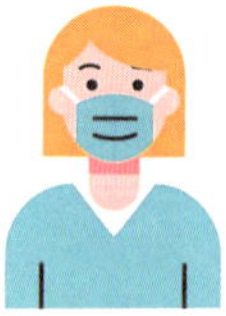
戴口罩

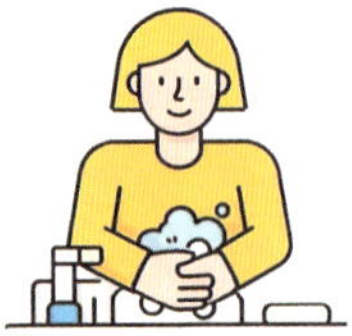
勤洗手

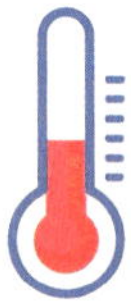
量体温

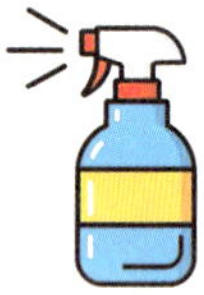
勤消毒

少聚集

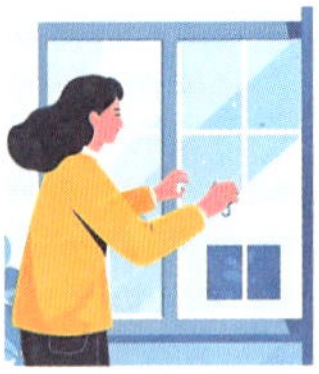
勤开窗

儿童保健篇

> 2岁的贝贝性格安静，喜欢一个人独处，即使周围有好多小朋友，她也没有与小朋友交流的欲望，并且她吃饭特别挑食，体重比同龄人偏轻，晚上入睡困难。于是，贝贝妈妈带她来医院儿保科就诊。

1.如何解决喂养困难孩子的进食问题？

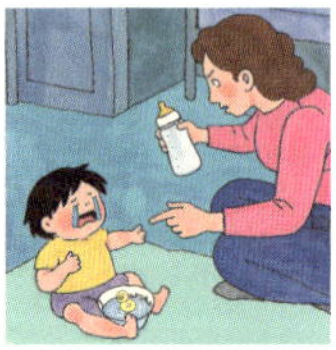

喂养困难是指婴幼儿进食过程中的各种行为问题，包括拒食、挑食、咀嚼吞咽困难、进食缓慢及进食过程中的哭闹情绪、进食时需要玩具诱哄等行为问题，可以从以下几个方面改善喂养行为：

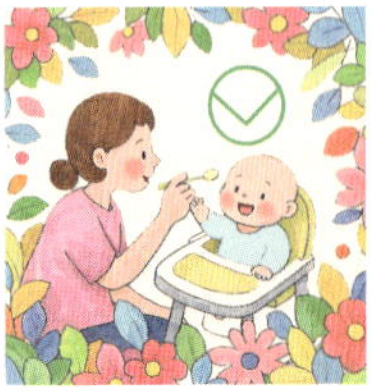

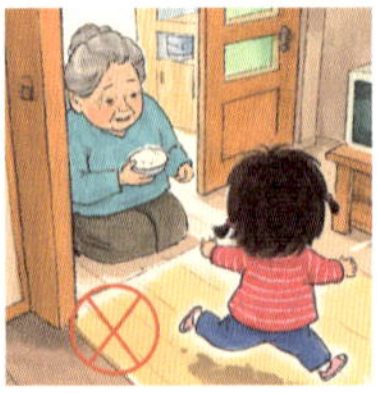

(1)掌握“3W”原则，父母决定吃饭的地点(where)、时间(when)和吃什么(what)，儿童决定吃多少(how much)。

(2)使用儿童餐椅，进食时不要玩耍、看电视或家长追逐喂养。

(3)让儿童体验饥饿，获得饱感。不要在两餐之间进食高能量的零食和饮料。每餐间隔3小时左右，进餐时间限于25分钟以内；对新的食物要多次尝试，有时需要尝试15次，甚至更多次。

(4)提供适合孩子年龄的食物，食物质地从泥状、碎末状、丁块状，逐步过渡到正常饮食。食物制作应多样化，有计划地让儿童尝试某种不喜欢的食物，可以把不喜欢的食物混合在喜欢的食物中，先是放入少量，逐渐加量，直至孩子能接受。

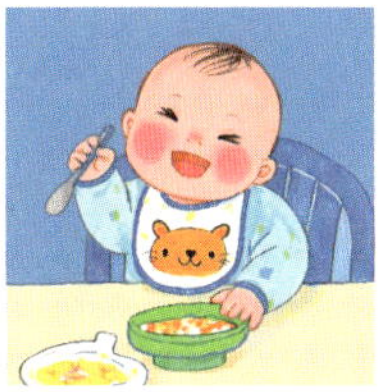
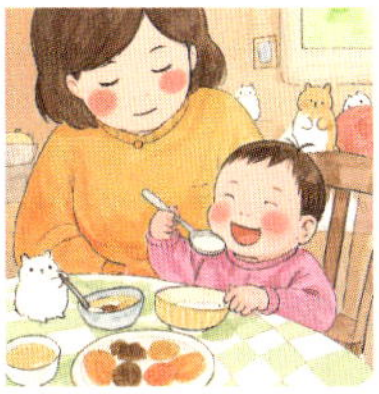

(5)允许孩子做进餐准备，帮助孩子过渡至自己吃饭。

(6)根据孩子年龄和生长特点，调整饮食期望，不强制孩子吃完，吃饱即可。

(7)树立榜样，提供机会让孩子向进食好的孩子学习，家人也要不挑食、不偏食。

(8)鼓励玩食物游戏，或到超市采购，或用趣味性名称称呼食品，激发孩子对食物的兴趣。不把甜点作为奖赏，不买不希望儿童吃的食物。

(9)对进食中的不良行为(如推开汤匙、哭闹、边吃边玩等)，可采用暂时隔离法或移开食品的冷处理方法。

2.如何帮助入睡困难的孩子入睡?

在婴儿 6 月龄以后，要帮助他建立睡眠习惯，可以从以下几个方面入手：

(1)白天小睡应适当，避免长时间或频繁小睡。

(2)入睡时应避免饥饿，上床后或夜间不宜过多饮水，以免因排尿扰乱睡眠。

(3)避免睡前 1～2 小时玩得太兴奋。

(4)创建适宜的睡眠环境，确保孩子的睡眠环境安静、舒适、光线柔和。

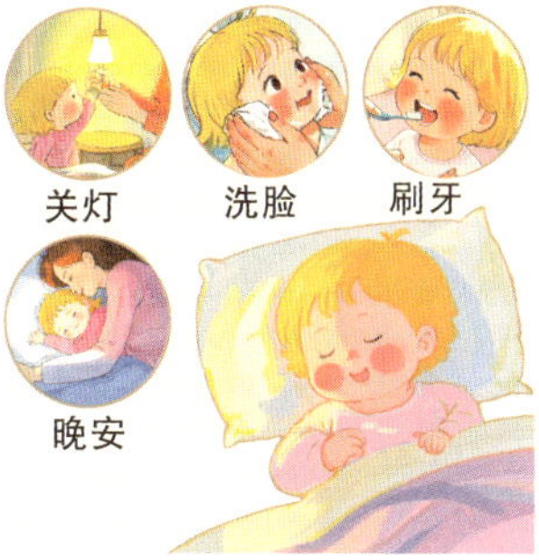

(5)建立睡前例行程序，固定的睡前程序可以帮助宝宝建立入睡习惯，如洗澡、讲故事、唱摇篮曲等。这些活动能让孩子的大脑释放出促进睡眠的物质。

(6)识别睡眠信号，敏锐地观察孩子的行为变化，如揉眼睛、变得比较安静等，这些都是想要睡觉的信号。

（7）安抚孩子的情绪，在其昏昏欲睡但还未完全入睡时，可以适当安抚，如轻拍、摇晃或抱在怀里，帮助他们放松。

（8）逐渐减少干预，随着孩子逐渐长大，可逐步减少哄睡干预，帮助他们学会自主入睡。

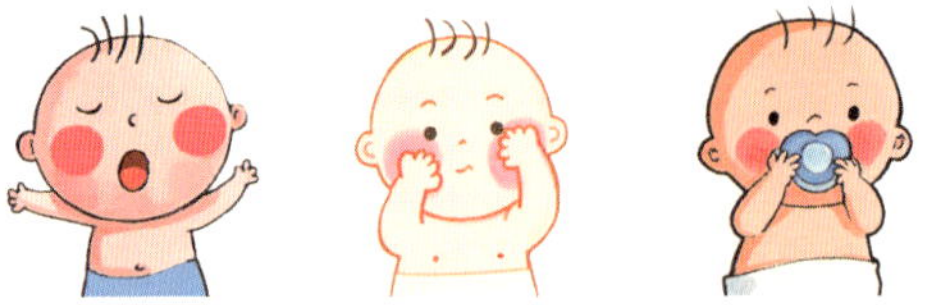

打哈欠　　揉眼睛　　寻找安抚物

（张　莉）

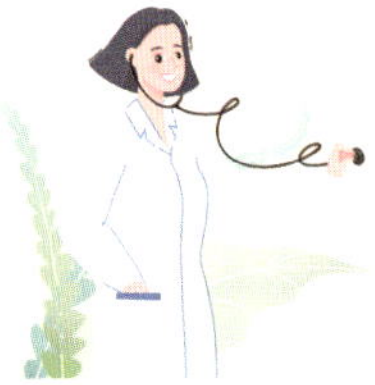

有关急诊的高频问题

心肺复苏——黄金四分钟"救"在你身边

李女士在公司目睹一位同事突然晕倒在地、失去意识，周围同事对其进行心肺复苏。急救人员赶到后将患者送往医院急诊科，医生确诊患者是突发心脏骤停，从而进行心肺复苏为患者争取了宝贵的抢救时间。

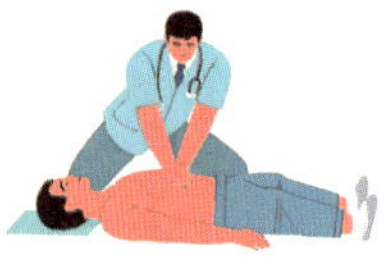

1.什么情况下需要进行心肺复苏？

当发现有人突然倒地、意识丧失、呼吸停止或呈濒死叹息样呼吸时，就需要考虑心肺复苏了。常见的心脏骤停的情况有心脏病突发以及溺水、触电等意外事故。

2.什么是黄金四分钟？

心脏骤停后的四分钟内是急救的黄金时间，也叫黄金四分钟。在这四分钟内，如果能进行有效的心肺复苏等急救措施，患者的存活率会大大提高。一旦超过这个时间，大脑等重要器官就会因缺血、缺氧而发生不可逆的损伤。

3.如何进行心肺复苏？

首先，将患者仰卧在硬板上或地上，施救者跪在患者一侧，双手交叠，用手掌根部按压患者两乳头连线中点，按压时要保证手臂垂直于患者胸部，利用上半身的力量进行按压，避免用力过猛造成肋骨骨折等损伤，按压深度 5～6 厘米，按压频率每分钟 100～120 次；按压 30 次后，清理患者口腔异物，采用仰头抬颌法打开气道；进行 2 次口对口人工呼吸，如此反复进行。人工呼吸时要捏紧鼻子，吹完一口气松开鼻子，再进行下一次吹气，吹气时捏紧，换气时松开，确保气体有效进入肺部进行气体交换。

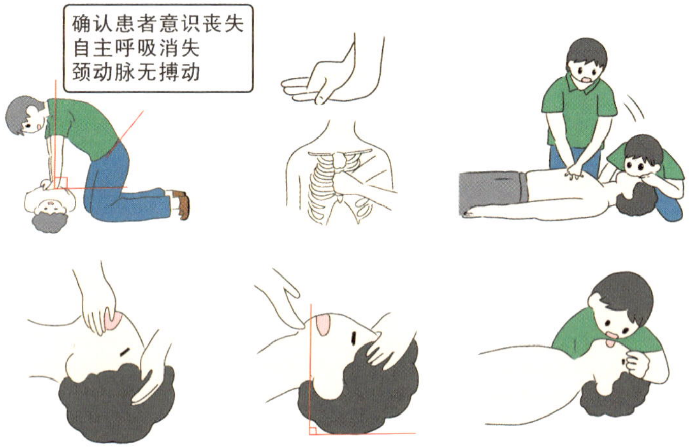

4.心肺复苏成功的标志是什么？

心肺复苏成的标志如下：①颈动脉恢复搏动。②恢复自主呼吸和心跳。③意识逐渐恢复。④面色由青紫转为红润。⑤瞳孔由大变小，对光反射恢复。⑥上肢收缩压在 60 毫米汞柱以上。

处理伤口的小妙招

李先生（35 岁）在跑步时不小心被路边的石头绊倒，膝盖擦破了一大块皮，鲜血直流。他的同伴张先生在打篮球时被对手的手肘击中了鼻子，鼻血喷涌而出。护士迅速对伤者进行了伤口处理。

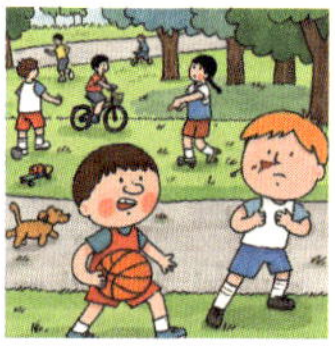

1.什么是伤口出血？

伤口出血是由于皮肤、黏膜或深部组织受损，导致血管破裂，血液从血管内流出的现象。出血可分为动脉出血、静脉出血和毛细血管出血。动脉出血时，血液呈鲜红色，出血速度快，出血量较大；静脉出血时，血液呈暗红色，缓缓流出，相对动脉出血速度稍慢；毛细血管出血则表现为血液从伤口缓慢渗出，量一般较少。

2.如何处理头部出血？

★头皮擦伤或小裂伤

（1）用生理盐水或清水轻轻冲洗伤口，去除伤口表面的污垢和杂质。

（2）用无菌纱布或干净的毛巾按压在伤口处止血，按压时间一般为5～10分钟。

（3）止血后，可涂抹少量碘伏进行消毒。

（4）用透气性好的创可贴或无菌纱布覆盖伤口，定期更换敷料，观察伤口愈合情况。

★较严重的头皮裂伤伴有大量出血

（1）立即让伤者坐下或躺下，保持安静，同时避免情绪激动加重出血。

（2）用干净的厚纱布或毛巾用力按压在伤口处，若有条件，可在伤口周围放置一些冰块或冰袋（用毛巾包裹，避免直接接触皮肤冻伤），冷敷可使血管收缩，减少出血。同时，呼叫急救人员。

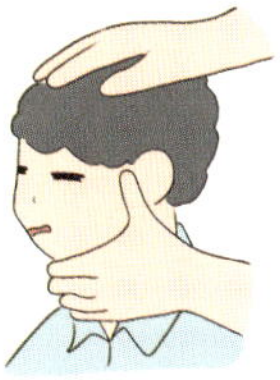

（3）若按压止血效果不佳，可采用指压止血法。在伤侧耳前，对准下颌耳屏上前方1.5厘米处，用拇指压迫颞浅动脉，可减少头部出血。

3.如何处理四肢出血？

★上肢出血

（1）对于较小的伤口出血，可将受伤的上肢抬高，高于心脏水平位置，借助重力作用减少血液流向伤口，从而减少出血。

（2）用无菌纱布或干净的棉球按压在伤口处，按压止血几分钟后，用创可贴或绷带进行简单包扎。若伤口较深或出血较多，可在伤口上方（近心端）用止血带或有弹性的布条进行绑扎止血，一般每隔1小时左右放松3～5分钟，避免长时间绑扎导致肢体缺血坏死。

（3）若伤口在手臂上方且出血量较大，可采用指压止血法。用手指压迫伤侧肱二头肌内侧沟中部的肱动脉，可有效减少上肢出血，然后再进行后续的包扎等处理。

★下肢出血

(1)若小腿或脚部受伤出血,先让伤者平卧,将受伤的下肢抬高,可在腿下垫上枕头或衣物等,使下肢高于心脏平面。

(2)用干净的纱布或毛巾按压伤口止血,若伤口较大,可在伤口处覆盖多层纱布后,用绷带进行螺旋形包扎。包扎力度要适中,既能起到止血作用,又不能因过紧而影响血液循环。对于严重的下肢出血,如股动脉出血,需立即使用止血带,并尽快送往医院救治。当大腿中下段出血时,可在腹股沟中点稍下方,用双手拇指重叠用力压迫股动脉,以达到暂时止血的目的。

4.如何处理鼻出血?

(1)让伤者保持坐姿,身体微微前倾,头部稍向前低。不能后仰,因为后仰可能会导致血液流入咽喉部,引起呛咳甚至窒息。

(2)用手指捏住两侧鼻翼,向鼻中隔方向按压,持续按压 5～10 分钟。一般情况下,通过这种压迫止血法可使鼻出血停止。此外,可以用冷毛巾或冰袋敷在伤者的前额和鼻梁处,冷敷能收缩鼻腔内的血管,减少出血。

(3)如果鼻出血持续不止或出血量较大,可将消毒后的棉球或纱布条轻轻塞入鼻腔,放入深度不宜过深,以达到止血目的即可,然后尽快就医。

5.伤口处理后应注意些什么?

(1)观察伤口:密切观察伤口的情况,包括是否继续出血、伤口是否红肿、有无渗液、是否发热等感染症状。如果发现伤口有异常变化,应及时就医。

(2)保持伤口清洁:避免伤口沾水,在伤口愈合前尽量不要洗澡或接触到污水。如果沾湿了伤口,及时用干净的纱布擦干,并重新进行消毒和包扎。

(3)饮食调整:伤口愈合期间,多摄入富含蛋白质、维生素 C 和锌等营养素的食物,如瘦肉、鱼类、新鲜蔬菜水果等。避免食用辛辣、刺激性食物以及酒精等。

(4)按时换药:按照医生的建议按时更换伤口敷料。换药时要注意无菌操作。

狂犬病预防那些事

王先生(35 岁)在下班回家的路上,一只狗突然冲上来咬了他一口,王先生的小腿瞬间出现了几个齿痕和渗血。他急忙赶到医院处理伤口,担忧地向护士询问有关狂犬病的各种问题。

1.什么是狂犬病?

狂犬病是由狂犬病毒引起的一种急性传染病,这种病毒主要侵犯中枢神经系统。几乎所有的温血动物都对狂犬病毒易感,而狗是最主要的传染源,当然猫、蝙蝠等动物也可能携带并传播该病毒。与其他传染病相比,狂犬病具有以下特性:①致死率极高,一旦发病,病死率几乎为 100%。②潜伏期长短不一,短则数天,长则可达数年,多数在 1~3 个月。③病毒的传播途径主要是通过破损的皮肤或黏膜接触感染动物的唾液等分泌物,如被咬伤、抓伤或舔舐伤口等。

2.什么是狂犬病暴露分级?

狂犬病暴露分为以下三个等级:

一级暴露:接触或者喂养动物,或者完好的皮肤被舔舐。一般不需要特殊处理,但要对接触部位进行清洗。

二级暴露:裸露的皮肤被轻咬,或者无出血的轻微抓伤、擦伤。对于二级暴露,需要立即处理伤口,并接种狂犬病疫苗。

三级暴露:单处或多处贯穿性皮肤咬伤或抓伤、破损皮肤被舔舐、开放性伤口或黏膜被污染。三级暴露最为严重,除了伤口处理,还需要注射狂犬病被动免疫制剂和接种狂犬病疫苗。

3.被动物咬伤或抓伤后该怎样办?

★伤口处理

(1)立即用肥皂水(或其他弱碱性清洁剂)和流动清水交替冲洗伤口至少 15 分钟。去除伤口内的污垢、病毒及其他异物,可以用手挤压伤口周围,帮助排出污血,但不要用力过猛,以免造成更大损伤。

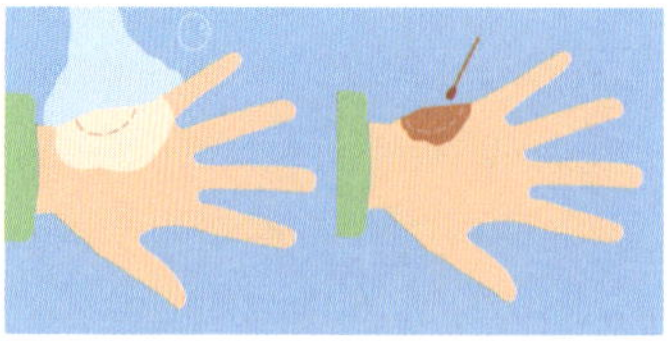

(2)冲洗后,用碘伏或酒精等消毒剂对伤口进行消毒。消毒范围要覆盖伤口周围一定区域,一般直径不小于5厘米。如果伤口较深或面积较大,不要自行包扎,应让伤口敞开,以便后续观察和处理。

★疫苗接种

伤口处理后,务必尽快前往正规医疗机构接种狂犬病疫苗。狂犬病疫苗通常按照0、3、7、14和28天的程序进行肌内注射。即使是被自家宠物咬伤或抓伤,且宠物已接种过狂犬病疫苗,也不能掉以轻心,仍需接种疫苗进行预防。

★免疫球蛋白注射(必要时)

如果伤口属于三级暴露,即单处或多处贯穿性皮肤咬伤或抓伤、破损皮肤被舔舐、开放性伤口或黏膜被污染等情况,除了接种疫苗外,还需要在伤口周围浸润注射狂犬病免疫球蛋白。

4.狂犬病发作有哪些症状?

狂犬病在临床上可分为前驱期、兴奋期和麻痹期。前驱期一般持续2～4天,患者可能会出现低热、头痛、乏力、恶心、呕吐、恐惧不安等非特异性症状,伤口部位可能会有疼痛、麻木、蚁走感等异常感觉。兴奋期一般持续1～3天,患者会出现极度恐惧、恐水、怕风、咽肌痉挛、呼吸困难等典型症状。由于喉部肌肉痉挛,患者听到水声或看到水时会出现严重的咽喉部肌肉收缩,甚至无法饮水,因此狂犬病也被称为恐水症。麻痹期一般持续6～18小时,患者逐渐进入昏迷状态,最终因呼吸、循环衰竭而死亡。

健康从"心"开始——心脏病的发作前兆以及急救措施

最近一段时间,张先生(45岁)在爬楼梯或者稍微走快一点儿的时候,就会感觉胸口闷闷的,像被一块大石头压着,而且还会伴有轻微的呼吸困难。这种不适感会放射到肩部和手臂。有一天,他在散步时,突然感到胸口剧痛,整个人几乎要晕倒。邻居急忙拨打了"120",送到医院检查后发现张先生是心脏病发作。张先生随后和医护人员展开了一系列对话。

1.什么是心脏病？

心脏病是一类比较复杂的循环系统疾病，它包括多种类型，如冠心病、心肌病、心律失常等。这些疾病主要是由于心脏的结构或功能出现异常，影响了心脏正常的泵血功能，从而导致全身血液循环障碍。

2.心脏病发作有哪些前兆？

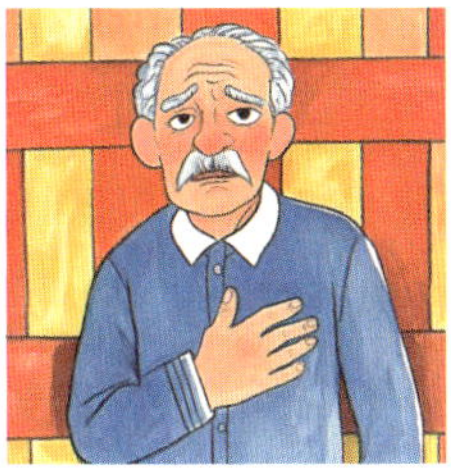

（1）胸痛：心脏病发作最常见的前兆之一。通常是压榨性疼痛、闷痛或紧缩感。疼痛可能会持续几分钟，也可能会反复发作。有时会放射到左臂、颈部、下巴、肩部、背部。

（2）呼吸困难：在没有剧烈运动或其他明显原因的情况下，突然出现呼吸困难，呼吸急促，可能会伴有喘息声。在休息或轻微活动时也可能出现。

（3）心悸：心跳异常，如心跳过快、过慢或不规则，或伴有心慌。

（4）乏力：感到疲劳、虚弱，经过休息无法缓解，且乏力感可能会逐渐加重，影响日常活动。

（5）头晕或晕厥：出现头晕、黑曚等症状，严重时导致晕厥。

3.出现心脏病发作的前兆症状该怎样办？

（1）立即休息：出现心脏病发作的前兆症状时，患者要马上停止正在进行的活动，原地坐下或躺下休息。避免继续活动加重心脏负担。

（2）放松心情：保持冷静和放松的心态。例如，做几次深呼吸，缓解紧张情绪。

（3）呼叫急救人员：如果症状持续不缓解或有加重的趋势，要立即呼叫“120”急救人员。等待急救人员到来时要尽量保持安静，不要随意走动。

4.心脏病发作时可以采取哪些急救措施？

（1）原地休息：如果患者在心脏病发作时正在活动，要让其就地坐下或躺下，尽量减少活动，避免心脏负担进一步加重。

（2）解开上衣束缚：帮助患者解开领口、领带、腰带等可能束缚身体的衣物，使患者呼吸更顺畅。

(3)保持呼吸道通畅:让患者头部偏向一侧,防止呕吐物或口腔分泌物堵塞呼吸道,引起窒息。如果患者口腔内有异物,可以用手指缠上纱布轻轻清理。

(4)心肺复苏:如果患者失去意识、呼吸停止或心跳骤停,要立即进行心肺复苏。

5.心脏病患者日常需要注意什么?

(1)生活方式调整:保持规律的作息时间,避免熬夜和过度劳累。适度运动,选择适合身体状况的运动方式,如散步、打太极拳等,避免剧烈运动。戒烟限酒。

(2)饮食管理:饮食要均衡,减少高脂肪、高胆固醇、高盐食物的摄入,如动物内脏、油炸食品、腌制食品等。增加蔬菜、水果、全谷物、鱼类等富含膳食纤维、不饱和脂肪酸食物的摄入。控制每餐的食量,避免暴饮暴食。

(3)药物治疗:按照医嘱按时、按量服药,不能自行停药或换药。同时,要注意观察药物的不良反应,如有异常及时告知医生。

(4)定期复查:定期到医院进行体检和复查,包括心电图、心脏超声、血液检查等相关检查。

救命稻草——溺水后如何进行急救?

一群孩子在湖边嬉戏玩耍时,一个孩子不慎滑倒,落入水中。周围的小伙伴们惊慌失措,大声呼救。救生员迅速将溺水的孩子救上岸。此时,孩子已经失去意识,面色青紫,情况十分危急。救生员立即展开了救援行动,事后向大家介绍了溺水后的急救知识。

1.溺水后应如何进行现场急救?

(1)立即呼叫急救人员:在发现有人溺水后,第一时间拨打当地的急救电话(如“120”),告知准确的事发地点和现场情况,以便急救人员能够快速到达。

(2)清理呼吸道:将溺水者救上岸后,迅速使其仰卧在平坦、坚实的地面上,立即清理口腔和鼻腔内的异物,如泥沙、水草等。可以用手指缠上干净的纱布或手帕,将异物抠出。

(3)开放气道:施救者一只手放在溺水者前额,用力下压,另一只手的手指放在其下颌骨处，向上抬起下颌，使气道保持通畅。这样可以防止舌头后坠堵塞气道，保证空气能够顺利进入肺部。

（4）进行人工呼吸：在开放气道后，立即进行口对口人工呼吸。施救者捏住溺水者的鼻子，深吸一口气后，将自己的嘴完全包住溺水者的嘴，缓慢吹气，每次吹气时间持续约 1 秒，观察到溺水者胸廓有明显起伏即可。连续进行 2 次人工呼吸。

（5）胸外心脏按压：如果溺水者心跳已经停止，在进行 2 次人工呼吸后，要立即进行胸外心脏按压。施救者双手交叠，用手掌根部按压溺水者两乳头连线中点，按压频率为每分钟 100～120 次，按压深度为至少 5 厘米但不超过 6 厘米。按压 30 次后，再进行 2 次人工呼吸，如此反复进行，按照 30∶2 的比例循环操作，直到急救人员到达或溺水者恢复自主呼吸和心跳。

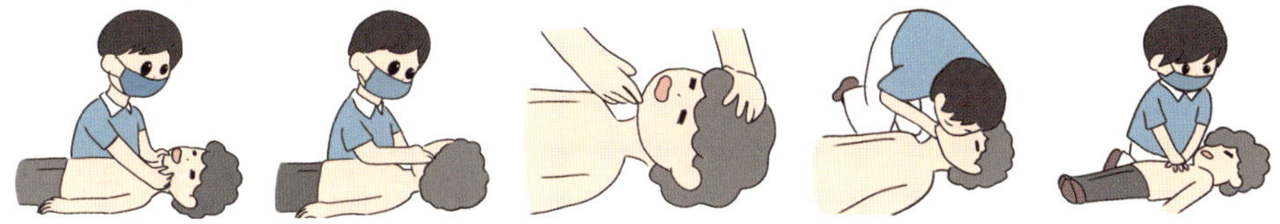

2.溺水者复苏后应如何处理？

（1）保暖：溺水者复苏后，身体处于低体温状态，要及时为其保暖，可以用干燥的毛毯、衣物等覆盖在溺水者身上，避免热量散失。但不要使用热水袋等直接加热的方式，以免烫伤皮肤。

（2）检查和治疗：即使溺水者已经恢复了自主呼吸和心跳，也不能掉以轻心，要尽快将其送往医院进行全面的检查，以确定是否存在其他潜在损伤。

气道卡异物，“石头剪刀布”——海姆立克急救法

王女士看到了这么一则新闻，在辽宁动物园里的小猴，突然被果核卡住了，只见猴妈妈抱住猴宝宝肚子，抱了几下后，猴宝宝就把果核吐了出来。海姆立克急救法已经普及到了动物界，王女士顿时来了兴趣，立刻咨询了当医生的哥哥。

1.什么是海姆立克急救法呢?

海姆立克急救法(Heimlich maneuver)是一种清除上呼吸道异物堵塞的急救方法,其原理是突然改变腹压,从而使气管内形成强大气流,将堵塞的异物排出。

2.什么情况下需要使用海姆立克急救法?

当有人被异物阻塞气道,出现不能说话、不能呼吸、面色青紫等典型的窒息表现时,就需要使用海姆立克急救法。

3.如何对成人进行海姆立克急救法?

施救者站在患者身后,一手握拳,拇指顶住患者肚脐上方两横指处、剑突下方,另一手抓住握拳的手。用手部力量急速拉动双臂,有力地向内、向上冲击患者上腹部,每秒约1次。

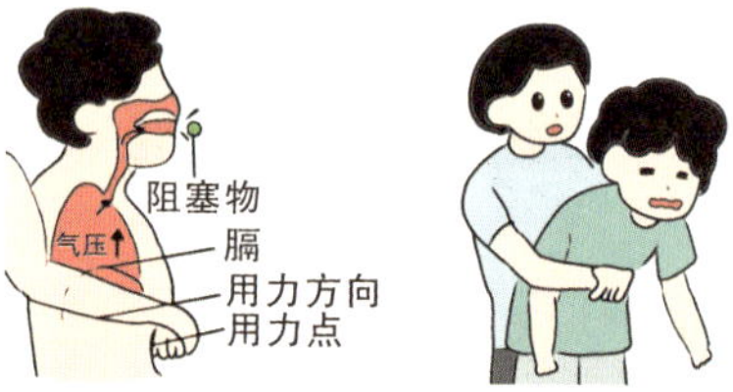

有一种简单易记的"石头剪刀布"方法。

"剪刀"代表的是两个手指并拢,像剪刀一样,找到患者肚脐上方两横指的位置。这个位置通常是冲击腹部发力的关键起始点。

"石头"意味着用一只手握拳,拇指侧顶住上述确定好的两横指位置,也就是肚脐上方两横指处。握紧的拳头要保持紧实,确保发力时力量能通过此处准确传导。

"布"则是指用另一只手包裹住握拳的那只手,然后急速拉动双臂,快速、有力地向内、向上冲击患者上腹部。这样产生的冲击力会让膈肌上抬,促使气道内的异物排出,帮助患者解除气道梗阻的危险状况。

4.如何对婴幼儿进行海姆立克急救法?

对于1岁以上儿童,施救者可跪或站在孩子身后,采用和成人相似的手法,但用力要稍轻。对于1岁以下婴儿,则要将婴儿面朝下,放在手臂上,用手支撑头部和颈部,用另一只手的掌根在婴儿背部两肩胛骨之间拍击5次。然后将婴儿翻正,在两乳头连线中点处,用两手指快速按压5次,交替进行,直到异物排出。

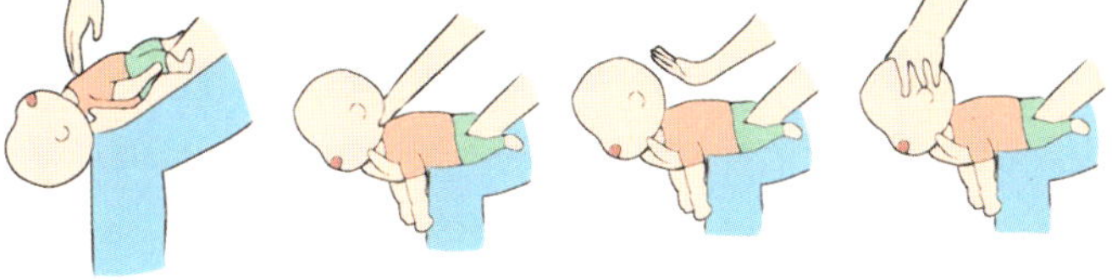

5.如果自己被噎住，没人帮忙该怎样办？

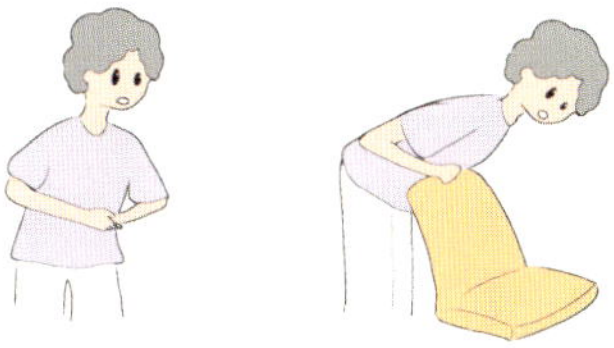

可以自己一只手握拳，另一只手抓住握拳的手，将拳头抵住腹部，快速向内、向上冲击上腹部，重复动作直到异物排出，也可以借助椅背等物体，将上腹部压在椅背上，快速冲击。

烧烫伤急救五步曲：冲—脱—泡—盖—送

张先生(45 岁)在厨房炒菜时，热油突然溅到了手上，顿时疼得他直跺脚。邻居王医生赶紧过来帮忙，一边帮忙处理一边和他解释处理方法。

烧伤后应怎样进行急救？

烧烫伤急救有五步，就是冲—脱—泡—盖—送。这五步能帮助患者在受伤后第一时间减轻伤害。

第一步“冲”，就是立刻用流动的凉水冲洗受伤部位，要冲 15～30 分钟。水流不要太快，以免冲伤皮肤。如果烫伤面积大，冲的时候还要注意保暖。

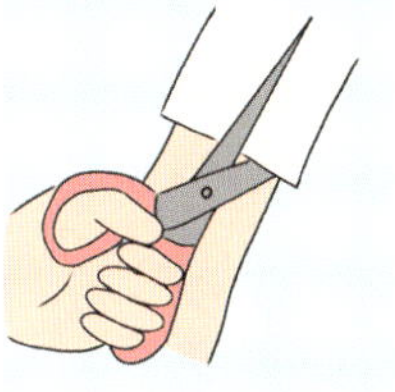

第二步“脱”，就是小心地把受伤部位的衣服去掉。若衣服和皮肤粘在一起了，则不能硬扯，否则容易损伤皮肤，要用剪刀慢慢剪开衣服。

第三步“泡”，就是把受伤的部位放在冷水里泡，大概泡 15～20 分钟，水温 15～20 ℃，能缓解疼痛，但不能泡得太久，需要密切观察情况。

第四步“盖”，就是用干净、无菌的纱布或者棉布把受伤的地方盖上。盖的时候要轻一些，防止压到伤口，不要包得太紧，要让伤口能够透气。这样能防止灰尘、细菌污染伤口，对伤口恢复也有好处。

第五步"送"，就是尽快把受伤的人送到附近医院去进行处理。若伤者口渴，可少量多次饮用淡盐水，以防呕吐。如果烫伤面积大或者出现呼吸困难、晕倒等严重情况，要立即拨打"120"急救电话。

夏日里的隐形"杀手"——中暑

建筑工人王先生(45岁)在高温下连续工作几个小时后，突然感觉头晕、心慌、乏力，身体大量出汗，工友们赶紧把他搀扶到阴凉处。而在另一边，参加军训的李同学也出现了类似的情况，脸色苍白，还伴有恶心呕吐。他们都遭遇了夏日里的隐形"杀手"——中暑。

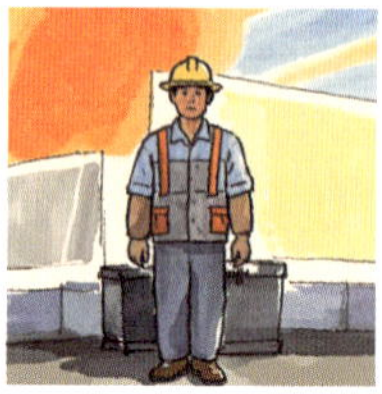

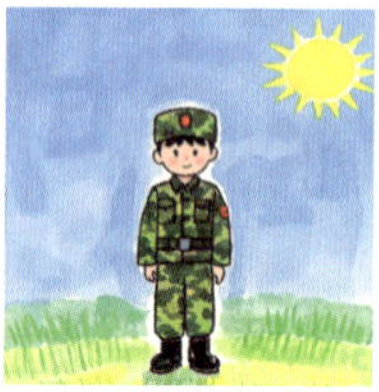

1.什么是中暑?

中暑是在暑热天气、湿度大和无风的环境条件下，因体温调节中枢功能障碍、汗腺功能衰竭和水电解质丧失过多而引起的以中枢神经和(或)心血管功能障碍为主要表现的急性疾病。

2.中暑有哪些症状?

中暑一般可分为先兆中暑、轻症中暑和重症中暑。

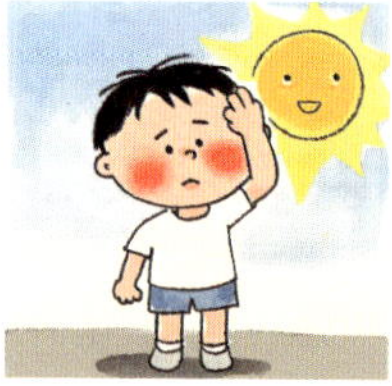

(1)先兆中暑：在高温环境下，出现头痛、头晕、口渴、多汗、四肢无力发酸、注意力不集中、动作不协调等症状。体温正常或略升高。这时如果能及时转移到阴凉通风处，补充水分和盐分，短时间内可恢复。

(2)轻症中暑：除了出现先兆中暑的症状外，体温往往在38 ℃以上，伴有面色潮红、大量出汗、皮肤灼热，或出现四肢湿冷、面色苍白、血压下降、脉搏增快等表现。如不及时处理，可能会发展为重症中暑。

(3)重症中暑：重症中暑又可分为热痉挛、热衰竭和热射病。热痉挛表现为肌肉痉挛，通常发生在腿部、手臂和腹部；热衰竭则是由于大量出汗导致体液和盐分丢失过多，表现为极度虚弱、头晕、恶心、呕吐、低血压等。热射病是最严重的中暑类型，体温可高达 40 ℃以上，伴有皮肤干热、无汗、意识障碍、惊厥、昏迷等，甚至可能危及生命。

3.中暑了该如何处理?

（1）转移：一旦发现有人中暑，应立即将患者转移至阴凉、通风处，解开衣物，让患者平卧休息。这是非常关键的处理步骤。

（2）降温：可以用湿毛巾冷敷患者头部、颈部、腋下、腹股沟等大动脉血管部位，帮助散热，也可以用温水擦拭全身，加速血液循环，促进散热。如果有条件，可使用风扇等加速空气流动，帮助降温。

（3）补充水分和盐分：让患者适量饮用含盐的清凉饮料、茶水、绿豆汤等。但不要一次性大量饮水，以免加重心脏和肾脏负担。对于清醒的患者，可以每隔 15～20 分钟饮用 150～200 毫升。

（4）就医：如果患者中暑症状严重，如出现意识不清、抽搐等情况，应立即拨打急救电话，送医治疗。

4.如何预防中暑?

（1）避免高温时段外出：在炎热的夏日，尽量避免在中午 12 点至下午 4 点这个高温时段外出活动。

（2）做好防晒措施：外出时佩戴遮阳帽、太阳镜，涂抹防晒霜，打遮阳伞等，穿着透气、轻薄的浅色衣物。

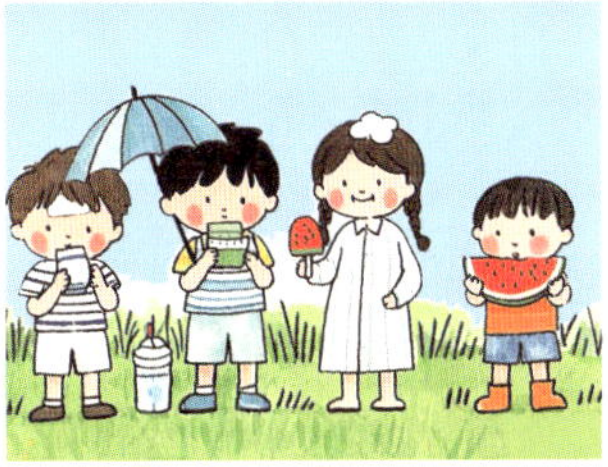

（3）注意室内通风和降温：室内可使用空调、风扇等调节温度，保持室内通风良好。但使用空调时，温度不宜过低，避免室内外温差过大。

（4）及时补充水分和盐分：在高温环境下，应增加水分摄入，可以适量饮用一些含盐饮料或吃一些富含水分的蔬菜水果，如西瓜、黄瓜等。避免饮用含酒精或大量糖分的饮料。

小心生活中的致命杀手——过敏性休克

林女士(25岁)在朋友的推荐下尝试了一种新的护肤品。涂抹后没多久,她就感觉浑身不舒服,先是皮肤瘙痒,紧接着出现了呼吸困难、心慌的症状,整个人头晕目眩,差点失去了意识。家人急忙把她送到了急诊科。经过紧急救治,林女士脱离了危险。原来,她是发生了过敏性休克。

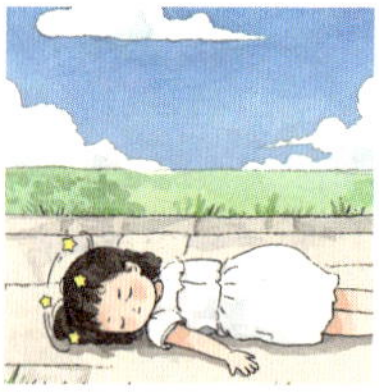

1.什么是过敏性休克?

过敏性休克是一种可能危及生命的全身性过敏反应。当人体接触到某些特定的过敏原后,免疫系统会过度反应,大量释放组胺等化学物质,这些物质会在短时间内引起全身血管扩张、血压急剧下降、呼吸道痉挛等一系列严重症状。

2.哪些因素容易引发过敏性休克?

(1)药物因素:许多药物都可能引发过敏性休克,如青霉素类抗生素、头孢菌素类、造影剂、局部麻醉药等。

(2)食物因素:花生、坚果、牛奶、鸡蛋、海鲜(如虾、蟹)等都是常见的食物过敏原。对于过敏体质的人来说,少量过敏原即可能引发严重的过敏反应。

(3)昆虫叮咬:蜜蜂、黄蜂等昆虫的毒液含有多种致敏成分。当被这些昆虫蜇伤后,毒液进入人体,可能引发过敏。

(4)其他因素:接触某些化学物质(如乳胶)、生物制品(如疫苗)等也可能导致过敏性休克。

3.发生过敏性休克会有哪些症状?

(1)皮肤黏膜表现:皮肤可能出现瘙痒、红斑、荨麻疹等。口唇、舌头、咽喉等部位可能会有肿胀感,严重时会影响呼吸和吞咽。

(2)呼吸道症状:患者会感觉呼吸困难,出现喘息、咳嗽、喉头水肿等症状。

(3)心血管系统症状:血压会急剧下降,患者可能会感到心慌、心悸,出现头晕、乏力,严重时甚至会导致昏迷。

(4)消化系统症状:可能会有恶心、呕吐、腹痛、腹泻等情况。

4.发生过敏性休克应该如何处理?

(1)立即停止接触过敏原:如果是药物引起的,要立即停用可疑药物;如果是食物或昆虫叮咬引起的,要远离相关源头。

(2)呼叫急救人员:第一时间拨打“120”急救电话,清楚告知调度员患者的情况和所在位置。

(3)调整患者体位:让患者平卧,头部稍低,下肢稍抬高。如果患者有呼吸困难,可以将其头部偏向一侧,防止呕吐物堵塞气道。

(4)保持呼吸道通畅:松开患者的衣领、腰带等束缚物,以利于呼吸。如果患者有明显的呼吸困难、喘息,可以尝试进行口对口人工呼吸或使用简易呼吸器辅助呼吸。

(5)使用急救药物(如果有条件):如果患者身边有肾上腺素自动注射器(一些已知过敏患者可能会随身携带),可按照说明立即给患者注射。

5.如何预防过敏性休克?

(1)了解自身过敏史:对于曾经发生过过敏反应的人,一定要清楚知道自己对哪些物质过敏,并尽量避免接触。

(2)注意饮食安全:在食用新的食物时,尤其是含有常见过敏原的食物,要谨慎。

(3)谨慎使用药物:使用新的药物前,要向医生说明自己的过敏史。按要求进行药物皮试,即使皮试结果为阴性,用药过程中也要注意观察自身反应。

(4)避免接触已知过敏原:在户外活动时要尽量穿长袖长裤,避免靠近蜂巢等。

(肖　红)

有关血液透析的高频问题

透析初期篇

王先生(50 岁)最近被诊断为尿毒症,需要规律透析维持生命,目前每周三次使用右侧临时颈内静脉导管透析,已建立自体动静脉内瘘两周,今天是他第三次进行透析。

1.为什么需要在脖子上放置导管?

血液透析的患者必须建立一个血管通路,它能提供足够的血液流量,护士可以从这里引血为患者进行血液透析治疗,导管就是血管通路。

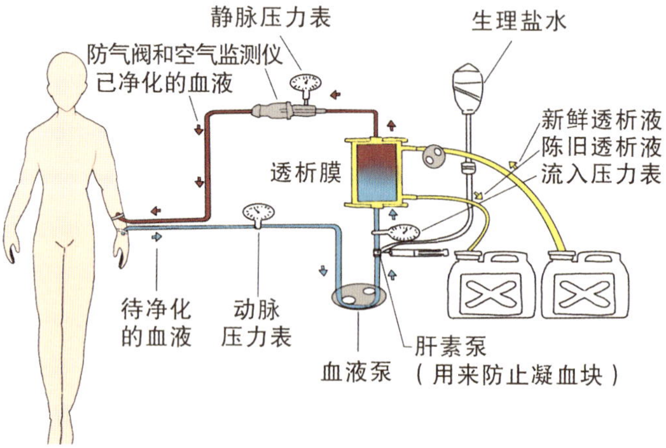

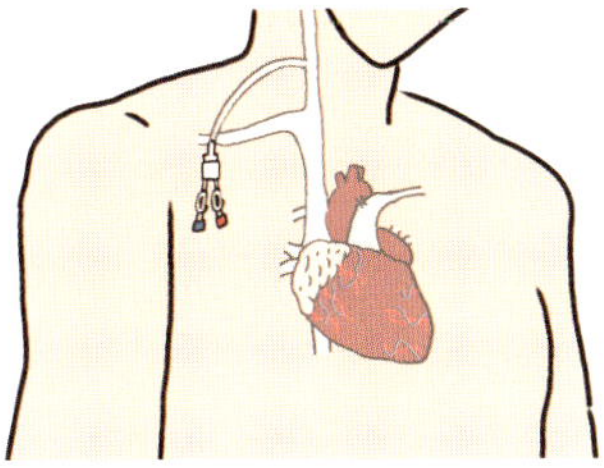

2.临时导管与长期导管有什么不同?

透析用中心静脉临时导管的全称是无隧道无涤纶套中心静脉导管,带涤纶套的隧道式半永久导管简称长期导管。颈部静脉临时导管原则上使用不得超过4周,如果预计需要留置4周以上,则应当采用长期导管。一般临时导管容易感染,放置时间短。长期导管有皮下包埋的涤纶套和隧道段,因此更牢固,感染发生率低,使用寿命长,但价格较临时导管稍贵。

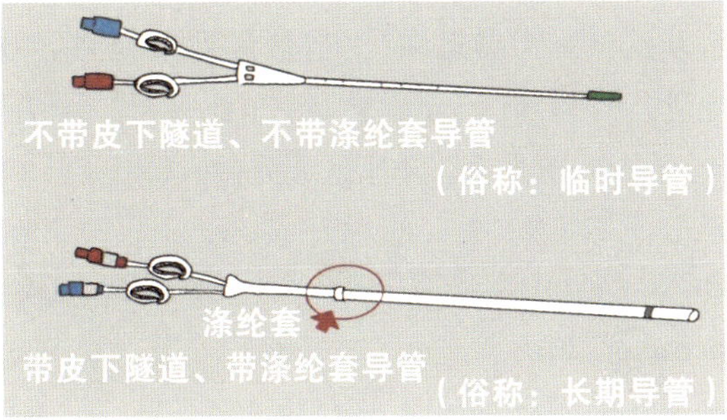

3.置入透析导管的患者能否洗澡?

使用导管透析的患者不可盆浴和游泳,置管一个月后洗澡时,可选择淋浴。

淋浴时,可以将留置导管及皮肤出口处用防水敷贴密封,防止感染(需要经专业培训后粘贴),淋浴喷头不宜直接对着导管处冲洗,并尽量缩短洗浴时间。洗澡时动作不宜过大,避免导管移位。若洗澡时敷料脱落或意外被弄湿污染,可联系医护人员或居家自行更换。更换时注意双手消毒,戴好口罩,新的无菌纱布敷料完全覆盖隧道口后贴上胶布固定牢固。

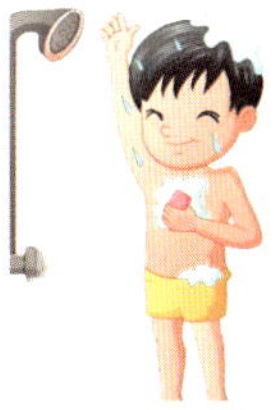

防水敷贴

4.什么时候可以用内瘘透析？

最新专家共识建议新内瘘在内瘘成形术后 8～12 周开始穿刺，特殊情况也要至少 1 个月的成熟期。术后早期有针对性地实施功能锻炼有利于内瘘的成熟。

(1)手术当天，术肢用毛巾或软垫抬高 15°～30°，关注指尖温度、感觉是否正常。

(2)术后 24 小时无出血，可以做对指运动（术侧手臂伸直，拇指依次与其他手指接触）和弹琴运动（将内瘘侧手指放在支撑物上模拟弹钢琴的动作），每次 5～10 分钟，每日 2～3 次。

(3)术后 2～3 天，可以做十字运动（术侧手臂伸直，上、下、左、右缓慢转动腕关节），每次 5～10 分钟，每日 2～3 次。

(4)术后 7～10 天，可以做握拳运动，先握拳后松拳，每日 2～3 次，每次 5～10分钟。

(5)术后 2 周，开始做握力器运动（手指缓慢握紧握力器，默数 4 秒，缓慢放开，默数 4 秒，重复进行），每次 3～5 分钟，每日 2～3 次。加压训练（用手在肘窝上方轻轻加压，适当握拳 2 分钟后松开休息 2 分钟），每日 2～3 次，每组 10 遍。

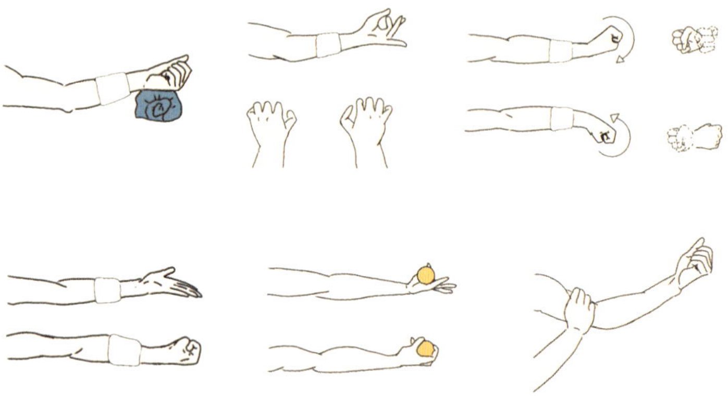

5.什么是"干体重"？

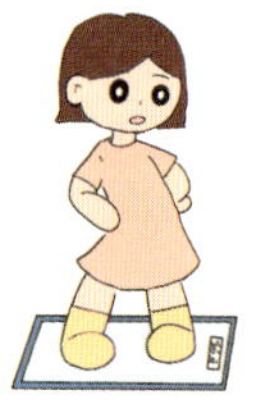

"干体重"是指维持人体正常状态的"净体重"，肾病患者透析后感觉"最舒适"状态下的理想体重，也是透析后可耐受的最低体重。此时患者体内基本无多余水分潴留，也不缺水。

6.规律透析之后，是不是每天都能多喝水了？

不可以。对于血液透析患者来说，容量超负荷是发生心血管事件的重要原因，在透析间期易导致患者高血压、心力衰竭。容量超负荷会导致血液透析治疗时单位时间内的脱水量增加，易引起透析过程中低血压、心律失常、透析不充分等。

7.如何预防透析体位性低血压？

体位性低血压又称直立性脱虚，是由于体位的改变，如从平卧位突然转为直立，或长时间站立发生的脑供血不足引起的低血压。肾病患者每次透析治疗需要平躺 4 小时，若治疗结束后突然坐起来，则很容易引发体位性低血压。

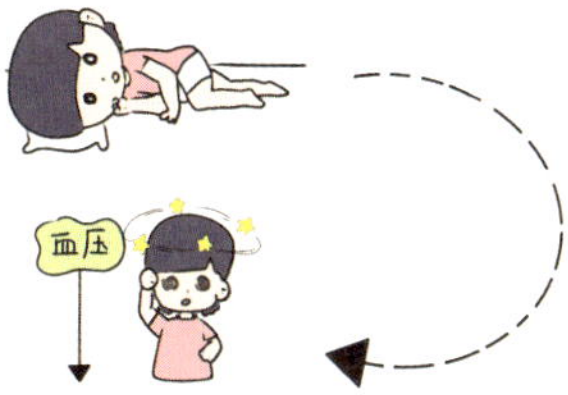

因此，透析结束后，要在床上躺 3 分钟，然后双腿下垂坐 3 分钟，再手扶床把手站 3 分钟。若在行走过程中发生低血压症状，首先要先轻轻躺平，将下肢抬高，口服糖盐水来补液，同时呼叫医护人员给予帮助。

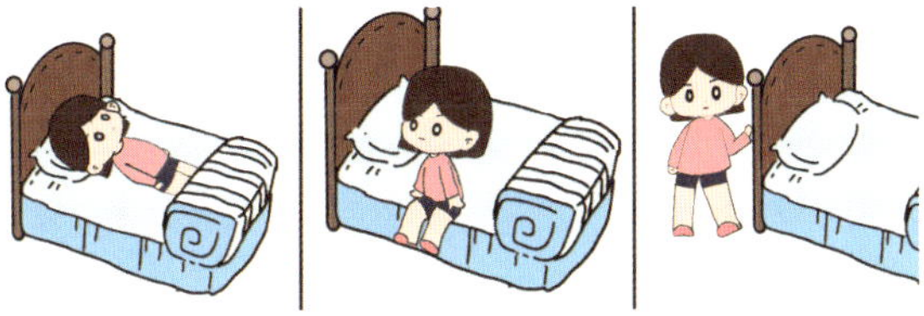

8.如何预防感染？

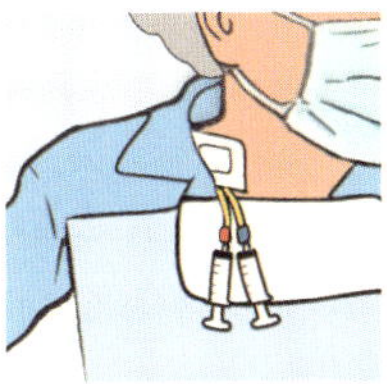

佩戴好口罩可预防皮肤和鼻腔内携带的细菌进入导管，从而预防导管感染；上下机时不仅应戴好口罩，还要将头偏向导管对侧，禁止讲话。因此，血液净化室是不允许家属全程陪同的，特别是进行上机下机等无菌操作时，从而避免造成操作污染及感染，家属可在家属等待区等待。

规律透析篇

一个月后，护士评估患者内瘘成熟，开始为王先生启用内瘘透析。前三次使用17G穿刺针穿刺内瘘引血，导管回血上机。内瘘启用顺利，医生为王先生拔除临时导管。

1.什么是内瘘？首次使用内瘘透析需要注意什么？

自体动静脉内瘘因具有使用寿命长、并发症少、医疗费用低等诸多优点，是血液透析患者首选血管通路。自体动静脉内瘘成形术（AVF）是通过外科手术，吻合患者的外周动脉和浅表静脉，使得动脉血液流至浅表静脉，静脉动脉化，达到血液透析所需的血流量要求、血管直径及深度，便于血管穿刺，从而建立血液透析体外循环。

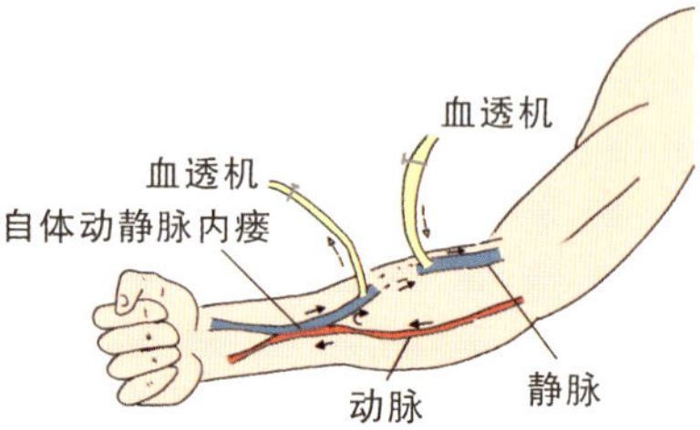

透析前需要保持手臂清洁，可用流动水清洗内瘘侧肢体。透析中需要保持手臂制动。前3次穿刺时，医护人员会对内瘘肢体进行保护性约束，以免穿刺针移位导致皮下出血、血肿发生。拔除穿刺针后，需要按压穿刺点15～20分钟，按压力度以穿刺点不出血并能触及内瘘震颤为宜。解除穿刺点压迫后要观察穿刺点有无渗血，且结束透析后24小时内避免内瘘侧肢体锻炼、热敷等，避免引发出血，24小时内不要洗澡，避免穿刺点感染。

2.血液透析、血液滤过、血液透析滤过、血液灌流分别是什么？

（1）血液透析（HD）是最常用的是一种血液净化疗法，通过血管通路也就是透析导管或者内瘘，将患者血液引出体外，通过透析膜将血液和透析液分开并进行跨膜物质交换，清除体内代谢废物，纠正电解质和酸碱失衡。血液透析主要原理是弥散，血液中的“毒素”会通过透析膜由膜内向膜外转移，最后被透析液带走。透析能有效去除血液内尿素、肌酐、尿酸等小分子毒素以及水分，但对于中大分子毒素的清除率较差。

（2）血液滤过（HF）模仿正常人肾小球滤过和肾小管重吸收原理，以对流方式清除体内过多的水分和毒素。与血液透析相比，血液滤过具有对血流动力学影响小、中分子物质清除率高等优点。

(3)血液透析滤过(HDF)兼具血液透析与血液滤过的功能,综合了血液透析与血液滤过功能的双重优点。一方面,HDF扩散性能和水力学通透性更强,且具有高生物相容性、高耐受性,其血流动力学更稳定,对不同大小分子毒素均具有显著的清除效果;另一方面,可通过超滤脱水增加小分子溶质的清除率,有效减轻机体水钠潴留,以降低肾脏负荷,进而纠正水电解质和酸碱失衡、钙磷代谢紊乱等。

(4)血液灌流(HP)是将患者血液从体内引到体外循环系统,通过灌流器中吸附剂(活性炭、树脂等材料)与体内待清除的代谢产物、毒性物质,以及药物间的吸附结合,达到清除这些物质目的的治疗方法。适应证有顽固性瘙痒、难治性高血压、透析相关淀粉样变、继发性甲状旁腺功能亢进、周围神经病变等。

类型	原理	清除物质	主要应用	禁忌证
血液透析	弥散	主要是小分子	终末期肾病、急性肾损伤等	难以纠正的严重休克、心血管功能障碍、活动性出血、精神障碍不能配合者等
血液滤过	对流	主要是中分子	常规透析效果不好的患者、心血管功能不稳定等	无绝对禁忌,但药物难以纠正的严重休克、精神障碍不配合者慎用
血液透析滤过	弥散和对流	小分子和中分子	透析不充分、心血管功能不稳定等	无绝对禁忌,但药物难以纠正的严重休克、精神障碍不配合者慎用
血液灌流	吸附	中分子和蛋白质结合化合物	急性药物或毒物中毒、自身免疫病、有严重合并症的尿毒症等	严重活动性出血及对体外管路或器材过敏者

3.透析过程中,患者为什么会抽筋?

(1)低血压:低血压是诱发抽筋(肌肉痉挛)发生的主要原因,大多数发生在透析中后期。因脱水时间短、速度快,血压降低至一定程度后,四肢血管保持为了血压水平稳定,会出现代偿性收缩。

(2)过度脱水使透后体重低于干体重:透析的目的之一就是清除体内多余的水分,达到干体重。如果脱水过多,此时的体重低于干体重,体内水分不足,肌肉脱水,就会发生肌肉痉挛。

(3)高效率透析引发肌肉强直:透析效率过高,血中毒素被快速清除,血浆渗透压下降,水分将从血管内流到血管外,血容量减少,所以血压下降,肌肉缺血,细胞肿胀,于是发生肌肉痉挛(抽筋)。

(4)低血钙:尿毒症患者的肠道对钙的吸收减少,pH 值容易发生变化,钙磷代谢发生异常。如果纠正不及时,血液中的游离钙减少,就易诱发低血钙性抽搐。

(5)年龄:老年患者各脏器功能减退,调节能力较差,并且肾功能衰竭,如果透析时短时间内血容量波动较大,代谢能力降低,则容易发生低血压和肌肉痉挛。

(6)使用低钠透析液透析:使用钠浓度较低的透析液透析,患者血液中的钠就会大量流失到透析液中,使血钠水平下降。血钠水平降低将导致血管内的水流向血管外,血容量减少,肌肉组织血液灌注减少,引发肌肉痉挛。

4.能减少透析次数吗?

正常血液透析基础的治疗量为每周 3 次,每次 4 小时。一般而言,若患者具备一定的余肾功能,且尿量每 24 小时大于 800 毫升,能很好地控制盐,依靠口服利尿剂,能够维持容量平衡,同时血钾、血磷正常,不存在酸中毒,食欲良好,这种情况下可以减少透析次数,否则建议不能减少次数。透析的目的不仅仅是脱水,还有清除体内产生的代谢废物,如肌酐、尿素等,只有足够的透析频次和时间,才能保证透析效果的充分性。

透析间期(居家)篇

1.如何护理内瘘?

内瘘是肾病患者的“生命线”,可以通过每天三次进行“一分钟”“一看二触三听”内瘘的自查,及早发现异常情况,并及时进行处理,避免影响透析,给自身带来更大的痛苦。

★一看

观察内瘘外观。“看”是第一步,需要仔细观察内瘘部位的皮肤颜色、完整性及周围组织的变化。

(1)观察皮肤颜色:正常情况下,内瘘侧手指、手掌的颜色应与对侧相似。

如果皮肤苍白，说明内瘘侧肢体缺血；如果发绀（呈紫色），则提示内瘘侧肢体淤血。

（2）观察皮肤完整性：检查内瘘部位有无红肿、破损、渗血、硬结、溃疡、感染、皮疹、过敏等迹象。如果发现皮肤破损或感染，应立即就医处理。

（3）对比双侧手臂粗细：新瘘刚刚建立时，稍微有一点儿肿胀是正常的。但在后续使用过程中，明显肿胀是有问题的。除了穿刺和内瘘本身，有时候肿胀与中心静脉通畅性也有关系。如果中心静脉回流受阻，内瘘侧肢体浮肿会加重，同时还要注意观察同侧颜面有无浮肿，颈胸壁静脉有无显露。

★二触

掌指关节部（五指根部）掌面皮肤对震动较为敏感，可以用手的这个部位确定震颤和搏动的大致范围。手指指腹（手指肚）对于触觉较为敏感，可以将食指和中指并拢，用指腹确定震颤和搏动的准确位置。

注意：触摸时按压的力量不宜过大，按压力量过大可能会人为制造血管狭窄，进而影响触诊结果。

★三听

在耳边可听到内瘘血液流动的冲击声，从而判断内瘘杂音是否正常（双期、低调、持续），内瘘杂音吻合口处最强，向近心端逐渐减弱。

2.透析患者日常应该注意哪些呢？

（1）避免患侧肢体受压，不要穿袖口过紧的衣服，患侧不可戴手表、测血压、负重，不能用内瘘静脉注射或输液。

（2）每天早、中、晚听诊血管杂音或触摸血管震颤，内瘘堵塞多发生在傍晚与夜间，睡前与半夜醒来也需要触摸血管震颤。特别是透析过程中，若发生低血压，应增加触摸的次数，如杂音变小或消失，穿刺处皮肤有红、肿、热、痛等变化时，需及时联系医生给予处理。

（3）透析前注意保持手臂的清洁，用温水清洗内瘘侧肢体，严禁用手指甲清除针眼处血痂，以防感染。透析后 24 小时内保持穿刺处皮肤干燥，避免长时间将带血液的创可贴敷在患处，24 小时后可以用热水袋热敷患处，温度在 50～60 ℃为宜，糖尿病患者皮肤对温度的感觉功能下降，应由家人试温后热敷，以防烫伤。局部涂喜疗妥软化血管，每日 2～3 次，每次 20～30 分钟。

（4）透析结束 1 小时穿刺侧肢体不能用力，避免做弯腰系鞋带等易使穿刺侧肢体受压的动作，咳嗽、打喷嚏时应按压穿刺处，以防出血。

(5)定期检查血红蛋白,随时调整促红素的用量,以免血红蛋白升高过快,引起内瘘栓塞。

(6)若出现腹泻、高热、大汗及脱水量过多或服用降压药过量导致低血压时,注意监测内瘘有无异常,避免引起内瘘堵塞。

(7)天气寒冷时,注意血管内瘘处肢体的保暖,防止因过冷使血液循环减慢而造成血管栓塞。如为保暖穿着较贴身的衣服时,内瘘肢体侧的衣袖可装置拉链以减少压迫,方便进行透析治疗。

(8)在受凉、血压低、低血糖的状态下,如果内瘘处疼痛,杂音减弱或消失,可以给予保暖、补液,及时改善原发症状,在专业指导下进行握拳运动,采用消炎、止痛、活血类软膏局部揉搓,肢体近心端给予加压,若效果不佳,应及时到医院就诊处理。

3.透析患者应如何运动?

透析患者在家可以做多种运动,以改善身体状况和生活质量,可选择天气适宜的时候进行运动,避免过冷或过热的环境。

(1)运动时间:非透析期间,以饭后 2 小时、睡前至少 1 小时、早上与傍晚为宜。

(2)运动频率:1 周 3～5 次,每次运动 30～60 分钟。

(3)运动方式:①灵活性运动:如颈关节、上下肢关节、髋关节等。②有氧运动:如行走、慢跑、游泳(使用导管患者除外)、打太极拳、跳保健操等。③抗阻力运动:透析期或者非透析期均可进行非瘘侧上肢举哑铃、弹力带训练、进行性脚踝负重、膝盖伸展运动、髋关节屈曲、递增式的仰卧抬腿等。

4.内瘘出血时该如何处理?

(1)首先要保持冷静,迅速定位出血点。

(2)出血后,应立即用另一侧手的食指和中指并拢,垂直按压出血点。压迫力度以既能止血又能触及内瘘震颤、保持内瘘通畅为宜。若出血量较大,可使用绷带进行加压包扎。同时,注意检查内瘘通畅情况,避免因过度压迫而导致内瘘堵塞。

(3)若内瘘出血不止,内瘘出血点不容易找到,可用力按压吻合口切断内瘘血管供血,降低出血。但此方法可能导致内瘘闭塞,因此需要权衡利弊。当出血严重时,建议按压吻合口止血后,立即寻找出血点,再针对出血点进行适度按压止血，此时要慢慢按压吻合口，观察出血点不再渗血后，停止按压吻合口位置，并检查内瘘震颤及血管杂音情况。

(4)止血后，应密切观察内瘘情况，包括震颤、血管杂音等。若发现内瘘震颤减弱或消失，应立即就医检查。若止血后仍有渗血或出血反复，应当及时到医院进行处理。

(5)在出血处理过程中和止血后，应避免触碰内瘘部位，以减少感染风险。同时，保持内瘘部位清洁干燥，避免沾水或污染。若需清洁，可用无菌棉球蘸取碘伏进行擦拭。

(6)发现内瘘出血后，应及时告知医生，以便医生调整抗凝药物用量。

5.使用内瘘时，患者在透析间期可以洗澡吗?

透析患者可以洗澡，而且必须要洗澡，个人卫生的保持尤为重要。规律的沐浴能够清除残留在皮肤表面的汗液、污渍及代谢废物，保持皮肤的清洁卫生，减少内瘘、中心静脉导管等部位的感染可能。推荐透析患者采用居家淋浴的方式，避免坐浴、泡澡、泡温泉。

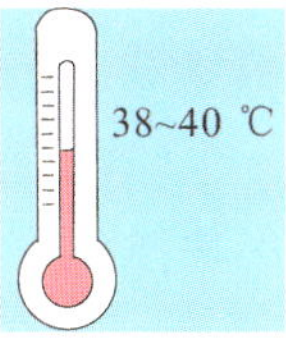

(1)控制洗澡水温及时间：推荐水温控制在 38～40 ℃，时间在 5～20 分钟。长时间、高水温洗澡可能诱发跌倒、低血糖、缺氧等意外。

(2)避免饭后立即洗澡：刚吃完饭时，血液主要集中在胃肠道以消化、吸收食物，此时洗澡会加快血液循环，可能导致大脑及各脏器供血不足，同时引起消化不良及胃肠道不适。推荐饭后 1～2 小时后洗澡。

(3)避免大量出汗或运动后洗冷水澡：大量出汗或运动后，全身血管扩张，此时洗冷水澡可引起血管收缩，诱发心脑血管意外或机体不适。推荐稍作休息，待机体平稳后再洗。

(4)选择合适沐浴露及擦洗方式：推荐选择中性沐浴露，轻柔、温和地进行擦浴，沐浴后可涂抹保湿乳，改善皮肤不适。

(5)洗澡期间的内瘘护理：透析穿刺后 24 小时内不建议洗澡，保持内瘘穿刺点干燥、卫生。若透析当日洗澡，需使用防水创可贴覆盖穿刺区域，同时使用保鲜膜覆盖，保证穿刺部位不会被水打湿，洗澡结束后，使用碘伏消毒。24 小时后，观察穿刺点愈合情况，如无明显血痂残留，愈合良好，可采用淋浴方式，但要注意避免揉搓内瘘部位；建议在穿刺部位粘贴防水胶布或防水创可贴，防止淋湿穿刺点，避免感染；洗澡前后，都仔细观察内瘘情况，穿刺点若有沾湿，及时涂抹碘伏消毒。

6.透析患者如何控制血磷？

磷是人体重要组成元素，主要存在于骨骼及牙齿。抽血化验所示的结果指的是血液内的无机磷。无机磷的排泄70%要靠肾脏。对于透析患者来说，肾脏功能逐渐衰退，透析就成为磷代谢的唯一途径。

临床上，对控制磷一直遵循降磷的3D原则，即充分透析、药物控制、饮食控制。

(1)首先，尽可能选择高通量透析，适当增加血液透析滤过及血液灌流模式的治疗频次。

(2)按时足量服用药物。现有的磷结合剂主要以通过减少肠道磷吸收为主，这样就需要将降磷药与食物充分混合，一同进食。也可以将降磷药物掰开，分别在进食开始、中间、结束时服用，这样能保证药物与食物充分混合，提升降磷效果。

(3)低磷饮食建议：①避免用骨头汤、鸡汤、牛羊肉甚至海鲜来增加营养。②选择含磷量低且蛋白质高的食物，如蛋清。③避开无机磷高的食物，如调味料、各种酱料等。

7.如何预防“高钾”？

★什么是“高钾”？

人体正常血钾值为3.5～5.5毫摩尔/升。医学上将高钾血症定义为血清钾浓度大于5.5毫摩尔/升，欧洲复苏委员会将轻度高钾血症定义为血钾浓度在5.5～5.9毫摩尔/升，中度为6.0～6.5毫摩尔/升，重度为大于6.5毫摩尔/升。

★高钾的症状和危害

血钾高时，早期患者会感觉口周及四肢麻木，疲乏虚弱，肌肉酸疼，肢体苍白，湿冷。严重时患者表现胸闷气短、软瘫、心跳极度缓慢、呼吸困难、反应淡漠、神志恍惚不清、血压测不出、肌腱反射消失，甚至死亡。

★高钾的预防措施

(1)充分透析、规律透析，切勿自行减少透析次数及透析时间。

(2)要少吃或者不吃含钾高的食物，如黄色水果及根茎类食物，根茎类食物食用时可切片浸泡多次后再食用(勤换水);蔬菜浸泡半小时以上或水煮 3 分钟以上方可食用;低温冷藏的食品比新鲜食品含钾量少;购买食盐时避免购买低钠盐(主要成分为氯化钾);少喝汤,禁止用汤或肉汁泡饭;避免喝咖啡、运动饮料;中草药应在肾内科医生指导下服用;体内有出血灶时,患者应积极治疗相关疾病;若透析间期食用大量水果蔬菜,要遵医嘱服用降钾药物。

(张　炎)

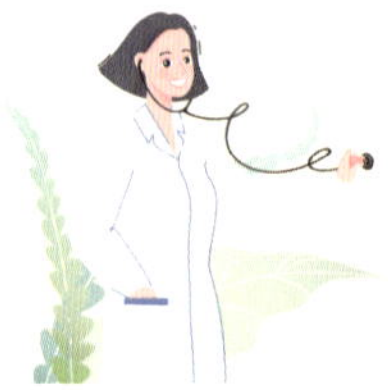

伤口护理篇

护士疗“伤”有妙招

王先生(40 岁)背上长了个大疖子,化脓流水了,疼得不得了,在医院转了好几圈,却不知道该找哪个科室处理……

1.什么是伤口造口门诊?

伤口造口门诊是指在医护合作的模式下,由伤口造口专科护士出诊,专门提供造口、伤口治疗及护理服务的医疗部门。该门诊主要的服务内容包括处理各种造口及造口周围皮肤并发症和各类急慢性伤口。

2.伤口造口门诊的护士有资质处理伤口吗?

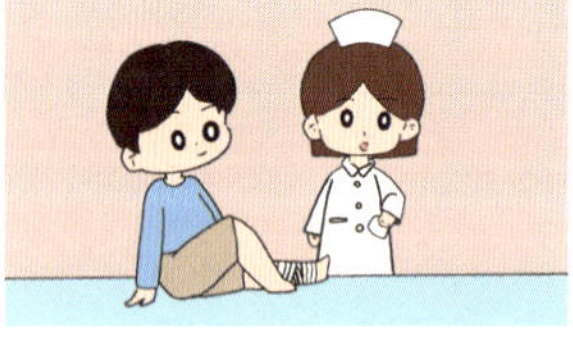

伤口造口门诊的出诊人员均为伤口造口专科护士,她们通常是至少工作 5 年的临床护理人员,经过专业、系统的伤口造口专科护士培训项目培训后,具备伤口造口护理资质。

3.护士处理伤口有什么“独门妙招”?

法宝一:全面细致的评估。影响伤口愈合的因素有很多,比如糖尿病、营养不良、感染、自身免疫性疾病、各种原因导致的水肿、服用特殊药物、伤口中的异物等。受过专业培训的护士专注于伤口管理,会全面分析影响伤口愈合的因素,并针对每一个患者的影响因素进行个性化的干预和处理。

法宝二:先进的伤口护理理念和促进伤口愈合的护理产品。护士会根据伤口的情况选择合适的护理手段和护理产品，比如负压伤口治疗技术、压力治疗技术、湿性愈合技术、新型伤口敷料、压力绷带等，让伤口愈合事半功倍。

法宝三：多学科评估。很多伤口的处理需要多个科室干预，护士经过评估后发现伤口需要其他辅助检查、治疗或手术时，会及时联系烧伤科、创面修复外科、血管外科、骨科、内分泌科等相关科室协助，以帮助伤口得到更加系统、全面的治疗。

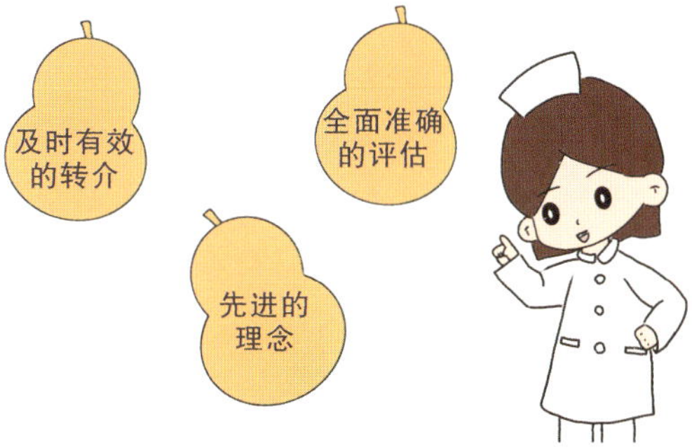

4.皮肤擦伤部位的伤口用敷料包扎（湿性愈合）后，会因为不透气而感染吗？

传统的愈合方式是干性愈合，就是保持伤口的干燥，最终促使伤口结痂，实现痂下愈合。但是，干性愈合换药时敷料粘连严重、疼痛感强，而且容易发生痂下感染、延迟伤口愈合。

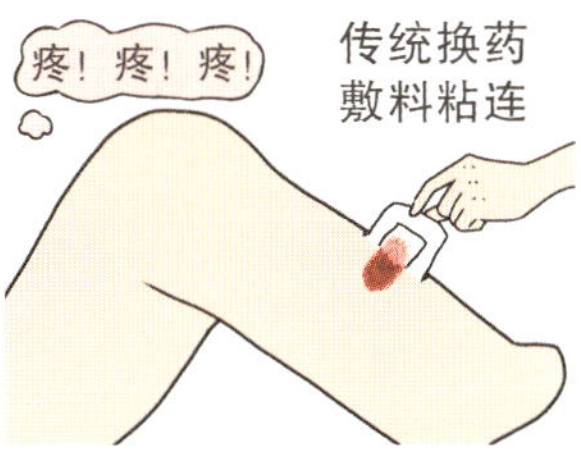

湿性愈合是一种在密闭或者半密闭无菌的条件下，使用各种新型敷料（比如水胶体敷料、泡沫敷料、水凝胶敷料、藻酸盐敷料等），给伤口营造出湿润、微酸、低氧或者无氧的环境，从而加速肉芽组织生长、促进上皮爬行，进而加快伤口愈合的方式。湿性愈合方法不仅不会造成伤口感染，反而会促进伤口愈合，而且换药时疼痛感低，也会减少瘢痕的形成。

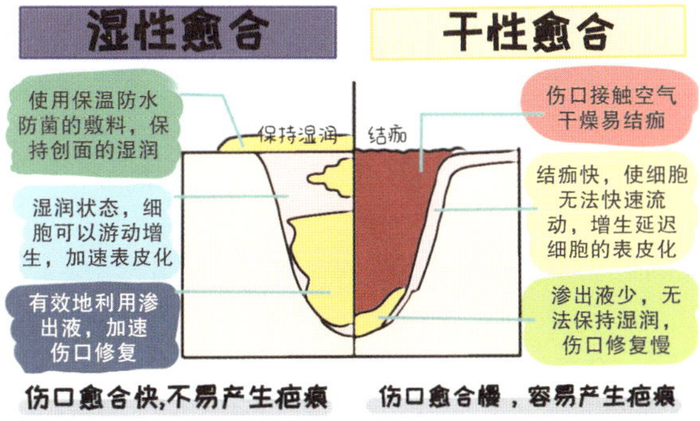

5.伤口有黏液渗出，是感染吗？

人体一旦产生伤口，便会有组织液溢出到伤口表面，这便是渗液，它是透明、淡黄色、黏稠度均匀、无气味的液体。伤口渗液中含有水、蛋白质、葡萄糖等营养物质。另外，还有免疫细胞、生长因子等成分。因此，正常的伤口渗液不但不会影响伤口愈合，反而可以为组织修复提供营养，是伤口愈合过程中必不可少的成分。因此，认为伤口有渗液就是感染的想法是不正确的。

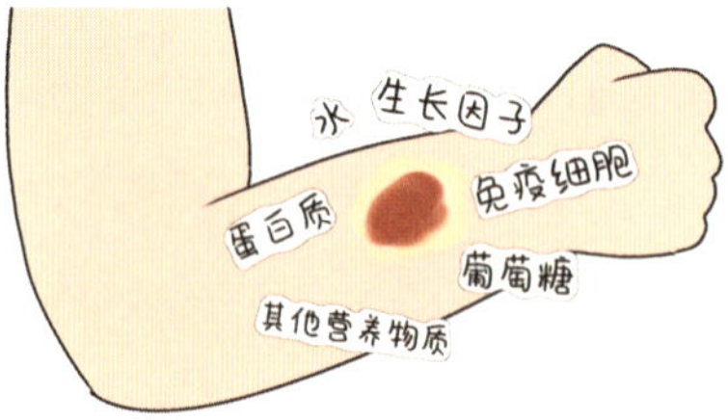

不过，当伤口渗液量非常多、渗液颜色异常或伴有臭味时，要警惕可能存在伤口感染。

6.伤口快好的时候特别痒，这正常吗？

伤口愈合过程中，受损的神经末梢逐渐修复并重新生长。新生的神经末梢对外部刺激较为敏感，因此在受到轻微刺激时（如衣物摩擦、温度变化等），可能引发瘙痒感。这是神经末梢功能恢复的表现，属于正常现象。

瘙痒时尽量避免搔抓伤口，以免破坏新生的组织和神经末梢，影响伤口愈合。饮食上尽可能选择清淡、富有营养的食物，避免辛辣、刺激、生冷、油腻等食物，以免增加瘙痒感。

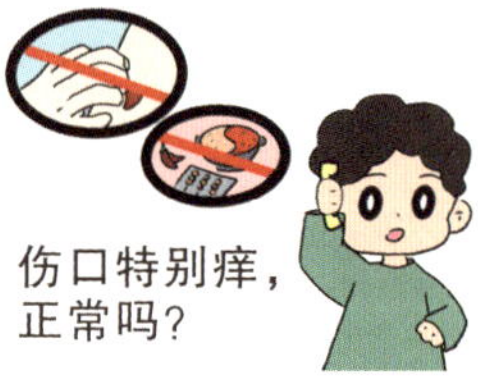

7.擦伤部位痊愈后，皮肤颜色跟周围皮肤不一样，怎么办？

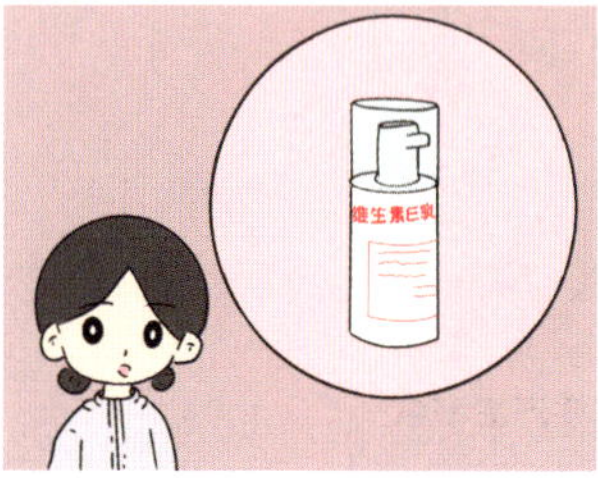

这种情况是常见的生理性色素沉着，是伤口愈合过程中黑色素细胞分泌黑色素所致。随着时间推移，色素沉着会逐渐淡化、消失。日常应注意防晒，可服用富含维生素 C 和维生素 E 的食物（如柑橘、坚果类等）；也可在医生指导下使用抑制黑色素合成的药物，如氢醌乳膏、维生素 E 乳等。

手术切口巧护理

刘爷爷今年 82 岁，刚刚做了直肠癌切除手术，术后看着肚子上长长的刀口，他总是担心伤口长不好……

1.术后吃羊肉、海鲜这些“发物”会导致伤口感染吗？

充足的营养对于伤口愈合至关重要。手术后为了促进伤口愈合，应保证均衡饮食，排除过敏、糖尿病、肾病等特殊情况，患者在饮食上没有特殊禁忌，也没有“发物”之说。

2.手术后，什么时候能洗澡？

一般，手术切口在完全愈合之前不建议洗澡，拆线后 1～2 天观察伤口无红肿、无渗出时方可洗澡，且早期洗澡尽量避免搓洗、盆浴，自然水流淋浴冲洗即可。

3.伤口多久能拆线？

医护人员会根据伤口愈合情况决定是否拆线，很多手术缝合时需要内缝合，通常会使用可吸收缝线，这种缝线可以被人体吸收。但是，一些患者机体会将内缝合线视为异物，进而引发身体的排异反应，表现为伤口局部发红、肿胀、渗液、疼痛，有时甚至缝线会露出或者能被摸到。若出现这种情况，患者请不要担心，及时前往医院取出线头即可。

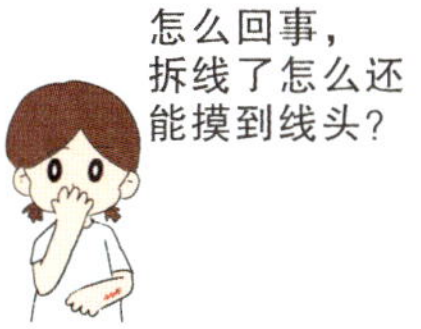

4.手术切口的疤痕为什么会变大、变硬、变高？

这种现象是增生性瘢痕，它是病理性瘢痕的一种，由伤口愈合过程中胶原纤维过度增生导致。增生性瘢痕常常表现为明显高出皮肤平面的瘢痕，外观不美观，常伴有瘙痒或疼痛，严重时可能会影响活动。处理方法需要根据个体情况综合考虑，在医生的指导下进行。

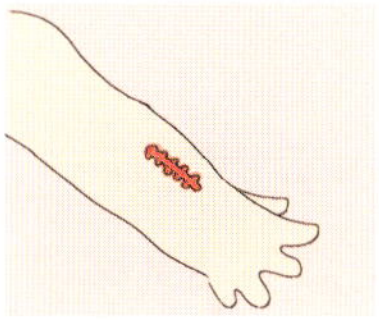

皮肤"压伤"早期防

老人卧床在家不能翻身，屁股上长了褥疮。开始的时候皮都破了，总是流血流水，现在变成了一块硬硬的黑痂，也不流水了，看上去好多了……

1.受压处皮肤看上去并没有破，没有渗出，是压疮吗？

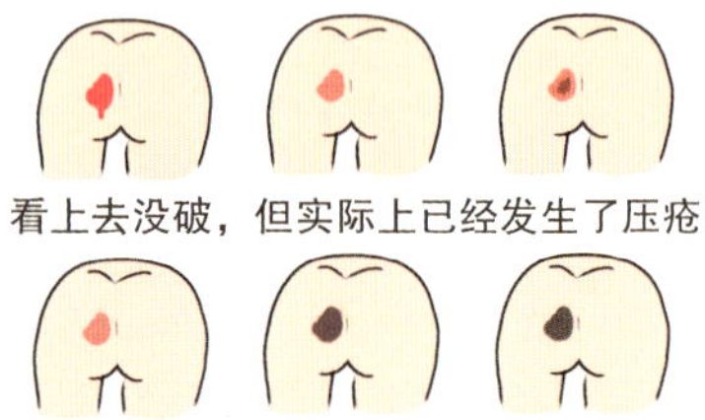

压疮常见于卧床患者及活动受限患者，它是由于皮肤长时间受压而导致的伴或者不伴有皮肤完整性受损的一类皮肤问题。临床上，压疮可以不伴有皮肤破损。比如，皮肤完整，但是局部出现用手按压皮肤不会变白的红斑，或者局部皮肤发紫/褐色。另外，有些患者受压部位可能被黑痂覆盖，虽然没有渗出，但其实这种损伤往往更深，有可能深达骨骼/肌肉层，更应该引起重视。

2.为什么护士不让用垫到屁股下面的垫圈？

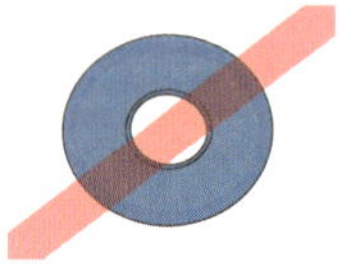

局部使用垫圈虽然可以让原本受压的部位腾空，但是这种做法会导致与垫圈接触的皮肤受压，也会影响垫圈内部组织的血液循环，不利于压疮的预防。因此，不建议局部使用垫圈减压。

3.卧床患者多久翻身一次合适？

翻身间隔时间根据患者的基本情况、既往病史、营养情况、支撑面等情况进行综合判断。一般至少每 2 个小时为患者翻身一次，翻身后要仔细观察受压部位的皮肤，如果皮肤发红、有硬结或者破溃，则应该缩短翻身间隔时间。

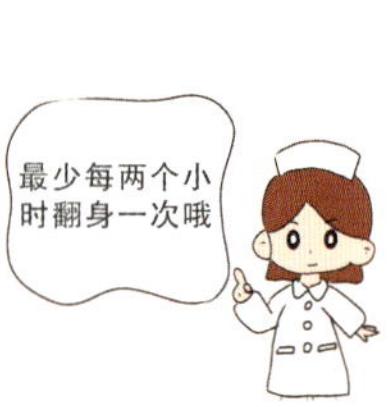

4.卧床患者的正确体位是什么？

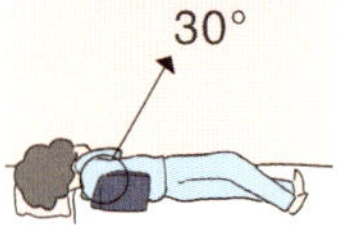

对于卧床患者来说，30°侧卧位比 90°侧卧位更好，因为这个体位下受压部位的皮肤受到的压力和剪切力最小。护理人员可以借助枕头或者翻身枕帮助患者维持 30°侧卧位。

5.为什么卧床患者抬高足跟非常重要?

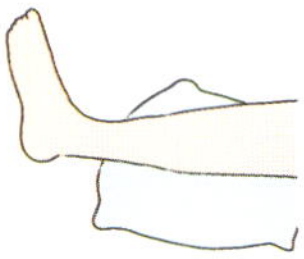

压疮常见的发生部位不仅限于臀部,足跟处也很常见,因此预防足跟处压疮也很重要。正确抬高足跟是预防压疮的关键措施,可以使用软枕或者专用减压垫将整个小腿抬高、足跟腾空,这样才能有效预防足跟处压疮。

6.卧床老人在家发生压疮时应如何进行换药?

当压疮面积小、较为表浅时,可以进行居家换药。换药时,先使用碘伏消毒,再用生理盐水清洗干净,擦干后,根据伤口渗液量选择合适敷料进行包扎。若压疮面积大且深、有坏死组织、存在恶臭等情况,建议及时前往医院咨询或就诊。

关爱"糖友",始于"足"下

徐爷爷(89岁)脚上不明原因起了个大水疱,一点也不疼,到医院检查后医生说是糖尿病足……

1.糖尿病足的患者伤口都不疼吗?

不是的。糖尿病足患者的临床表现多种多样,通常可分为神经病变和血管病变。神经病变的患者往往伴有感觉障碍,对温度、疼痛、位置的感觉减退或消失;血管病变的患者表现为下肢缺血,伴有不同程度的足部发凉、足趾发紫/发黑,常伴有缺血性下肢疼痛。

2.为什么不能用热水袋给患有脚伤的糖尿病患者暖脚?

因为很多糖尿病患者下肢神经病变,足部对温度、疼痛的刺激感觉减退或缺失,容易导致足部发生烫伤、冻伤或者意外受伤。因此,应尽可能避免为患者使用暖水袋、热水泡脚等措施,以免发生意外。

3.如何检查糖尿病患者的足部?

患者可以每天使用镜子或者让家人帮忙检查足部,检查时要全面检查足背、足底、每个脚趾及脚趾缝，观察双足颜色、有无水疱、有无皮肤破溃、有无发红、有无老茧、有无足趾变形、有无脚气，双足皮肤温度是否一样，是否有发凉。

4.糖尿病患者应如何剪指甲?

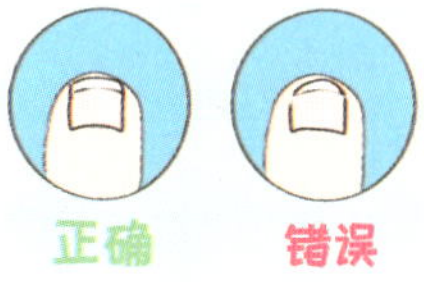

对于视力不好的患者，最好由他人帮忙修剪指甲。修剪指甲时，要平着剪，不要抠着往甲沟里剪，这样容易导致甲沟炎。注意指甲不要剪得过短，两端要修圆，以免过尖划伤皮肤。

5.糖尿病患者应如何买鞋袜?

糖尿病患者尽可能穿浅色、纯棉、透气性好、无接缝的袜子；尽可能选择柔软、透气、厚底的鞋子，避免穿高跟鞋、尖头鞋、人字拖，避免足部磨损和受伤。

（张双双）

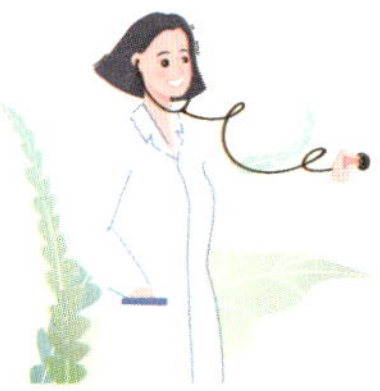

有关淋巴水肿的高频问题

淋巴水肿篇

乳房切除术后，为什么一侧手臂经常疲劳肿胀，时好时坏？放疗后，为什么一侧手臂突然肿胀增粗，不时疼痛？子宫内膜癌术后，为什么一侧大腿变粗了，而且越来越硬，像“大象腿”？针对这些问题，护士为您一一解答。

1.淋巴水肿要挂哪个科室看诊？

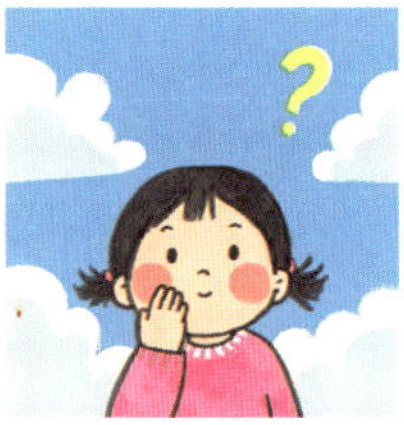

淋巴水肿的治疗科室取决于水肿发生的具体部位和可能的原因。一般情况下，淋巴水肿首先应该挂血管外科进行检查。如果淋巴水肿发生在乳腺癌术后的上肢，则应该挂乳腺外科或普外科。如果不确定，可以先咨询全科医生或前往综合医院的相应科室进行初步诊断。

2.淋巴结肿大是不是就是淋巴水肿？

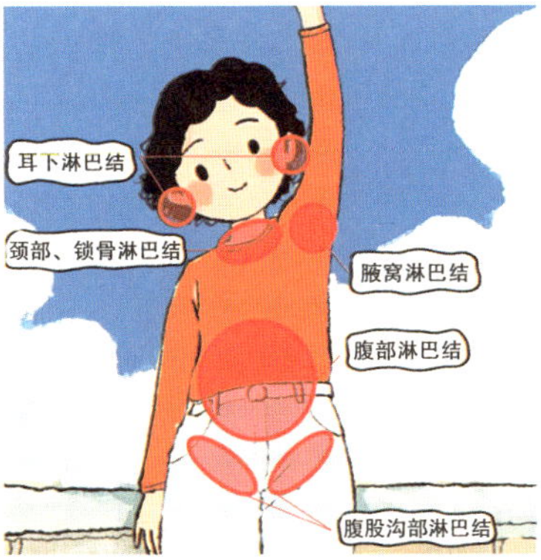

淋巴水肿与淋巴结肿大没有直接关系。淋巴结肿大主要与炎症及肿瘤有关。当身体某部位发生感染或炎症时，相应区域的淋巴结可能会增大，这是一种正常的免疫反应。而淋巴水肿则多由淋巴管堵塞或淋巴液回流障碍引起。机体感染细菌或病毒后，造成淋巴系统受损，导致淋巴液回流障碍，引起淋巴水肿。淋巴结受到致病微生物的侵袭后，还可出现红肿、发热、疼痛等症状。

3.出现淋巴水肿需要做哪些检查?

在排除心源性、肾源性水肿的情况下，还要排除血栓引起的肿胀和肿瘤复发引起的肿胀，临床上常规做的检查是彩色多普勒检查(B超)。B超可以检测淋巴水肿患者皮肤全层、皮下组织、深筋膜的厚度，以及皮下组织回声和组织形态。

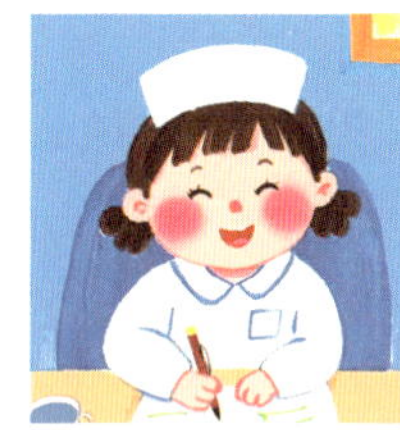

确诊淋巴水肿后，医生会测量肿胀部位的周径，用以判断淋巴水肿的严重程度。除此之外，专业的检查手段还有人体成分分析、淋巴造影、淋巴荧光成像、淋巴管磁成像，这些检查多用于手术治疗前后。

4.淋巴水肿发病与癌症手术有何关系?

大多数淋巴水肿发生在各种癌症术后或放射治疗后，如乳腺癌、宫颈癌、前列腺癌、膀胱癌、淋巴癌、黑色素瘤等。

癌症手术常需清扫病灶周围淋巴结，这会不同程度地影响淋巴回流，称为癌源性淋巴水肿。以乳腺癌术后发生较多，超过1/5乳腺癌女性将发展为乳腺癌相关淋巴水肿。癌源性下肢淋巴水肿则以生殖器肿瘤术后发生较多。淋巴水肿的发病时间比较迟，一般是术后3个月至术后3年。并且，淋巴水肿的发生率随时间的推移逐渐增加，术后3～6个月的发病率可从5%上升到11%，术后18个月达到高峰。

5.哪些方法能治疗淋巴水肿?

淋巴水肿的治疗分为保守治疗和手术治疗。

保守治疗：其是综合消肿疗法，包括人工淋巴引流、压力绷带治疗、阶梯式加压等。综合消肿治疗周期长，根据患者的水肿严重程度及淋巴系统功能情况而定，需要积极配合，坚持终生自我维护，方能取得较好效果。

手术治疗：应用于中重度淋巴水肿的患者，包括病变组织手术切除联合植皮法、负压抽吸法、筋膜条引流术、网膜引流术、淋巴静脉系统吻合术等。术后仍需要保守治疗，才能更好地维持患肢体积。手术具有一定风险，只用于保守治疗无效的情况。

6.接受治疗后多久能消肿?

淋巴水肿的治疗分为两个阶段,第一阶段称为强化治疗阶段或消肿阶段,患者需每天去医院接受治疗,以达到快速消肿的效果。治疗时间因患者病情严重程度而异。平均来看,上肢淋巴水肿患者需接受2～3周治疗,下肢淋巴水肿患者需接受2～4周治疗。特殊情况下,这个阶段可能持续6～8周,并可能需要经历数次重复治疗。

第二阶段:也称自我管理阶段。患者应管理、改善和维持第一阶段取得的效果。在患者患肢的体积和皮肤症状得到控制后,应根据治疗师的意见穿戴压力袜,6个月进行1次复查,以确定是否需要进一步的强化治疗。如果第二阶段管理良好,几乎不会发生淋巴水肿。

7.为什么治疗过程中皮肤会出现红疹等问题?

皮肤出现问题的原因如下:①部分人群自身是过敏体质。②对包扎的材料过敏,如衬套、加压淋巴垫等,这是最常见的原因。③局部压力过大:绷带压力过大。④皮肤过于干燥。

8.绑扎治疗可以间断吗?

淋巴水肿的绑扎治疗通常需要持续进行,但在特殊情况下可以适当调整。若无法耐受长时间绑扎治疗,可以尝试以下方法:

(1)调整绑扎时间:在白天活动时进行绑扎,夜间休息时解除绷带,以减轻不适感。

(2)调整压力:根据患者的耐受程度,适当调整绷带的压力。确保绷带不会过紧,以免影响血液循环。

(3)间歇性绑扎:在专业医生的指导下,尝试间歇性使用压力泵或空气波压力治疗仪进行物理治疗,以促进淋巴回流。

(4)药物治疗:在医生的指导下,使用消肿药物,如利尿剂等。

(5)功能锻炼:适当的运动可以促进淋巴回流,如轻柔的按摩和特定的肢体运动。

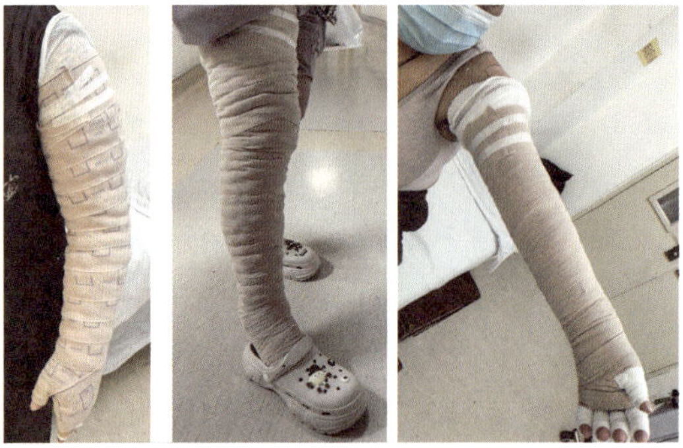

9.淋巴水肿的患者日常应如何护理?

淋巴水肿的患者,要做好患肢管理,患肢不能持重、劳累,肩不可负重;避免患肢做有阻力的剧烈反复运动,如推拉或擦洗,做轻微小幅度运动也要注意减慢频率,不要提重物;患肢不宜长时间或反复做同一动作,如擦地、切菜、写字、敲键盘等。但这并不代表什么也不能做,适当的运动和自我护理对于淋巴水肿的好转至关重要。推荐的运动包括轻柔的伸展运动、太极、瑜伽、八段锦、五禽戏等。

10.如何居家测量消肿情况?

可使用软皮尺定期测量患肢和健肢的周长,通常从手腕或脚踝开始,每隔一定距离(如每 5 厘米)进行一次测量,并记录两侧差异。

11.如何预防再次发生淋巴水肿?

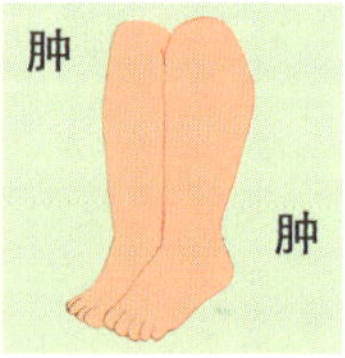

(1)及时发现淋巴水肿的早期信号:如出现肢体水肿,但抬高肢体后水肿消失,或出现患肢麻木及皮肤病变等。

(2)避免损伤:①避免在手术侧上肢进行有创性医疗操作,如打针、抽血、测血压等。②防止手术侧上肢皮肤破损或感染。③避免使用剃须刀片剃除腋下毛发,以防损伤皮肤。④在洗碗、洗衣服时尽量佩戴橡胶手套。

(3)防变温:①避免手术侧上肢受到冷热刺激,洗澡时水温不宜过高。②避免手术侧上肢受强光刺激或处于高温环境,如阳光曝晒、高温桑拿等。

(4)防受压:①避免穿戴可能影响淋巴回流的首饰,如戒指、手镯、手表。

②避免穿过紧的内衣及紧身衣。③睡觉时可在手臂下垫小枕头或用叠起的毛巾垫高。

（5）防负重：①避免手术侧上肢提拉过重的物品或进行重负荷活动。②患肢负重不能超过 2.5 千克，即 5 瓶 500 毫升的矿泉水的重量。

（6）防过度拉伸：避免打羽毛球或网球、进行离心运动、持续的甩手锻炼等。

（7）科学运动：推荐的运动方式有打太极、散步、练瑜伽、练五禽戏、练八段锦，建议进行腹式呼吸等。这些运动可促进淋巴循环，预防淋巴水肿的发生。

（8）控制体重：肥胖会导致淋巴水肿加重，所以患者需要均衡饮食，限制食盐的摄入量，平常饮食宜清淡，避免吸烟、饮酒，保持理想体重及心情舒畅。

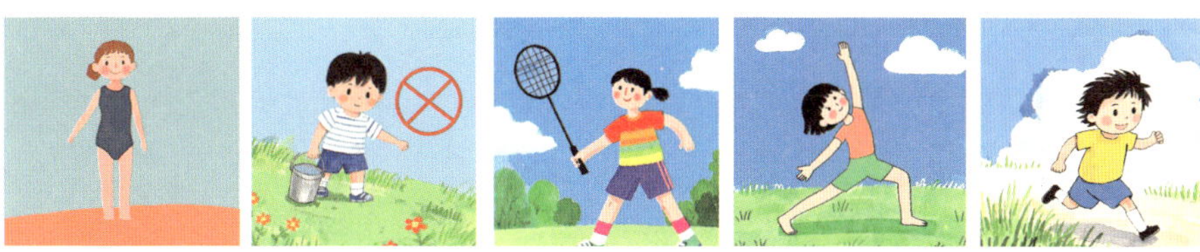

（袁　越）

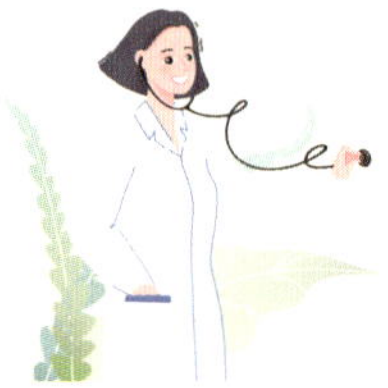

有关静脉治疗的高频问题

留置针篇

张爷爷，78岁，因上呼吸道感染住院治疗，需要静脉输液治疗，预计输液3～5天。为保障输液安全，减少穿刺疼痛，护士为其选择了静脉留置针输液，在留置针使用期间，张爷爷内心有很多疑问。

1.使用留置针输液，还担心“鼓针”吗？

使用留置针输液可以减少穿刺次数，保护静脉，然而也不能完全避免“鼓针”的风险。“鼓针”专业称“渗出”或“外渗”，是指药物从血管内漏出到周围组织。当留置针留置时间过长、输液肢体活动过多或输注强刺激的药物时，易导致血管壁受损而发生药物渗出，进而引起组织损伤、疼痛和肿胀。

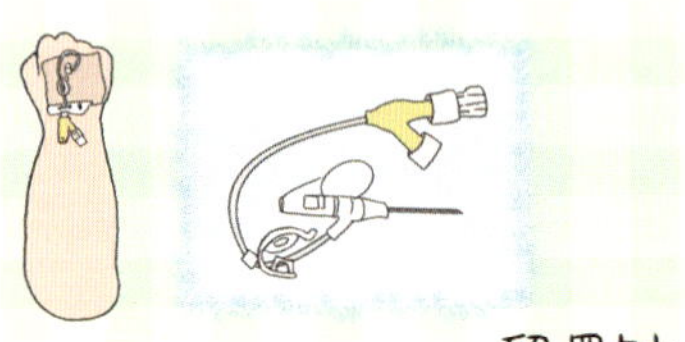

留置针

2.为什么留置针最好留在胳膊上？

胳膊上的血管粗直、弹性好，输液并发症少；而腿上静脉血管因存在静脉瓣、血液流速慢等原因，穿刺下肢血管会增加组织损伤、血栓性静脉炎和溃疡的风险。因此，我国静脉治疗规范推荐成年人不宜选择下肢静脉进行穿刺。在某些特殊情况下，如患者的上肢静脉穿刺困难、上肢静脉循环不畅、上肢外伤或手术，无法满足输液要求时，下肢静脉才会成为一个替代的选择。

留置针在脚上的注意事项：①减少活动：留置针在脚上时，患者应减少走路，避免剧烈运动，防止留置针移位。②睡眠姿势：睡觉时，可以在双腿之间放置软枕或衣物，以防止两脚相互摩擦或踢到留置针。③保护措施：可以在有留置针的脚上套上袜子，以保护留置针并防止意外脱落。

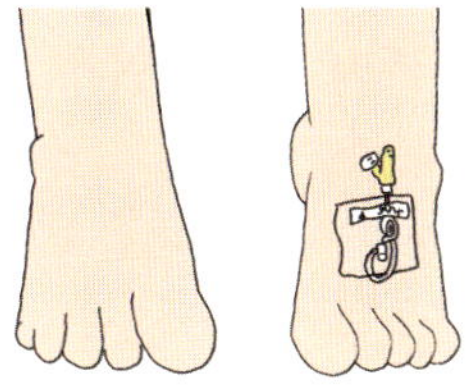

3.输液结束后，留置针有回血，这正常吗？应该怎么处理？

留置针回血是临床常见的问题，会增加堵管的风险，因此要避免或减少回血。护士为预防留置针回血，在输液时会采取以下措施：

(1)正确封管：每次输液结束后，护士会使用“正压封管”技术，以减少回血的发生，必要时会用抗凝的肝素盐水进行封管。

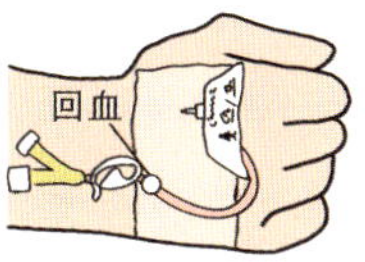

(2)妥善固定：固定留置针时，护士会采用“U”形固定法，输液接头放置在高于穿刺点处，以减少回血返流至接头。

(3)减少活动：减少留置针侧肢体的活动，避免因活动导致的回血。

发生回血的处理措施：

(1)如果回血颜色较淡，可使用生理盐水进行冲管，若推注通畅、局部无肿胀疼痛，则可以正常使用。

(2)如果回血颜色较深，甚至可见血凝块，可先试着回抽。如果回血中有血凝块，或回抽困难，则要考虑发生了堵管，应将留置针拔除。

迷你中线导管篇

李女士，38 岁，体重 75 千克，因腹泻住院治疗。为保障输液安全，护士为其选择迷你中线导管进行输液，李女士充满了好奇……

1.长留置针跟普通留置针有何不同？为什么使用长留置针？

长留置针专业称“迷你中线导管”，长度为 8～10 厘米，比普通留置针要长 5 厘米左右，可以直接穿刺放置在前臂的浅静脉，也可以用超声引导技术放置在上臂中段深静脉，其尖端不超出腋窝。

当静脉位于皮下组织深处时，短留置针无法确保针管长度的三分之二位于静脉内，易脱出，增加鼓针风险。而迷你中线导管不易脱出、稳定性好，且流速快，可短期输注高渗药物。患者因腹泻脱水需短期内快速补充葡萄糖和电解质溶液，迷你中线导管可以保证输液安全。

2.长留置针可以留置几天?

在无并发症的情况下，一般可留置1～4周，如果发生导管堵塞、药物外渗、静脉炎、感染等，则会缩短导管的留置时间。

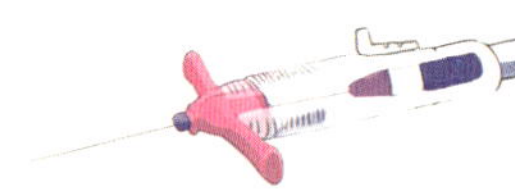

中线导管篇

张先生，58岁，因复杂性皮肤软组织感染住院治疗，需短期输注万古霉素等药物，为保障输液安全，护士为其选择了中线导管输液。

1.为什么要置入中线导管?

万古霉素对血管内膜具有刺激性，长期静脉输注可引起静脉炎等损害，为了保护血管，减轻输液时的痛苦，所以推荐中线导管。中线导管的长度是20～30厘米，从上臂置入可以使导管尖端到达锁骨下静脉，锁骨下静脉血流速度快，药物进入后可以快速被稀释，缩短药物在局部停留的时间，减少药物对血管内壁的刺激和损害。

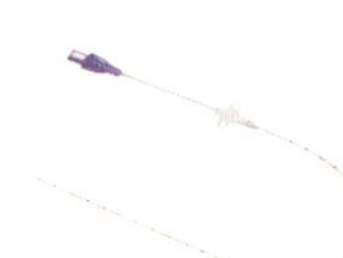

2.导管置入后需要注意什么?

中长导管置入后，通常不会对胳膊的活动造成显著影响。置管后24小时内，建议适当减少肢体活动，以防止穿刺点出血。24小时后可以进行一般性的日常活动。例如，可以进行手臂的弯曲、伸展等动作，以及进行一些轻度的家务活动，如煮饭、洗碗、扫地等。但是，需要注意避免一些可能导致导管移位或损伤的活动，如避免穿刺侧手臂过度用力，如提重物(一般建议不超过2.5千克)、拄拐等，避免大范围的手臂旋转活动，如打球。睡眠时注意不要压迫穿刺的血管，更衣时不要将导管勾出或拔出。

PICC 篇

王女士，68 岁，因胃癌住院治疗，完善检查后，医生制订化疗方案为“奥沙利铂＋亚叶酸钙＋氟尿嘧啶”，静脉输注 6 周期。为保障输液安全，护士为其选择了经外周静脉穿刺的中心静脉导管（PICC）输液，在 PICC 留置期间，王女士的家属有很多疑问。

1.PICC 和普通输液针有什么区别？

普通输液针：适用于短期、一次性的输液治疗。其操作简单，但外周血管血液流速慢，药物稀释程度低，所以刺激性药物易导致患者血管损伤和疼痛。

PICC：经外周静脉穿刺的中心静脉导管，适用于长期（最长为 1 年）、频繁的输液治疗。PICC 通过胳膊上的外周静脉插入，导管尖端位置在心脏附近的大血管，药物被快速稀释，减少对血管壁的损伤，对于输注化疗药物、胃肠外营养等药物的患者，更能确保长期、稳定的输液。

2.PICC 为什么需要 7 天维护一次？

（1）预防感染：PICC 作为异物置留在患者体内，容易成为细菌入侵的门户。定期更换敷料、清洁穿刺点、冲洗导管等维护措施，可以有效预防感染的发生。

（2）保持导管通畅：长期留置的导管容易因药物沉淀、血液凝固等因素而堵塞。定期冲管、封管等维护措施可以保持导管的通畅性，确保输液的顺利进行。

（3）观察导管状况：通过定期的维护，医护人员可以观察导管有无移位、脱出、渗液、渗血等情况，以及穿刺点周围有无红肿、疼痛等异常表现。

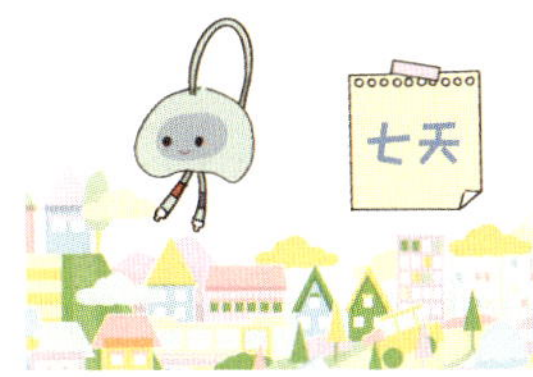

3.带着导管能正常洗澡吗？

带着 PICC 导管可以洗澡，但应注意穿刺点和导管周围要保持干燥。湿润的环境容易滋生细菌，增加感染的风险。

洗澡注意事项：

（1）避免浸泡：应避免盆浴或泡澡，以免水通过贴膜缝隙进入导管周围，造成感染。淋浴是相对更安全的选择。

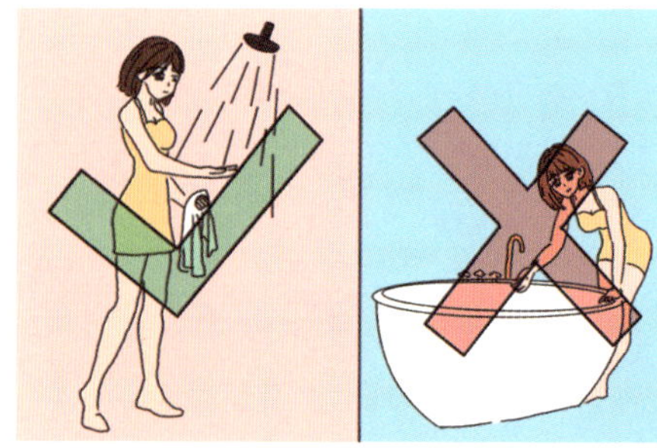

(2)水温与压力：洗澡时水温不宜过高，避免对皮肤造成刺激；避免用力搓洗置管部位，以免导管移位或脱落。

(3)使用保鲜膜：在洗澡前，可以使用保鲜膜将置管部位包裹严密，上下用胶布贴紧，以防止水渗入。

(4)避免使用刺激性清洁剂：洗澡时避免使用含有酒精、香料等刺激性成分的沐浴露或洗发水，以免对穿刺点造成刺激。

洗澡后 PICC 导管的检查与维护：

(1)检查贴膜：洗澡后应仔细检查贴膜是否完好、有无松动或浸湿。

(2)观察穿刺点：观察穿刺点有无红肿、疼痛、渗液等异常情况。

(3)保持清洁：洗澡后保持置管部位清洁干燥，避免用手触摸或搔抓穿刺点。

4.置入 PICC 管路后，应如何进行上肢锻炼？

(1)手指伸屈运动：五指依次进行伸屈活动，每日进行多次，每次持续几分钟。

(2)旋腕活动：上下活动手腕，同时配合内外旋转运动，每日进行多次，每次持续 10 分钟左右。

(3)上臂旋转运动：置管侧上肢缓慢上举过头，同时配合手腕内外旋转运动。

(4)屈肘运动：肘部屈伸运动，每日进行多次，每次持续几分钟到十几分钟不等。

(5)握拳运动：竭力握拳，握紧 10 秒后放松 10 秒，连续握拳 25 次效果最佳。休息 40 分钟后，血液流速逐渐恢复至运动前静息平卧状态。每个 PICC 患者置管后应尽早做握拳运动，建议每天早中晚至少做 1 组，每组 25 次，每次连续握拳 10 秒，间歇 10 秒，可显著减少静脉血液瘀滞，预防导管相关血栓的发生。

(6)综合锻炼：根据身体状况和医生的建议，进行其他合适的上肢锻炼，如使用握力球进行握力训练等。

上肢锻炼的注意事项与禁忌：

(1)避免过度伸展与旋转：在锻炼过程中，应避免过度伸展、旋转及屈肘等动作，以免导管移位或脱落。

(2)注意锻炼强度：锻炼时应以自身不劳累为准，避免过度运动导致肌肉拉伤或关节疼痛。

(3)观察身体反应：在锻炼过程中，应密切观察身体反应，如出现疼痛、肿胀等不适症状，应立即停止锻炼并就医处理。

(4)禁忌情况：置管后 24 小时内或置管后穿刺点渗血时，应避免进行剧烈的上肢锻炼。此外，对于存在严重心血管疾病、呼吸系统疾病等的患者，应在医生指导下进行锻炼。

5.化疗间歇期，带管回家后需要注意什么？

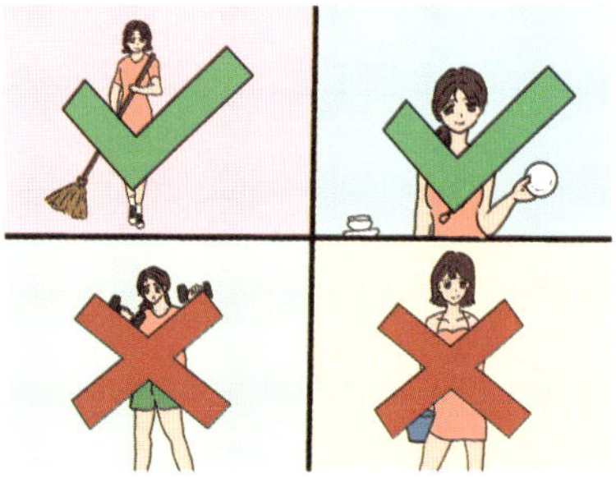

(1)定期专业维护：每周需要至少 1 次的专业维护，包括换药、冲管、更换接头等步骤。这些步骤对于预防感染、保持导管通畅至关重要。

(2)保持清洁干燥：透明贴膜需定期更换，每周更换 1～2 次。如果贴膜出现污染、潮湿、脱落或卷边等情况，应及时更换。

(3)适当家务活动：可以进行一些轻度家务活动，如煮饭、洗碗、扫地等。但置管的上肢应避免负重，如举重、提重物等，以免导管移位或脱落。

(4)注意穿衣与睡眠：穿衣时，应先穿置管侧衣袖，再穿健侧；脱衣时，先脱健侧，再脱置管侧。衣袖不宜过紧，避免压迫穿刺部位。睡眠时，应避免压迫穿刺侧肢体。

(5)避免特殊活动：带有 PICC 导管的一侧手臂不能用于测血压或进行静脉穿刺。

(6)严禁不适当的活动：严禁拉拽导管；严禁大范围的手臂旋转活动，如游泳、打球、拖地、跳绳、拉锯、割草等；严禁置管侧手臂过度用力，如提 5 公斤以上重物、举哑铃、举重、拄拐等；严禁盆浴或泡浴；勿用力咳嗽、排便。

异常情况处理：

(1)观察异常情况：应密切关注置管部位的情况，如出现红肿、疼痛、渗液、渗血等异常症状，应及时就医处理。导管外移或脱出、发热(体温超过 38 ℃)、置管侧手臂水肿臂围增加超过 2 厘米等情况也需要及时就医。

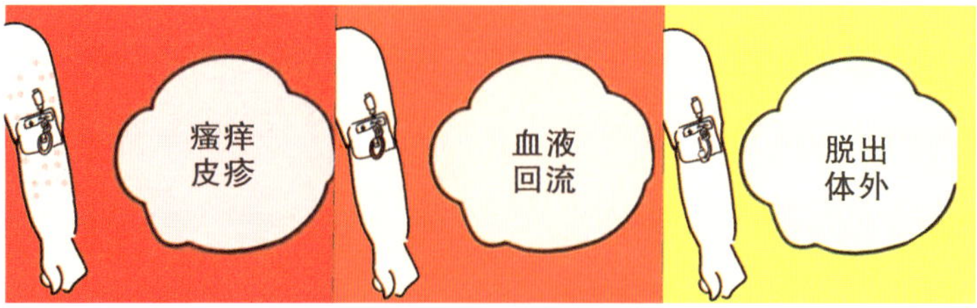

（2）断裂或破损处理：如果导管断裂或破损，应在导管断裂上方或靠近穿刺点处将导管折起，并用胶布固定，然后立即就医处理。

6.什么时候可以拔管？

（1）治疗结束：当患者的治疗周期结束，且不再需要 PICC 管进行药物输注时，可以考虑拔管。在拔管前，患者应进行全面的身体检查，确保相关指标均恢复正常。

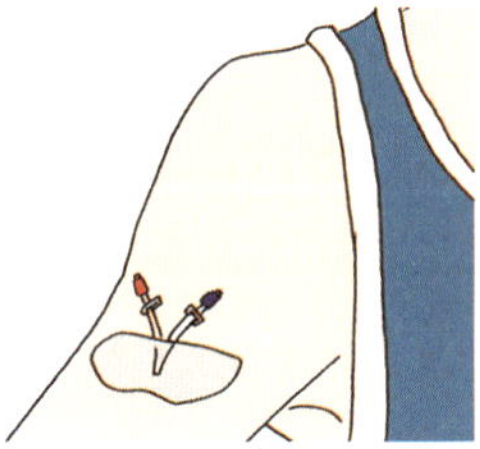

（2）导管功能丧失：当 PICC 管出现堵塞、断裂、破损或无法有效输注液体时，应拔除导管，以避免对患者造成进一步的伤害。

（3）合并感染：当患者出现与 PICC 管相关的感染症状，如发热、疼痛、红肿等时，应抽取血培养送检，必要时拔管，并进行相应的抗感染治疗。

拔管的注意事项：

（1）专业操作：拔管应由具有专业资质的医护人员进行操作，以确保拔管过程的安全。

（2）局部消毒：拔管前应对穿刺部位进行彻底的消毒，以减少感染的风险。

（3）适度按压：拔管后应用无菌纱布对穿刺点进行适度按压，以有效止血并促进伤口愈合。

（4）观察伤口：拔管后应密切观察穿刺部位的伤口情况，如出现红肿、疼痛、渗液等异常症状，应及时就医处理。

输液港篇

孙女士，37岁，因患乳腺癌住院治疗，需要按周期进行化疗药物静脉输注，预计输液时间一年以上，为保障液体安全输注，医护人员为其选择了输液港。在输液港置入前，孙女士有很多疑问。

1.输液港应放在什么位置？

输液港是一种完全植入人体内的闭合输液装置。它包括尖端位于上腔静脉的导管，以及埋植于皮下的注射座。输液港部位的选择应从安全性、便捷性、长期性等方面考虑。

★胸壁输液港的优势与适用情况

优势：胸壁输液港可以选择颈内静脉、锁骨下静脉或者胸壁段腋静脉穿刺置入导管，并将港体植入于前胸壁上。这样港体选择的部位平坦，不易受到挤压、摩擦。

适用情况：胸壁输液港适用于大多数需要长期化疗或静脉输送营养的患者，特别是当上肢静脉存在异常或无法使用时。对于乳腺疾病患者而言，如果病变未累及胸壁或腋窝淋巴结，胸壁输液港是一个较好的选择。

★上臂输液港的优势与适用情况

优势：上臂输液港的港体置于上臂偏内侧，囊袋切口位于肘关节上方，所以并不影响上肢活动。穿刺主要选择贵要静脉、肱静脉、腋静脉第一段等，穿刺时非常安全，也有利于日常护理和观察。

适用情况：上臂输液港适用于胸壁不适合置入输液港的患者，如因乳腺疾病需要做胸部放疗时就可以优选上臂输液港。

2.带着输液港可以做 MRI 检查吗？

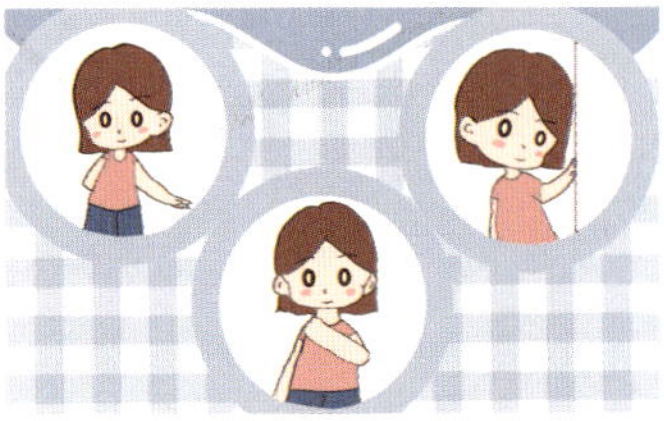

输液港通常由非磁性材料制成，因此不会对 MRI 的磁场产生干扰。在进行 MRI 前，医生会对患者进行全面的安全评估，包括询问病史、检查体内金属植入物的情况等。如果不能确定体内的输液港对 MRI 是否安全，可以查看说明书进一步明确。

3.出院后需要维护输液港吗?

患者出院后,输液港的维护至关重要。因为输液港是长期留置在体内的装置,如果不进行妥善维护,可能会导致感染、血栓形成等并发症。而且,定期维护输液港能够及时发现并处理潜在的问题,以延长输液港的使用寿命,确保其在化疗期间能够持续发挥作用。

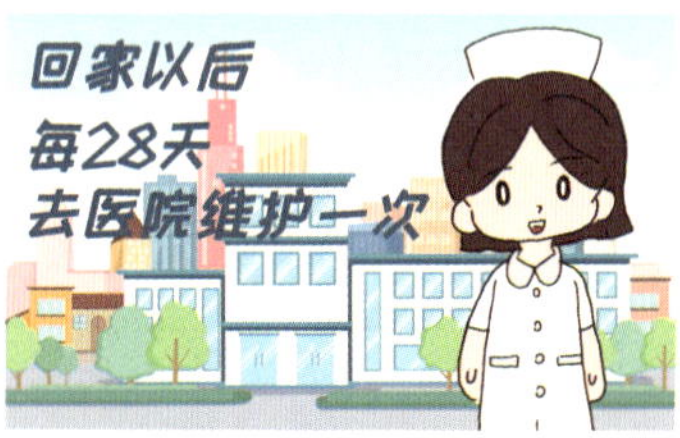

4.出院后,带着输液港回家,需要注意什么?

(1)避免剧烈运动:在输液港置入后的初期,患者应避免进行剧烈的体育活动或运动,以防止输液港移位或脱落。随着身体的恢复,可以逐渐恢复正常活动,但仍需避免对输液港部位施加过大压力。

(2)观察异常情况:患者应密切关注输液港部位是否出现红肿、疼痛、渗液等异常情况。一旦发现异常,应立即就医处理,避免感染或其他并发症的发生。

(3)定期功能锻炼:患者实施肩颈部锻炼操可有效改善肩关节活动受限程度,提高上肢功能,降低导管相关性血栓的发生率及严重程度。

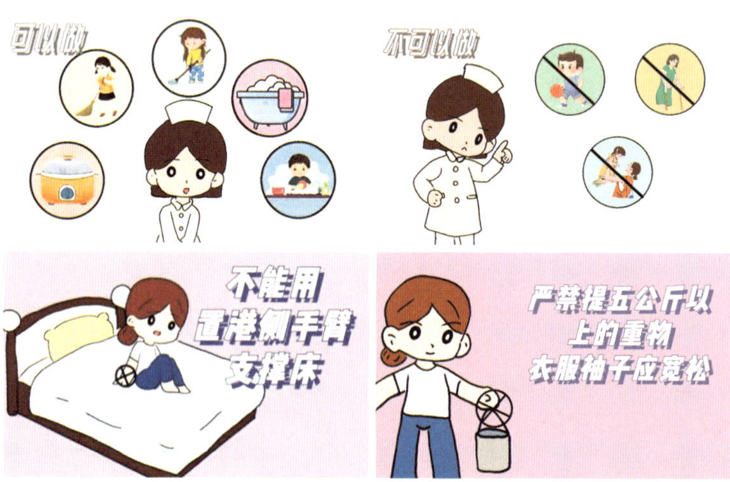

(季　红　赵金颜)

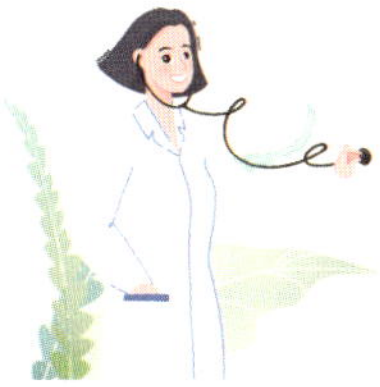

有关乳腺外科的高频问题

乳腺外科篇

李女士(48岁)1周前洗澡时,无意中发现乳房上有一个肿块,不久后确诊为乳腺癌。在医护团队的共同努力下,李女士顺利完成手术。但术后康复是一个漫长过程,具体注意事项请您接着往下看。

1.乳腺癌术后饮食需要注意哪些方面?

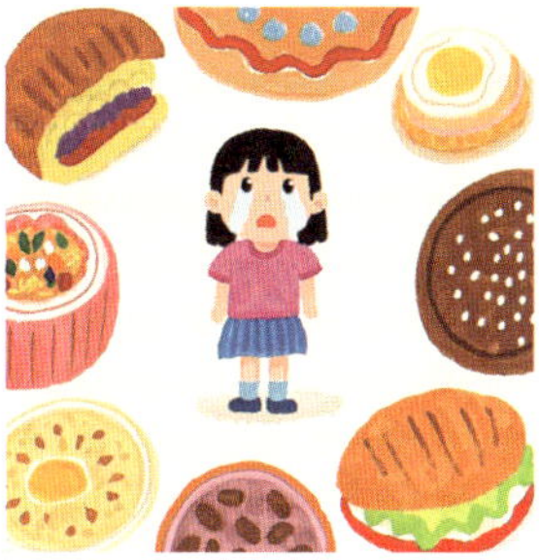

乳腺癌术后需注意饮食均衡、多样化。以易消化、低脂、低胆固醇、优质蛋白质的食物为主,多吃蔬菜、水果。少吃刺激性食物,少吃肥腻、油炸食物,不吃腌、熏、烧烤食物,远离激素类食物。此外,患者日常可以适量食用豆制品等含有植物源性雌激素的食物。

2.乳腺癌手术后多久能洗澡?

不同类型的乳腺癌手术,手术范围及恢复时间都不一样。一般而言,大多数患者在术后1~2周就可以洗澡了。伤口愈合情况不好的患者,如局部渗出、疼痛、发热、切口裂开或结痂,需要等伤口完全愈合之后再洗澡。乳腺癌做全切的患者伤口较大,恢复较慢,一般要间隔20天以上才可以洗澡,过早洗澡导致局部沾水,容易诱发感染。

3.乳腺癌手术后什么时候可以开始活动?

术后 24 小时内可以活动手指和腕部,进行伸指、握拳、屈腕等锻炼。术后 1～3 日,可以练习上肢屈肘、伸臂等锻炼,逐渐过渡到肩关节小范围的前屈、后伸运动(前屈小于 30°,后伸小于 15°)。术后 4～7 天,可以用患侧手洗脸、刷牙、进食等,并做以患侧手触摸对侧肩部及耳朵的锻炼。在拔除胸壁及腋窝引流管后观察 3～5 天,无积液的患者可以开始做上肢的外展及爬墙运动,以使肩关节的肌肉尽快恢复功能。建议根据自身情况,一天锻炼 3～4 次,每次 20～30 分钟。术后避免使用患侧肢体支撑身体,防止皮瓣移动影响愈合。

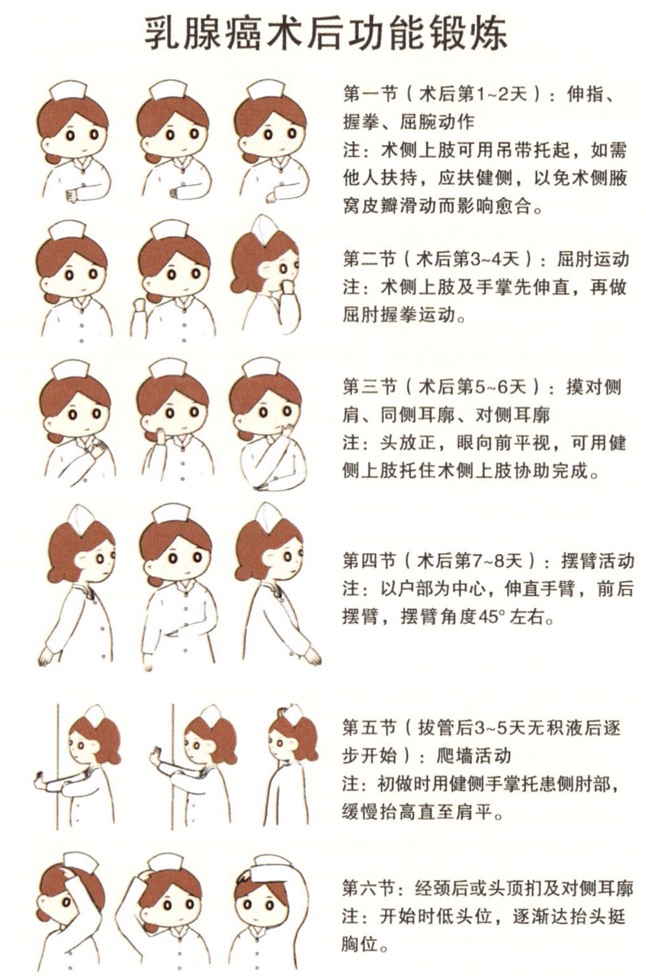

4.携带引流管时需要注意什么?

(1)携带引流管时,注意妥善固定,避免过度牵拉或脱出;注意保持负压,避免打折。

(2)注意观察引流液的颜色、性质和量。正常引流液的颜色是暗红色、淡红色或淡黄色,不能是鲜红色或乳白色。如果出现引流液颜色异常或引流量每小时超过 100 毫升,应及时通知医务人员,查明原因后对症处理。

(3)拔管时间由每天积液的量和刀口愈合情况来决定。因患者体质、创面的大小、恢复情况以及基础疾病情况各有不同,拔除引流管的时间也不同。一般来说,当引流液转为淡黄色,连续 3 天每天总引流量小于 10～15 毫升且局部没有积血、积液时,可以考虑拔管。

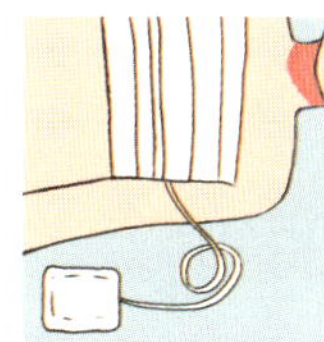

5.乳腺癌术后胳膊肿了该怎么办?

(1)抬高患肢:休息时,尽量将患肢抬高至心脏水平以上。

(2)适度运动:进行适度的上肢运动,如握拳、伸展、旋转等。

(3)穿戴压力袖套:在医生的建议下,选用合适的压力袖套或绷带。

(4)物理治疗:可以采用按摩、热敷、冷敷等物理治疗方法。

(5)注意皮肤护理:保持患肢皮肤的清洁,避免感染,并注意避免长时间受压。

(6)控制体重:保持健康的体重,过重会增加对患肢的负担,加重肿胀。

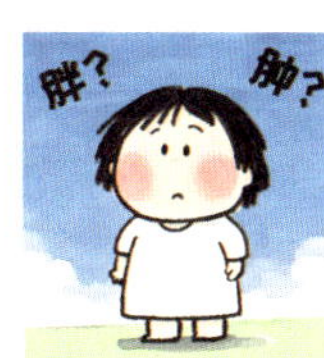

(7)避免上肢过度劳累:避免提重物或进行过度的上肢运动。

(8)定期复查:按照医生的建议定期进行复查。

(袁　越)

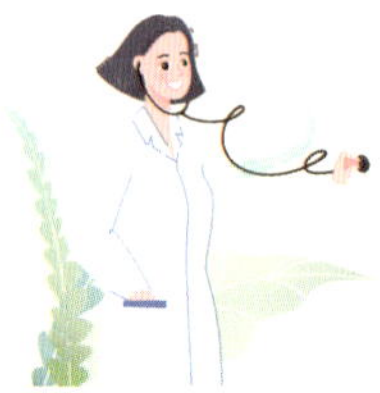

有关营养的高频问题

营养风险筛查篇

> 李爷爷，72 岁，因“腹痛 1 周，加重 1 天”以“不完全性肠梗阻”入住胃肠外科。入院后营养风险筛查得分 3 分，存在营养风险。李爷爷很疑惑为什么自己会营养不良？

1.什么是营养风险？

营养风险是指现存的或潜在的与营养因素相关的导致患者出现不良临床结局的风险。

常用营养风险筛查工具为营养风险筛查 2002（NRS 2002）。NRS 2002 量表包括 3 部分，即营养状态受损评分、疾病严重程度评分和年龄评分。最终得分为 3 项的总和，最高 7 分。如果评分大于等于 3 分，即认为有营养风险。

2.营养风险就是营养不良吗？

营养风险不是营养不良。

营养不良是由于摄入不足或利用障碍引起的能量或营养素缺乏的状态，进而引起机体成分改变，生理和精神功能下降，导致不良临床结局。对营养不良的评估，是由受过培训的临床医师、营养师或护师针对有营养风险的患者进一步了解其营养状态的过程，是制订营养支持计划、开具营养处方、进行营养支持治疗，特别是应用肠外与肠内营养支持时的必要内容。

3.有营养风险能做手术吗？

对于存在营养风险和营养不良的老年外科患者，应积极进行术前营养支持：预计围手术期无法经口进食大于 5 天，或无法达到能量目标需求量 50%～60%大于 7 天，术前要进行营养支持治疗；高营养风险和重度营养不良者，要进行大于等于 7 天的营养支持治疗。

4.什么是营养支持治疗？

营养支持治疗是指经肠内或肠外途径为患者提供适宜的营养素的方法。其目的是获得足够的营养素，保证新陈代谢正常进行，抵抗疾病侵袭进而改善临床结局。

肠外营养篇

李爷爷，72 岁，营养风险为 3 分。入院后禁食禁饮、胃肠减压，肠外营养支持治疗。禁食禁饮后李爷爷精神状态不佳，产生了新的疑问。

1.什么是肠外营养？

肠外营养是指通过静脉输注氨基酸、葡萄糖、脂类、电解质、维生素和微量元素等营养物质的一种营养治疗方式，可帮助不能正常进食或高代谢情况下的患者维持良好的营养状况。

2.为什么要用肠外营养？

患者需要肠外营养的原因如下：①胃肠道功能障碍。②由于手术或解剖问题胃肠道禁止使用。③存在有尚未控制的腹部情况，如腹腔感染、肠梗阻、肠瘘等。

3.肠外营养时可以加入其他药物吗？

不可以。肠外营养液中加入药品会生成沉淀、破坏稳定性。在肠外营养液中加入胰岛素不利于血糖控制，推荐使用胰岛素泵单独输注。

4.肠外营养液能保存多长时间？

配制好的肠外营养液如暂时不用，应在 4 ℃环境下保存；使用前恢复至室温后，必须在 24 小时内输注完毕。

5.肠外营养的输注途径有哪些？

预期使用肠外营养小于等于14天，选择上肢外周静脉（留置针、中长导管）输注。肠外营养使用时间大于14天，渗透压大于900毫渗透摩尔/升使用中心静脉导管（经皮穿刺中心静脉导管CVC或经外周静脉穿刺的中心静脉导管PICC），长期肠外营养者（大于4周）优先选择PICC。

肠外营养的输注通常采用循环输注法，即选择每天在同一时间段内使用输液泵输注营养液，同时监测机体对葡萄糖和液体量的耐受情况。

肠内营养篇

1.什么是肠内营养？有什么优点？

肠内营养是指经胃肠道用口服或管饲的方式来提供各种营养素的临床营养支持方法。

肠内营养支持具有以下优点：改善患者肠黏膜屏障功能；促进患者肠道的蠕动，防止肠黏膜的萎缩；刺激患者的消化系统，减少肝胆系统并发症的发生；操作简单、费用较低；营养物质的吸收利用更符合生理，有利于营养物质的代谢与合成。

2.肠内营养途径有哪些？

（1）能经口进食的患者，首选口服营养补充（ONS）。ONS是指将提供多种营养素的液体、半固体或粉剂的营养制剂，加入饮食中或单独服用的营养干预方式。

（2）不能经口进食者，鼻胃管是最常用的肠内营养管饲途径，适用于胃肠道功能完整、短期行肠内营养且上消化道无梗阻者。其适用于接受肠内营养时间小于4周的患者。

（3）有高误吸风险或不能耐受胃管喂养且应用促胃肠动力药无效的患者，行幽门后喂养。

（4）接受腹部手术且术后需较长时间肠内营养的患者，术中放置空肠营养管，可显著减少对吻合口的影响，且有利于进行早期肠内营养。

3.肠内营养制剂有哪些?

(1)按蛋白质类型分,可分为整蛋白质型、短肽型、氨基酸型。

(2)按制剂形态分,可分为粉剂、混悬剂和乳剂。

(3)按是否含膳食纤维分,可分为纤维型和无纤维型。

(4)按适用疾病分,可分为普通型、糖尿病型、肿瘤型、高能量型等。

4.肠内营养输注方式有哪些?

肠内营养的输注方式包括连续输注和间歇输注等。速度过快或过慢,一方面可引起患者血糖水平的明显波动,不利于营养物质的吸收和利用,甚至发生高渗性非酮症性昏迷或低血糖反应等;另一方面,可能造成或加重患者的胃肠道症状。

5.肠内营养过程中要注意什么?

(1)床头抬高 30°～45°。

(2)顿服营养液温度为 37～40 ℃,持续输注营养液保持室温,无需加温。

(3)速度不宜过快(起始 30～40 毫升/时逐渐提高)。

(4)浓度不宜过高(小于 350 毫渗透摩尔/升)。

(5)营养液现用现配,避免污染,开启后冷藏保存小于 24 小时,室温下保存小于 4 小时,每日更换营养泵管,保证营养液清洁度。

(6)每 4～6 小时评估胃肠耐受性,每天 3 次口腔护理,保证患者喂养过程中的舒适度。

(7)喂药前后、喂饭前后,每 4 小时定时冲洗。

6.怎样监测肠内营养耐受性?

输注时观察患者有无腹痛、恶心、呕吐、腹胀、腹泻等喂养不耐受的表现。肠内营养喂养前及营养过程中每 4～6 小时进行耐受性评估(0～2 分:继续肠内营养,维持原速度,对症治疗;3～4 分:继续肠内营养,减慢速度,2 小时后重新评估;大于等于 5 分:暂停肠内营养,重新评估或更换输入途径)。如腹部和胃肠道症状缓解,且无新发症状,可缓慢增加肠内营养速度。

手术患者营养支持治疗

李爷爷(72 岁)因不完全性肠梗阻入住胃肠外科,入院后禁食禁饮、胃肠减压,禁食禁饮后李爷爷精神状态不佳,有些焦虑。

1.术前营养支持目标是什么?

能量目标以间接测热法的实际数值为首选依据,每天 25～30 千卡/千克补充热量;1.2～1.5 克/千克补充蛋白质。

2.术前营养支持途径有哪些?

营养支持治疗首选口服营养补充,对于经口进食困难大于 3 天或经口摄入量低于能量目标需求量的 60%大于 7 天的老年患者,应进行肠内营养;基于肠道功能和耐受性,选择合适类型的肠内营养制剂。短肽型制剂可能更适合老年患者。

老年外科患者存在肠内营养禁忌证或肠内营养无法满足营养需求时,需进行肠外营养;肠内营养提供的能量和蛋白质小于 60%需求目标大于 7 天,应启动补充性肠外营养。

3.手术前为什么要禁食禁饮?

术中麻醉后,食管和贲门处肌肉松弛,咳嗽和吞咽反射减弱或消失,胃内容物易返流至口咽部,一旦返流物误吸入呼吸道,可导致患者通气功能障碍,甚至危及生命。

4.所有手术都需要禁食禁饮吗?

首先,看麻醉方式是局部麻醉还是全身麻醉。如果是局部麻醉,要求则相对较低。一些特殊患者如高血压患者,手术日早晨血压比较高,还需要规律服用降压药物,可以用一小口水将降压药物服下。

喂养管的居家护理

术后李爷爷(72 岁)行鼻肠管喂养,现恢复顺利,住院 7 天带鼻肠管出院。家庭肠内营养是在专业的营养支持小组指导下,在家庭内进行的肠内营养支持,是医院内肠内营养的延续。

1.家庭肠内营养制剂有哪些?

(1)购买成品制剂:需要根据患者的具体情况,选用适合的肠内营养制剂。

(2)自己动手制作:米汤、稀粥,或将肉、鸡蛋、新鲜蔬菜搅碎煮熟,并粉碎或者用纱布过滤。

2.怎样进行家庭肠内营养治疗?

(1)喂养前翻身、拍背、清理口和鼻腔分泌物;喂养用具清洁消毒,预防肠道感染。

(2)喂养期间尽量采取坐位、半坐位或者将床头抬高 30°仰卧位,以防止反流,喂养完维持该体位半个小时。

(3)喂养速度 18～25 毫升/分,一次喂养时间不超过 30 分钟,温度控制在 37～40 ℃。

(4)喂养顺序:喂养前用 20～30 毫升温开水冲管,其次开始喂养,每次量不超过 200 毫升,间隔时间大于 2 小时,每天可以喂养 4～6 次,最后再用 20～30 毫升温开水冲管。喂养过程中,若出现呛咳、呼吸困难等症状,可能有误吸,应立即停止喂养,送往医院进行诊治。

(5)喂养结束后提起喂养管末端使温水流入后关闭塞子,妥善固定,防止脱落。每天进行 3 次口腔护理,及时清理口、鼻腔分泌物。

3.可以同时喂药和喂饭吗?

不可以。避免将 pH 值小于等于 5 的液体药物与营养液混合,以免结晶堵管。注入固态药物时,应充分研磨、溶解后再由喂养管注入。

4.喂养管堵塞该怎样办?

用20～30毫升温开水通过脉冲式冲洗喂养管。若无效，用20～30毫升5%碳酸氢钠溶液冲洗喂养管。禁止使用导丝自行疏通喂养管。

5.什么情况需要尽快就医?

(1)鼻饲管周围红疹、痒、溃烂。

(2)咳嗽较剧烈，有误吸入营养液的可能。

(3)管路堵塞，自行处理不能解决。

(4)24小时腹泻(水样)次数大于3～5次，伴有恶心、呕吐、腹痛、腹胀者。

(5)体重持续下降。

(祝燕杰)

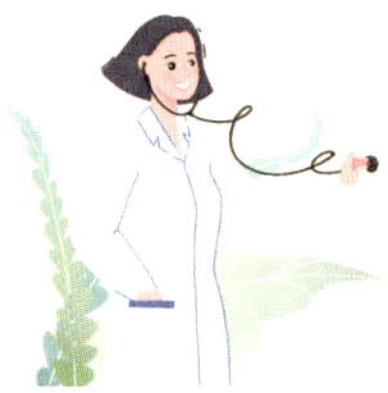

参考文献

1.李乐之，路潜.外科护理学[M].7 版.北京：人民卫生出版社，2021.

2.张雅芝，王颖，褚彦香，等.踝泵运动预防成人围手术期下肢深静脉血栓最佳证据总结[J].中华现代护理杂志，2022，28(1)：15-21.

3.国际血管联盟中国分部护理专业委员会，上海市护理学会外科护理专业委员会.硬化剂注射治疗原发性下肢浅静脉曲张围手术期护理规范专家共识[J].介入放射学杂志，2024，33(2)：109-114.

4.中华人民共和国国家卫生健康委员会医政司.原发性肝癌诊疗指南(2024 年版)[J].协和医学杂志，2024，15(3)：532-558.

5.彭智，卢瑗瑗，聂勇战.《2024 NCCN 胃癌临床实践指南(第 2 版)》解读[J].中国临床医生杂志，2024，52(10)：1158-1162.

6.中华医学会消化内镜学分会结直肠学组.结肠镜检查肠道准备专家共识意见(2023，广州)[J].中华消化内镜杂志，2023，40(6)：421-430.

7.中华医学会肿瘤学分会早诊早治学组.中国结直肠癌早诊早治专家共识(2023 版)[J].中华医学杂志，2023，103(48)：3896-3908.

8.杨旭希，郑吉洋，陈秀梅，等.慢性心力衰竭患者容量管理护理专家共识[J].中华介入放射学电子杂志，2023，11(3)：201-207.

9.中国抗癌协会肿瘤临床化疗专业委员会，中国抗癌协会肿瘤支持治疗专业委员会.肿瘤化疗导致的中性粒细胞减少诊治中国专家共识(2023 版)[J].中华肿瘤杂志，2023，45(7)：575-583.

10.中国抗癌协会癌症康复与姑息治疗专业委员会，中国临床肿瘤学会肿瘤支持与康复治疗专家委员会.癌症相关性疲乏诊断与治疗中国专家共识[J].中华医学杂志，2022，102(3)：180-189.

11.李融融，于康，中国营养学会肿瘤营养管理分会.恶性肿瘤患者康复期营养管理专家共识(2023 版)[J].中华临床营养杂志，2023，31(2)：65-73.

12.杨瑒,张晓菊,陆箴琦,等.肿瘤靶向药物治疗相关皮肤不良反应患者自我管理的专家共识[J].中华护理杂志,2024,59(17):2095-2099.

13.范铭,冯梅,袁双虎.放射性皮炎的预防与治疗临床实践指南[J].中华肿瘤防治杂志,2023, 30(6):315-323.

14.雷蕾,薛小静,王蓝,等.胸部肿瘤患者放射性食管炎预防及管理的最佳证据总结[J].中华现代护理杂志,2024,30(24):3318-3325.

15.中国临床肿瘤学会指南工作委员会.中国临床肿瘤学会(CSCO)恶性肿瘤患者营养治疗指南[M].北京:人民卫生出版社,2024.

16.马丽,董薪,何丽.影像引导下肿瘤冷冻消融治疗围手术期护理专家共识(2024 版)[J].介入放射学杂志,2024,33(10):1049-1052.

17.王岚,杨小锋,漆洪波.2024 年 NICE《剖宫产手术指南》要点解读[J].中国实用妇科与产科杂志,2024,40(10):1032-1035.

18.国家卫生健康委加速康复外科专家委员会骨科专家组,中国研究型医院学会骨科加速康复专业委员会,中国康复技术转化及促进会骨科加速康复专业委员会. 骨科大手术加速康复围手术期营养管理专家共识[J]. 中华骨与关节外科杂志,2022,15(10):763-767.

19.丁淑珍,丁全峰.骨科临床护理[M].北京:中国协和医科大学出版社,2021.

20.安力彬,陆虹.妇产科护理学[M].7 版.北京:人民卫生出版社,2022.

21.许天敏,张师前,向阳.妇科手术术前评估与准备的中国专家共识(2022 年版)[J].中国实用妇科与产科杂志,2022,38(6):622-627.

22.童慧,朱丽娜,刘丽丽,等.基于 ERAS 理念的妇科日间手术围术期管理最佳证据总结[J].中国计划生育和妇产科,2024,16(4):87-93.

23.中华人民共和国国家卫生健康委员会.儿童肺炎支原体肺炎诊疗指南(2023 年版)[J/CD].新发传染病电子杂志,2024,9(1):73-79.

24.中华医学会神经病学分会,中华医学会神经病学分会脑血管病学组.中国急性缺血性脑卒中诊治指南 2023[J].中华神经科杂志,2024,57(6):361-385.

25.中华医学会神经病学分会脑电图与癫痫学组,中国抗癫痫协会癫痫神经电生理委员会.成人全面性惊厥性癫痫持续状态治疗中国专家共识[J].中华神经科杂志,2024, 57(1): 1-10.

26.中国中西医结合学会心血管疾病专业委员会,中国医师协会中西医结合医师分会心血管病学专家委员会.急性心肌梗死中西医结合诊疗专家共识[J].

中国中西医结合杂志，2024，44 (1)：1-12.

27.中国康复医学会心血管病预防与康复专业委员会，中华医学会心血管病学分会康复学组.中国冠心病康复循证实践指南（2024 版）第一部分[J].中华心血管病杂志，2024，52(7)：637-650.

28.中国医师协会心血管内科医师分会，中国医疗保健国际交流促进会心脏重症专业委员会.冠状动脉粥样硬化性心脏病猝死防治专家共识(2024)[J]. 中华心血管病杂志，2024，52(6)：547-560.

29.中华医学会急诊医学分会儿科学组，中国医师协会儿童重症医师分会，中国医师协会急诊医师分会儿科学组.儿童溺水防治专家共识[J]. 中华急诊医学杂志，2023，32(12)：1537-1545.

30.中华医学会儿科学分会急救学组，中华医学会急诊医学分会儿科学组，中国医师协会儿童重症医师分会，等.儿童中暑的防治方案专家共识[J]. 中华儿科杂志，2024，62(6)：505-510.

31.中华医学会急诊医学分会，中华医学会重症医学分会，等.热射病规范化诊断与治疗专家共识(草案)[J]. 中华急诊医学杂志，2024，33(12)：1537-1545.

32.中华医学会变态反应学分会，中国医师协会变态反应医师分会，等.中国过敏性休克指南专家共识 [J].中华临床免疫和变态反应杂志，2024，18(3)：161-176.

33.中国抗癌协会肿瘤护理专业委员会，四川大学华西循证护理中心，四川大学华西医院肿瘤中心.成人 PICC 堵塞的预防及处理专家共识[J].中国循证医学杂志，2024，24(3)：249-257.

34.中国高血压防治指南修订委员会，高血压联盟（中国），中国医疗保健国际交流促进会高血压病学分会，等.中国高血压防治指南(2024 年修订版)[J].中华高血压杂志(中英文)，2024，32(7)：603-700.

35.中华人民共和国国家卫生健康委员会医政司.肥胖症诊疗指南(2024 年版). 中华消化外科杂志，2024，23(10)：1237-1260.

36.国家卫生健康委办公厅.成人肥胖食养指南(2024 版).

37.中华医学会外科学分会甲状腺及代谢外科学组，中国医师协会外科医师分会肥胖和代谢病外科专家工作组.中国肥胖及代谢病外科治疗指南(2024 版)[J].中国实用外科杂志， 2024，44(8)：841-849.

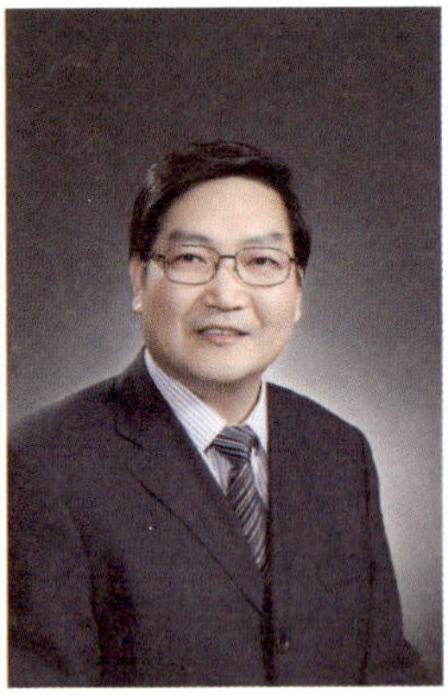

跋 健康科普——开启百姓健康之门的“金钥匙”

从医三十多年，每天面对那么多患者，我在工作之余常常思考，如何让人不生病、少生病，生病后早诊断、早治疗、早康复。这样既能使人少受病痛折磨，又能减少医疗费用，还能节约有限的医疗卫生资源。对广大医者而言，如此重任，责无旁贷。

《黄帝内经》说，上医治未病、中医治欲病、下医治已病。老子曾说：“为之于未有，治之于未乱。”这些都说明了疾病预防的重要性。

做医学科普有重要意义，是一件利国利民、惠及百姓的大事。在大健康时代，医者不仅要掌握精湛的医术，为患者治病，助患者康复，还应该积极投身健康科普事业，宣传和普及医学知识，引导大众重视疾病的预防，及早诊断和规范治疗。因此，近年来我逐步重视科普工作。

记得小时候，每每遇到科学上的困惑，我就去翻“十万个为什么”这套书，从中寻找答案。那么，百姓对身体健康产生疑问，有无探寻答案的去处？在多年的临床工作中，我常常碰到患者对疾病一知半解或存在误解的情况。我心里很清楚，患者就医之前往往会先上网搜索，可是网上的信息鱼龙混杂，不少内容缺乏科学性、权威性，患者被误导的情况时有发生。当患者遇到困惑时，能否从权威的医学科普书籍中找到答案？我曾广泛查阅，了解到有关医学科普方面的书籍虽然种类繁多，但良莠不齐，尤其成规模、成系统的丛书更是鲜见，于是，我萌发了编写本丛书的想法，并为这套书取名“医万个为什么——全民大健康医学科普丛书”,“医”与“一”同音,一语双关,“全民大健康”是我们共同的心愿和目标。

朝斯夕斯,念兹在兹。我多方征求相关专家意见,反复酝酿,最终达成一致意见,大家都认为很有必要编写一套权威的健康科普丛书,为百姓答疑解惑。一个时代,有一个时代的使命;一代医者,有一代医者的担当。历经一整年的精心策划和编写,“医万个为什么——全民大健康医学科普丛书”终于付梓了。大专家写小科普,这套书是齐鲁名医多年从医经历中答患者之问的精华集锦,是对百姓健康的守护,也是对开启百姓健康之门的无限敬意。

物有甘苦,尝之者识;道有夷险,履之者知。再伟大的科学家也有进行科普宣传的责任。“医万个为什么——全民大健康医学科普丛书”要做的就是为百姓答疑解惑、防病治病,让医学科普流行起来。

丛书编纂毫无疑问是个复杂的系统工程,自 2021 年提出构想后,可谓一呼百应,医学专家应者云集。仅仅不到一年的时间,我们集齐了近千名作者,不舍昼夜努力,撰写完成卷帙浩繁、数百万字的书稿,体现了齐鲁医者的大使命、大担当、大情怀。图书是集权威性、科普性、实用性以及趣味性为一体的医学科普精粹,对百姓健康来说极具实用价值,也是落实党的二十大报告“把保障人民健康放在优先发展的战略位置,完善人民健康促进政策”的医学创举。

在图书编写过程中,我们着力做到了以下两点:

一是邀请名医大家执笔。山东省研究型医院协会自成立起,就在学术交流、人才培养、科技创新、成果转化、服务政府和健康科普教育等方面做出了一定的成绩,尤其在健康科普方面积累了丰富经验,并打造了一支高水平的科普专家团队。本套丛书邀请的都是相关专业的名医作分册主编,高标准把关。由于医学专业术语晦涩难懂,如何做到深入浅出、通俗易懂,既能讲明医学知识又符合传播规律是摆在我们面前的难题。有些大专家学识渊博且有科普热情,不过用语太过专业;年轻医生熟悉互联网传播特点,但专业的深度有时候略显不足。所以我们采用“新老搭配”的方法,在内容和语言风格上下功夫,力求呈现在读者面前的内容“一看就懂,一学就会”。

二是创新传播形式。我们邀请专业人士高标准录制音频,把全书内容分章节以二维码的形式附在纸质图书上,以视听结合的方式呈现,为传统科普注入新鲜活力。二维码与纸质科普图书结合，让读者随时扫码即可聆听，又能最大限度拓展纸质科普书的内容维度，实现更广泛的科普，让“每个人是自己健康第一责任人”的宗旨践行得更实、更深入人心，无远弗届！

有鉴于此，我要以一位老医学工作者、医学科普拥趸者的身份衷心感谢和赞佩以专家学者为首的作者队伍的倾情付出。

还要特别感谢张运院士、宁光院士为本丛书撰文作序，并向为图书出版付出心力的编辑以及无数幕后人的耕耘和努力表示衷心感谢，向你们每一个人致敬！

念念不忘，必有回响。衷心希望“医万个为什么——全民大健康医学科普丛书”能为千家万户送去健康，惠及你我他，为健康中国建设助力。

山东省研究型医院协会会长 胡三元

2023 年 5 月

胡三元，医学博士，二级教授，主任医师。原山东大学齐鲁医院副院长、山东第一医科大学第一附属医院院长。现任山东大学齐鲁医院、山东第一医科大学第一附属医院普通外科学学术带头人，山东大学特聘教授、山东大学和山东第一医科大学博士研究生导师；山东省“泰山学者”特聘教授、卫生部和山东省有突出贡献中青年专家、山东省医学领军人才，享受国务院政府特殊津贴。

对中国腔镜技术在外科领域特别是肝胆胰脾外科中的创新应用与规范推广、“腹腔镜袖状胃切除术＋全程化管理”治疗肥胖症与 2 型糖尿病体系的建立和国产腔镜手术机器人的研发做出了突出贡献。荣获国家科技进步二等奖、中华医学科技奖一等奖、山东省科技进步一等奖等 10 余项科技奖励。

主要社会兼职：中国医师协会外科医师分会副会长；中华医学会外科学分会委员、腹腔镜内镜外科学组副组长；中华医学会肿瘤学分会委员；中国研究型医院学会微创外科学专业委员会主任委员；中国医药教育协会代谢病学专业委员会主任委员；中国医学装备协会智能装备技术分会会长；山东省医学会副会长、外科学分会主任委员；山东省医师协会腔镜外科医师分会主任委员；山东省研究型医院协会会长。